U0220169

主编

Frieder Berr · Tsuneo Oyama
Thierry Ponchon · Naohisa Yahagi

早期胃肠道肿瘤

内镜诊治决策图谱

Atlas of Early Neoplasias of the Gastrointestinal Tract

Endoscopic Diagnosis and Therapeutic Decisions

2nd Edition

主译

李连勇　钟长青

主审

李兆申

上海科学技术出版社

图书在版编目（CIP）数据

早期胃肠道肿瘤内镜诊治决策图谱 / （奥）弗里德·
贝尔（Frieder Berr）等主编；李连勇，钟长青主译
. -- 上海：上海科学技术出版社，2024.1
书名原文：Atlas of Early Neoplasias of the
Gastrointestinal Tract
ISBN 978-7-5478-6275-9

Ⅰ. ①早… Ⅱ. ①弗… ②李… ③钟… Ⅲ. ①胃肿瘤
—内窥镜检②胃肿瘤—治疗③肠肿瘤—内窥镜检④肠肿瘤
—治疗 Ⅳ. ①R735

中国国家版本馆CIP数据核字(2023)第154845号

First published in English under the title
Atlas of Early Neoplasias of the Gastrointestinal Tract：Endoscopic Diagnosis and Therapeutic
Decisions（2nd Ed.）
edited by Frieder Berr，Tsuneo Oyama，Thierry Ponchon and Naohisa Yahagi
Copyright © Springer International Publishing，2019
This edition has been translated and published under licence from Springer Nature Switzerland
AG.

上海市版权局著作权合同登记号　图字：09 - 2020 - 1027 号

早期胃肠道肿瘤内镜诊治决策图谱
主编　Frieder Berr　Tsuneo Oyama
　　　Thierry Ponchon　Naohisa Yahagi
主译　李连勇　钟长青
主审　李兆申

上海世纪出版(集团)有限公司
上 海 科 学 技 术 出 版 社 出版、发行
（上海市闵行区号景路 159 弄 A 座 9F - 10F）
邮政编码 201101　www.sstp.cn
山东韵杰文化科技有限公司印刷
开本 787×1092　1/16　印张 17
字数：300 千字
2024 年 1 月第 1 版　2024 年 1 月第 1 次印刷
ISBN 978 - 7 - 5478 - 6275 - 9/R·2810
定价：178.00 元

内容提要

　　本书聚焦早期胃肠道肿瘤内镜下最新的诊断及治疗方法。书中对早期胃肠道肿瘤的特点及内镜下表现进行描述，将内镜下表现与病理学表现进行对比、分析，对治疗原则、超声内镜的应用价值及治疗后的随访进行了详细介绍；分述了不同消化道器官早期肿瘤，包括食管及下咽部鳞癌、Barrett 食管相关腺癌、胃早癌、十二指肠及小肠黏膜肿瘤、结直肠早癌等的内镜下特点。

　　本书原著由日本及欧洲知名消化内镜医生共同编写，内容丰富、资料翔实，可为早期胃肠道肿瘤内镜诊断和治疗提供指导。

译者名单

—— 主　译 ——

李连勇　钟长青

—— 主　审 ——

李兆申

—— 译　者 ——

（按姓氏笔画排序）

王　敏　王晓英　陈　琰　刘　磊

钟长青　李　逗　李连勇　张　帅

致　谢

　　谨在此代表本书的各位编者,向为本书不遗余力提供文字与图片的所有人,特别是萨尔茨堡的 Tobias Kiesslich 博士和长野的 Akiko Takahashi 博士,以及临床医学出版机构——美国 Springer 公司的工作人员,特别是临床医学高级编辑 Andy Kwan 和 Richard Hruska,致以最诚挚的谢意!

编　者

编者名单

—— 主 编 ——
Frieder Berr　Tsuneo Oyama
Thierry Ponchon　Naohisa Yahagi

—— 编 者 ——

Frieder Berr　Department of Internal Medicine I, Paracelsus Medical University, Salzburg, Austria

Pierre H. Deprez　Department of Hepato-Gastroenterologie, Cliniques Universitaires Saint-Luc, Université Catholique de Louvain, Brussels, Belgium

Jürgen Hochberger　Department of Gastroenterology, Vivantes Klinikum Berlin Friedrichshain, Berlin, Germany

Motohiko Kato　Division of Research and Development for Minimally Invasive Treatment, Cancer Center, Keio University School of Medicine, Shinjuku-ku, Tokyo, Japan

Tobias Kiesslich　Department of Internal Medicine I & Institute of Physiology and Pathophysiology, Paracelsus Medical University, Salzburg, Austria

Daisuke Kikuchi　Department of Gastroenterology and Endoscopy Unit, Toranomon Hospital, Tokyo, Japan

Tadateru Maehata　Division of Research and Development for Minimally Invasive Treatment, Cancer Center, Keio University School of Medicine, Shinjuku-ku, Tokyo, Japan

Atsushi Nakayama　Division of Research and Development for Minimally Invasive Treatment, Cancer Center, Keio University School of Medicine, Shinjuku-ku, Tokyo, Japan

Daniel Neureiter   Institute of Pathology, Paracelsus Medical University, Salzburg, Austria

Tsuneo Oyama   Department of Endoscopy, Saku Central Hospital Advanced Care Center, Saku, Nagano, Japan

Thierry Ponchon   Department of Digestive Diseases, Hôpital Eduard Herriot, Lyon, France

Hans Seifert   Department of Internal Medicine-Gastroenterology, University Hospital Oldenburg, Oldenburg, Germany

Takashi Toyonaga   Department of Endoscopy, Kobe University Hospital, Kobe, Japan

Toshio Uraoka   Department of Gastroenterology and Hepatology, Gunma University Hospital, Maebashi, Prefecture Gunma, Japan

Andrej Wagner   Department of Internal Medicine I, University Hospital, Paracelsus Medical University, Salzburg, Austria

Naohisa Yahagi   Division of Research and Development for Minimally Invasive Treatment, Cancer Center, Keio University School of Medicine, Shinjuku-ku, Tokyo, Japan

中文版前言

我国食管癌、胃癌、结直肠癌发病率和死亡率一直居高不下，大多数消化道恶性肿瘤患者诊断时已处于进展期，预后较差，给家庭及社会带来了沉重的医疗负担。早期诊断对于降低消化道肿瘤病死率、改善患者预后，具有重要意义。随着内镜下胃肠切除技术，如内镜下黏膜切除术（endoscopic mucosal resection，EMR）、内镜黏膜下剥离术（endoscopic submucosal dissection，ESD）、经内镜黏膜下隧道肿瘤切除术（submucosal tunneling endoscopic resection，STER）等技术的发展，内镜下治愈消化道早癌成为可能。内镜设备发展日新月异，常规内镜、染色内镜、放大内镜、图像增强内镜［包括内镜窄带成像技术（narrow band imaging，NBI）、蓝光成像技术（blue light imaging，BLI）、智能分光比色技术（flexible spectral imaging color enhancement，FICE）、智能染色技术（intelligent scan，I - scan）］、超声内镜（endoscopic ultrasonography，EUS）等技术的开展，大大提高了早癌的诊断率，因此学习识别早癌至关重要。

本书内容翔实，通过 12 个章节介绍了早期胃肠道肿瘤的筛查原则、组织学和病理学特征、内镜下切除原则、染色内镜的特点及其对早癌的诊断价值，以及超声内镜检查对早期胃肠道肿瘤的诊断价值，并且分别阐述了咽、食管、胃、十二指肠和小肠、结直肠的黏膜肿瘤的内镜下特点和内镜切除的适应证等热点问题，通过具体病例及大量清晰的图片，详细分析了不同部位消化道早癌的诊治过程。

作为消化内科医生，我们始终秉持"发现一例早癌，挽救一条生命，拯救一个家庭"的理念，积极提高早期胃肠道肿瘤诊治水平，使其向精准化、细致化的更高水平发展。希望本书的翻译出版，能够为我国消化内镜医师和病理医师提供参考，提高我国早期胃肠道肿瘤的临床诊治和科学研究水平。

译　者

英文版前言

应用最先进的内镜技术为患者服务

　　自本书第一版出版以来，基于 ESD 的内镜下整体切除已被证明与手术大体切除同样适用于早期胃肠道肿瘤。ESD 及 STER 被应用于有症状的或癌前病变/早期恶性黏膜内肿瘤的治疗。因此，一些西方国家指南已经制订了内镜下整体切除恶性胃肠道肿瘤的原则，而另一些指南仍然坚持对 Barrett 食管或早期结直肠癌采用分段诱捕技术切除——随后将诊断任务交给组织病理学家。

　　在过去的十年中，西方国家的转诊中心网络已经报道了 ESD 技术的实施。内镜电外科手术的表现——整体切除率高、急诊手术率与死亡率低——正在接近东亚的标准。然而，西方国家 ESD 的根治性切除率仍然落后于东亚标准，这主要是由于对黏膜下浸润的预测不佳，以及对早期癌症侧缘的描绘不充分或有多发病灶。

　　本书第二版在上一版基础上进行了更新和扩展，旨在提高癌前病变/早期恶性肿瘤的检出率，以便较准确地预测肿瘤类型，并据此诊断，从而为微创根治性切除术提供适应证。从业人员应努力做到专业化，更好地为患者服务。在该技术成为快速、准确的常规程序之前，掌握专业的图像增强内镜检查、进行早期胃肠道癌的准确内镜诊断，可能需要长达两年的学习曲线。本书可为那些努力学习最先进的内镜诊断和早期胃肠道肿瘤治疗的从业人员提供参考。

Salzburg, Austria　　　　　　Frieder Berr
Saku, Nagano, Japan　　　　Tsuneo Oyama
Lyon, France　　　　　　　Thierry Ponchon
Shinjuku-ku, Tokyo, Japan　Naohisa Yahagi
August 20, 2018

目　录

第 2 部分　胃肠道不同部位早期肿瘤的内镜分析

Organ-Specific Endoscopic Analysis of Early Neoplasias

第 **1** 部分

早期胃肠道肿瘤内镜
检查的一般原则

General Principles of Endoscopy for Early
Gastrointestinal Neoplasias

1 黏膜肿瘤性病变的发现与评估：图像增强和肿瘤大体形态

Endoscopic Detection and Analysis of Mucosal Neoplastic Lesions: Enhanced Imaging and Tumor Morphology

Frieder Berr, Thierry Ponchon, and Toshio Uraoka

（钟长青 译）

1.1 引言

胃肠道（gastrointestinal，GI）是全球癌症发病率最高的器官系统，胃肠道肿瘤的年发病率（占所有新发肿瘤病例的 20.5%）和年死亡率（22%，181 万例/年）均居首位。内镜下消化道肿瘤的早期发现与切除可有效提高结直肠癌和胃癌患者的生存率，特别是在日本，早期胃癌的检出率超过了 70%[1,2]。

大多数食管癌和胃癌，以及约 50% 的结直肠癌（colorectal cancers，CRC）是由扁平的癌前病变发展而来的[3,4]。常规的上、下消化道内镜检查很容易漏诊小的（5～10 mm）或微小的（<5 mm）的平坦型病变，漏诊率高达 19%[5]。发现小的早期病变需要熟悉常规白光成像（white-light imaging，WLI）下肿瘤性病变的内镜光谱变化[3-6]，并需适当使用放大和图像增强内镜（image-enhanced endoscopy，IEE）等技术[7]［如色素内镜（chromoendoscopy，CE）和窄带成像（narrow-band imaging，NBI）技术[8-12]］进行图像分析。内镜下的微表面（microsurface，S）和微血管（microvascular，V）结构结合放大的 IEE 图像，能很好地描绘正常黏膜和肿瘤的表面微观形态[13-15]。

1.2 标准内镜和色素内镜技术

图像质量取决于分辨率和对比度。对比度是一个图案与其背景之间的亮度（光密度）比

F. Berr
Department of Internal Medicine I, Paracelsus Medical University, Salzburg, Austria
e-mail: frieder.berr@pmu.ac.at
T. Ponchon
Department of Digestive Diseases, Hôpital Eduard Herriot, Lyon, France
e-mail: thierry.ponchon@chu-lyon.fr
T. Uraoka (✉)
Department of Gastroenterology and Hepatology, Gunma University Hospital, Maebashi, Prefecture Gunma, Japan
e-mail: turaoka@a3.keio.jp
© Springer International Publishing 2019
F. Berr et al. (eds.), *Atlas of Early Neoplasias of the Gastrointestinal Tract*, https://doi.org/10.1007/978-3-030-01114-7_1

率。分辨率由图像传感器芯片［电荷耦合器件(charge-coupled device，CCD)］和光学透镜系统的像素数，以及视频处理器和显示监视器的像素容量所决定。高清内镜(HD，>85 万像素)提高了分辨率，提高了对平坦型病变的检出率。通过表面染色(色素内镜，如靛胭脂)或窄带成像内镜可增强对比度[8,11]。大多数视频内镜系统使用明亮的氙灯作为白色光源。目前有两种不同的色彩再现系统应用于临床：西方国家使用的彩色 CCD 系统，每个 CCD 像素上都有微小的红-绿-蓝(red-green-blue，RGB)滤色器(同时使用 RGB 系统)；而在日本等东亚国家和英国则使用 RGB 顺次成像系统，采用单色(黑白)CCD 和视频处理器中的光脉冲颜色变换(图 1.1a、b)。彩色 CCD 系统有更好的运动成像效果，RGB 序列系统有更高的分辨率[11]。

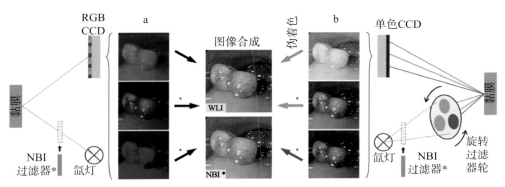

图 1.1 a. 基于 CCD 的同步彩色成像系统原理图(EVIS Excera Ⅲ)。b. 红-绿-蓝(RGB)顺序成像系统(EVIS Lucera Spectrum)(Olympus Medical System Co.，Tokyo，JP)原理图。NBI 成像原理为将一个 NBI 滤光片插入氙光路中以消除红光，并以 415 nm 和 540 nm 两个血红蛋白吸光度最大的低强度的窄带光来照射黏膜成像(根据 Uedo 等[11]修改)

NBI 是将窄带滤波器切换到光路(图 1.1a、b)，从氙灯的宽带白光中分离出两个低光强的波段，蓝色波段波长为 415 nm，绿色波段波长为 540 nm，对应血红蛋白的两个最大吸收峰。光在黏膜中散射和反射呈蓝绿色，其被血管中的血红蛋白吸收后呈补充的伪彩色，即褐色和深青色。415 nm 的蓝色光带显示黏膜固有层(lamina propria mucosae，LPM)内的毛细血管的形态，呈褐色；更具穿透性的 540 nm 绿色光带显示黏膜下层静脉的成像，呈青色，与浅表血管(vascular，V)结构形成对比[11,15](比较图 1.4)。另一方面，蓝光成像(blue light imaging，BLI，Fujifilm Corp.，Tokyo)通过使用四个 LED［蓝紫(415 nm)/蓝/绿/红］产生与 NBI 类似的光带，从而增强了表面和血管放大成像[8]。同样基于 NBI 原理，还有其他一些图像处理技术，通过在图像处理器中的反射光谱进行基于计算机的模拟滤波处理，如柔性光谱成像彩色增强(flexible spectral imaging color enhancement，FICE，Fujifilm Corp.，Tokyo)或 Ⅰ-Scan 色调增强(tone enhancement，TE)(Pentax Medical Corp.，Tokyo)等[10,16]。

1.3 标准白光成像和色素内镜

消化道肿瘤的内镜筛查和监测一般是使用强光 WLI 来观察早期肿瘤的表面结构(上皮结

构)和(或)色泽变化[17]。肿瘤性病变颜色偏红是由于黏膜固有层血管密度增加,或腺体减少,或两者同时发生;颜色变白则反映腺体密度增加,即肿瘤细胞浸润和(或)黏膜固有层血管结缔组织减少,或两者同时发生。极少数情况下,肿瘤表现出与黏膜相同的颜色。CE 和 HD 内镜有助于可疑病变的分析,通常需在 WLI 和 NBI 或 BLI 模式下,借助增强放大成像技术(放大 60～120 倍)对黏膜的微表面和微血管模式进行分析[8,18,19]。

使用色素内镜时,醋酸或靛胭脂增强黏膜表面结构,卢戈液(碘)与鳞状上皮细胞膜发生反应;柱状上皮细胞吸收亚甲基蓝和结晶紫[3,20]。CE 的适应证和成像原理见表 1.1。在使用吸收性试剂进行染色内镜检查时,先用西甲硅油/二甲硅油水溶液将黏膜和病变冲洗干净,然后喷洒染料(如 10 mL)染色约 1 分钟,成像前再简单冲洗一下。食管鳞状上皮癌在 CE 时表现为白光下出现碘染不着色区域(不染区),若 1～2 分钟后不染区出现轻微粉红色改变则高度提示鳞状上皮癌性病变,称为粉红色征[21]。为了中和卢戈液刺激作用,术后可以立即使用 5% 的硫代硫酸钠(量为卢戈液体积的 2 倍)[22]。用结晶紫染色可以准确地观察不规则的结肠黏膜微表面结构(Pit 分型 V 型;参考第 11 章)。

表 1.1 胃肠道色素内镜检查和电子染色内镜(NBI 或 BLI)

A. 适应证

部位	肿瘤	染色剂/VCE(NBI,BLI)
食管	鳞状细胞癌	卢戈液[a]/NBI
	Barrett 食管的 HGIN、Barrett 食管癌	醋酸(AA)、靛胭脂(IC)/NBI
胃	胃腺瘤、胃腺癌	靛胭脂(IC)、AIM[b]/NBI
结肠	腺瘤、HGIN、结直肠癌	靛胭脂(IC)、结晶紫/NBI

B. 染色的应用和成像原理

原理	溶液配制	目标结构/细胞
反应	碘-碘化钾(0.75%～1.0% aqu.)(卢戈液)[a]	鳞状上皮细胞(squamous epithelial cell,SC)膜;SC 癌,边界清晰的不染区,2 分钟后出现"粉红色征"
对比	靛胭脂(0.15%水溶液)AIM(0.6%醋酸,0.4%靛胭脂)[b]	靛胭脂可确定病变的大体形态和边界AIM 可明确病变边界
吸收	结晶紫(0.05%水溶液)[c]	结肠上皮细胞

注:HGIN:high-grade intraepithelial neoplasia,高级别上皮内瘤变。VCE:virtual chromoendoscopy,电子染色内镜。
[a] 避免喷洒到咽部,不能用于碘过敏和甲亢者(见第 7 章)。[b] AIM,现配制的 0.6%醋酸＋0.4%靛胭脂混合溶液[23]。[c] 经常在喷靛胭脂后使用(见第 11 章)。

注意 虽然 CE 凸显黏膜表面特征,但大多数情况 NBI 和 BLI(或 I-Scan TE 模式)还是取代了 CE,能更好地显示微血管结构,也能够一定程度显示肿瘤黏膜的表面微结构。只有在可疑的情况下,运用 CE 才会更好地显示瘤体的表面结构和边界。

1.4 早期黏膜肿瘤的 WLI 特征

是否发现病变取决于病变可见的表面结构或颜色变化[6]，组织病理学分期或病变浸润情况的预测则依赖于以下三个标准：内镜下大体形态、黏膜表面结构和微血管形态，这需要用具有图像增强功能的放大内镜（NBI 或 CE）进行检查（见第 1.5 部分）。

大体分型（巴黎-日本分型）

浅表性肿瘤的镜下分型由日本提出[24]，在巴黎经进一步完善而形成国际共识，该分型同时适用于食管、胃、结肠的浅表性肿瘤[3,20]（图 1.2a）。诊断错误的主要原因是：①0－Ⅰs 与 0－Ⅱa 型病变的错误分类，但这不是癌漏诊的主要原因；②0－Ⅱc 型病变未能检出，这是癌漏诊的主要原因，因为即使很小的 0－Ⅱc 型瘤变进展为浸润癌的概率也是很高的[3,9]。

浅表隆起型病变（0－Ⅰp/sp/s）很容易被发现。在胃中，其包括增生性息肉（腺囊肿，80%～90%，多见于慢性 B 型胃炎）、腺瘤（5%～10%，恶变风险高），以及分化型腺癌（2%～3%）和炎性息肉（例如嗜酸性肉芽肿，约 2%）、胃底腺性息肉（如家族性腺瘤性息肉病）、错构瘤（如幼年息肉病或 Peutz-Jeghers 综合征）或遗传性息肉病（如 Cowden 综合征、CronkhIte-Canada 综合征）等比较少见。

在结肠，大部分黏膜病变是隆起型的，其中约 2/3 是腺瘤［部分伴有高级别上皮内瘤变（high-grade intraepithelial neoplasia，HGIN）或早癌］，1/3 是无害的增生性息肉，但需与锯齿状腺瘤鉴别。黏膜下肿瘤［脂肪瘤、神经内分泌肿瘤（主要在直肠）、罕见的平滑肌瘤］上面都被覆着正常或炎症黏膜，错构瘤（Peutz-Jeghers 息肉和幼年性息肉）和炎性假息肉也是如此。

平坦型病变：即浅表隆起、完全平坦、浅表凹陷（Ⅱa/b/c），在 WLI 下不太明显，因此需要仔细观察黏膜表面结构和颜色变化。大部分（75%～80%）来源于食管鳞状上皮和胃的柱状上皮的早期癌都呈平坦型病变（Ⅱa/b/c）[3]。小的早期胃癌（early gastric cancers，EGC）在分化良好时通常表现为发红的 0－Ⅱc 型病变，而在分化不良时则表现为小而发白的 0－Ⅱb 型病变，表面结构完整，通常为分化差的早期胃癌。后者内镜下很难发现，占日本早期胃癌的 15%，在西方该比例更高（约 40%）[25]。

约 36% 的结肠肿瘤表现为 0－Ⅱa 型的平坦病灶，约 2% 表现为 0－Ⅱc 型凹陷病灶[9,26]。随着肿瘤增大和黏膜下浸润，浅表凹陷型肿瘤（0－Ⅱc）可出现隆起增生的边缘（0－Ⅱc＋a 型），也可以因深部黏膜下浸润而完全表现为浅表隆起型（Ⅱa＋c 型）或溃疡型（0－Ⅲ型）（图 1.2a）。空气变形现象也能提示病变侵犯到黏膜肌层，或深部黏膜下层（固有肌层）（图 1.2b）。

Kudo 等定义侧向发育型肿瘤（laterally spread-type，LST）（图 1.2c）是结直肠平坦或隆起的直径超过 10 mm 的肿瘤性病变[9]。这类肿瘤性病变（多为腺瘤）从颜色上很难与周围的正常黏膜区分，病变往往是非常平坦或略隆起。推荐使用靛胭脂色素内镜判断肿瘤范围。Uraoka 等对 LST 的特点进行了分类描述，非颗粒型 LST 有高度恶性可能（约 50%）[27]。

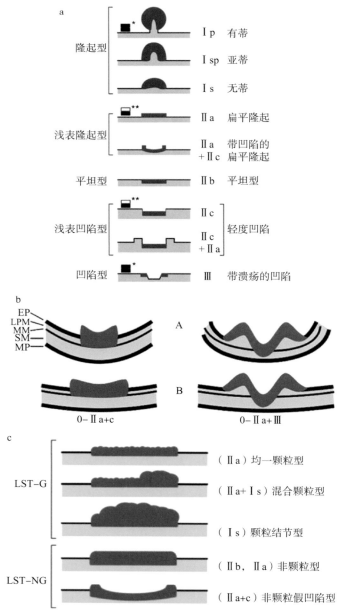

图 1.2　a. 消化道浅表肿瘤的内镜巴黎分型(摘自参考文献[3,20]):病变的大体类型是与标准活检钳的尺寸相比进行判断的。病变的形态是以相邻的黏膜表面参照而命名的,如隆起型 0-Ⅰ(柱状上皮隆起>2.5 mm)和非隆起型、浅表隆起型 0-Ⅱa(隆起<0.5~2.5 mm)、平坦型 0-Ⅱb、浅表凹陷型 0-Ⅱc(凹陷 0.5~1.25 mm)或凹陷型 0-Ⅲ(凹陷>1.25 mm)。复合型病变根据表面亚型的组合进行描述。在食管鳞状上皮中,上述标准均减半,如隆起>1.25 mm 为 0-Ⅰ型,隆起>0.25 mm 为 0-Ⅱa 型,凹陷>0.25 mm 为 0-Ⅱc 型,凹陷>0.5 mm 为 0-Ⅲ型。＊ 和 ＊＊ 表示标准活检钳(＊ 活检钳闭合直径=2.5 mm,＊＊ 一个夹爪=1.25 mm)。b. 空气变形现象[充气(A)/吸气(B)]可用于肿瘤浸润深度的判断。左图:注入空气导致病变形状改变提示黏膜肌层浸润。右图:肿瘤形态固定,提示 SM 深层或 MP 层浸润。c. 侧向发育型肿瘤(LST)

1.5 放大和图像增强内镜用于微结构分析

1.5.1 放大内镜

具有图像增强技术的放大内镜可准确诊断适于治疗性切除的早期癌变[13,28,29]。配有彩色CCD系统的高清内镜，具有物理放大功能，从距上皮2 mm左右，在双聚焦模式下可把图像放大到40倍。使用双聚焦内镜[如GIF－H190Q、CF－H190Q(Exera Ⅲ)、GIF－HQ290、CF－HQ290(Lucera)，Olympus]，用户可以在标准模式和近距离模式(40倍放大)之间切换，可以实现更近的精细观察(景深2～6 mm)。结合1.5倍的数字变焦，这些内镜可以提供60倍的放大效果。The Multi Light™系统(Eluxeo，Fujifilm)甚至可以从标准的WLI或BLI模式切换到放大(100倍)WLI或BLI模式，以获得表面微结构和微血管结构的高分辨率的图像增强IEE。无论顺次式RGB系统还是同步彩色CCD系统都有能将图像放大120倍、景深2～3 mm的变焦内镜。移动内镜接近组织小于2 mm或远离组织超过3 mm都会导致图像失焦。因此，为了获得清晰聚焦的图像，使用变焦内镜必须使用长度等于景深的柔软的黑色透明帽作为远端附着体(图1.3)，以保持黏膜与镜头的精确距离。为了避免接触出血，应当轻柔地用透明帽接近病灶，谨慎地应用充气/吸气以调整距离，获得最佳焦距。用高倍放大(60～120倍)进行水下观察，可以提高分辨率并消除表面光的反射。在胃中，有两种可选择的方法：①灌胃(如灌500 mL水)；②当接近目标黏膜时，用注射器(20 mL或50 mL)通过活检孔道向远端透明帽内注水。后一种技术也适用于较小病变的醋酸染色内镜放大观察。

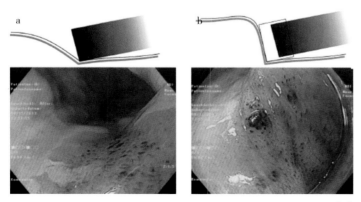

图1.3 放大NBI不具(a)和具有(b)远端帽的图像(修改自Uedo[11])

1.5.2 图像增强内镜

窄带成像和色素内镜可以在改变图像颜色的同时增加对比度并增强结构的可见度[15,30]。NBI因血红蛋白对窄带光的吸收，而显现出浅表黏膜层(黏膜固有层)和黏膜下血管形态[15,29,30]（图 1.4），图像的清晰度取决于血红蛋白颜色增强指数（index of hemoglobin color enhancement，IHb）[12]。结构增强功能提高了 Lucera CV-260LS 和 Excera CV-190 视频处理器在放大（magnifying，M）观察时的图像分辨率。它们有两种模式（模式 A 和模式 B），每一种分 8 级，其中 3 个可以预设。有关最佳结构增强设定见表 1.2。ELUXEO 系统（Fujifilm Corp.，Tokyo）BLI 成像技术也有模式 A 和 B，分 9 级，默认设定 B4 用于标准和放大观察。

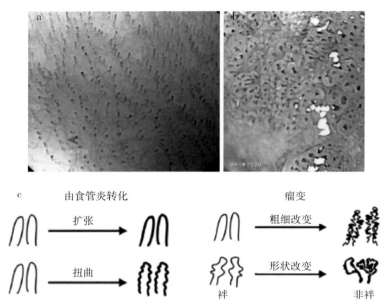

图 1.4　鳞状上皮黏膜微血管形态（m-NBI，60 倍）。a. 正常的食管：淡淡的黏膜下集合静脉（蓝色三角）及在鳞状细胞黏膜固有层的毛细血管袢（intrapapillary capillary loops，IPCL，橙色三角）。b. 食管高级别上皮内瘤变。黏膜下层集合静脉消失，IPCL 典型改变（增粗、卷曲）。c. IPCL 结构基本改变示意图（修改自参考文献[11]，经 John Wiley & Sons inc 允许）

表 1.2　结构增强设置（模式 A 和 B，1～8 级）[11,12]

Olympus	Excetra Ⅲ，CV-190	Lucera Ⅲ，CV-190
WLI 模式	A3 和 A5	A5
M-WLI（放大＞40 倍）	A8	A8（或 B8）
NBI 模式	B1 和 B3	B1 和 B3
M-NBI（放大＞40 倍）	B8（或 A8）	B8

注：颜色模式（1～3 级）：WLI 为 1 级，胃肠道 NBI 为 1 和 3 级。

　　Pentax 的成像后数字滤波技术（I-Scan，Pentax）需要调整增强表面结构（SE 模式）或蓝绿色光谱波段的"色调增强"（TE）模式[16]。BLI、FICE 和 I-Scan 都基于 NBI 的成像规则，应用于 NBI 的主要表现描述也同样适用[8,10,16]。

放大内镜（60～130 倍）观察的要点：

- 视频处理器结构增强模式的正确设置（表 1.2）
- 使用远端软性遮光罩（深度＝景深）以保持焦距
- 水浸没（充水或注水法）
- 用醋酸色素内镜强化表面结构（表 1.1 中注水法）

注意 结合放大内镜（放大 60～130 倍）和图像增强技术（NBI、BLI、I - Scan、醋酸或结晶紫染色）可以对早期肿瘤进行诊断分析，得到最佳的观察效果。

1.6 鳞状上皮黏膜和瘤变的毛细血管结构

正常食管鳞状上皮在白光下显示为微小的红点，这在窄带光 NBI 放大下称为乳头状毛细血管袢（IPCL），位于黏膜固有层（图 1.4a）。鳞状上皮瘤变可以诱发血管生成和 IPCL 血管结构的改变，这些变化可以通过图像增强内镜观察到（图 1.4b）。基本变化是长度（延长），口径和形态不规则（由于乳头形状的融合和破坏导致正常的毛细血管袢结构消失，以及口径不规则，血管增厚；“口径变化”为血管直径增粗了 2 倍；“血管增厚”则为增粗 3 倍）。由早期瘤变导致的成血管性变化（图 1.4b、c）（在食管鳞状上皮细胞中可见，见表 7.2），在柱状上皮早期癌黏膜中也以类似的方式存在（见下文）。

乳头内毛细血管袢重点关注：

- 长度（伸长），直径（扩张）
- 扭曲
- 不规则径（厚度）和形状（袢或非袢）

注意 食管鳞状上皮最好同时应用 WLI（进镜时）和 NBI（退镜时）进行观察，而口咽和喉咽部最好是在进镜时呼气状态下用 NBI 进行观察（比较见 6.4.2）。

1.7 IEE 分析柱状上皮黏膜及瘤变

柱状上皮黏膜从贲门延伸至肛管，并根据黏膜腺体的类型呈现不同的表面结构。单层柱状上皮（小肠富含黏液的杯状细胞）覆盖于黏膜和腺体表面。结直肠、胃底/胃体（胃底型黏膜）黏膜为含腺凹样开口的管状黏膜，用 IEE 观察可见黏膜表面呈现出规则形腺凹的形态。胃窦、幽门、贲门和巴雷特食管的黏膜表面形成绒毛或脊样隆起，周围有凹槽状隐窝围绕，因此，其表面结构呈绒毛状（管状）或脑回状（脊样隆起）。小肠黏膜表面完全是绒毛状（管状）形态。

柱状上皮黏膜（巴雷特食管、胃和肠道）的 NBI 表现如下：腺凹边缘上皮的表面结构与固有层的毛细血管结构相叠加，从而产生复杂的表面和血管模式（图 1.5）。使用放大 NBI 和靛胭脂染色，结肠黏膜呈有规则的凹坑状表面形态（见图 1.5），该表现异于腺瘤。

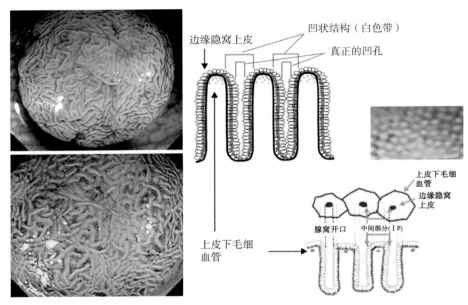

图 1.5 NBI下结肠柱状上皮（右侧）与腺瘤（左侧）[32]。正常黏膜（右）和管状绒毛状腺瘤（左上：靛胭脂染色，左下：NBI）的放大结肠镜图像。NBI图像上的"白光区"（white zone，WZ）表示腺体开口的边缘隐窝上皮细胞直立的发光层（微血管模式是看不见的），这是整个凹状结构（右图）。实际的凹陷是很难观察到的暗点，因为腺体开口的正面是很难看到的。正常结肠黏膜血管形态在NBI下是规则的褐色改变（右上）；腺瘤呈螺旋状结构，呈脊状和树丛状（左）

1.7.1 结肠瘤变的微结构

胃肠道腺瘤的定义为组织学上过度增生的柱状上皮细胞形成隆起，甚至有假腺体样结构，生长模式为非浸润型（图1.6）。这些上皮细胞的瘤变形成不同的大体形态，如平坦型 0-Ⅱb、0-Ⅱc 或 0-Ⅱa 平坦隆起型，这些形态的腺瘤都可以急性生长呈无蒂或息肉样腺瘤，或者扩张为更大的平坦或平坦隆起的侧向发育性肿瘤（如结肠LST）。

注意 典型的腺瘤与正常结肠黏膜在放大NBI观察特点如下（图1.6）：
- 规则的表面模式（surface pattern，SP）（均匀白色带＝边缘隐窝上皮）
- 假腺体周围均匀增强的微血管模式（vascular pattern，VP）（网状或螺旋状）[15]
- 边缘清晰（在黏膜表面没有形成明确的界限）
- 分支的（树枝状）黏膜下血管模式消失
- 来自腺瘤的黏膜内癌导致不规则的结构改变
- 不均匀不规则的白光带（假腺体边缘隐窝上皮）
- 不规则的毛细血管模式（由于假息肉破坏形成稀疏、卷曲的毛细血管模式）
- 如果浸润到固有层（图1.7a、c）、黏膜下层（SM1）[19]，腺瘤表面可有明确的分界线（扩张结节或侵入）

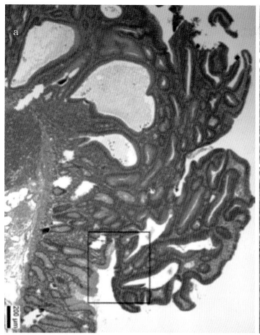
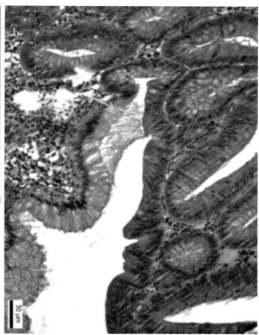
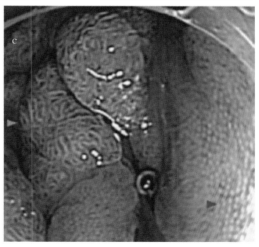

图1.6　a.经典的结肠管状腺瘤显示为规则的管状腺体非浸润型生长。转变的上皮呈一致性膨胀性生长,表面覆盖单层上皮(均匀白色区),形成隆起型的肿瘤0-Ⅱa或Ⅰsp(HE染色)。b.为a图方框内区域放大。黄色箭头显示结肠上皮表面(左侧,边界清楚、表面平坦)向腺瘤性结肠细胞(右侧)转变的交界处,腺瘤细胞核质比增加,基本极性丧失,无杯状细胞的克隆增殖(感谢Dr. Daniel Neureiter供图)。c.放大NBI(放大80倍)下显示正常结肠黏膜(右侧蓝色三角),白色圆点代表管状腺体的边缘隐窝上皮,周围是固有层内环绕腺体周围的细网状毛细血管。左上方(黄色三角)为平坦隆起型腺瘤(0-Ⅱ),腺瘤假息肉样大的腺管样结构显示为白色区,固有层毛细血管为棕色,腺瘤与周围正常柱状上皮间有清晰的界限(红色三角)

　　一般来说,腺瘤随着体积的增大,增生的时间越长,其发生恶变的风险越大。结肠腺瘤癌变的风险随着组织学类型的不同逐渐增加,管状腺瘤＜管状绒毛状腺瘤＜绒毛状腺瘤＜锯齿状腺瘤,癌变与上皮内瘤变程度也密切相关(比较图2.2和表2.1)。小的凹陷型腺瘤(0-Ⅱc)更容易早期转变为浸润至固有层或黏膜下层的浸润癌——甚至是很小的HGIN或原位癌基础上出现浸润[9]。

　　结肠腺瘤向腺癌转变过程中黏膜表面结构及微血管结构的变化可以用Kudo[9]的腺管开口模式(pit patterns,PP分型)及Sano等[15]的毛细血管模式(capillary patterns,CP分型)(表1.3;比较见图11.2a)来描述。联合血管模式(V＝CP)和表面模式(S＝PP)对结肠黏膜瘤

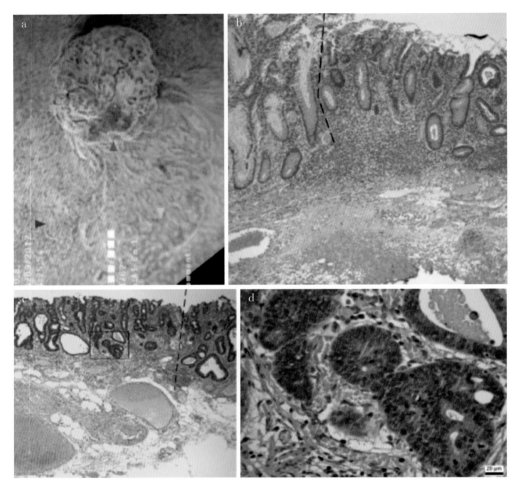

图 1.7　a. 结肠 LST 0－Ⅱb 显示网格状毛细血管模式(CP Ⅲ,蓝色三角),0－Ⅱa 小结节红色(红色三角是分界线)显示不规则的毛细血管模式ⅢA,以及不规则稀疏的血管增厚的毛细血管模式ⅢB(绿色三角)[放大 NBI (放大 80 倍)]。ESD 术后病理显示 0－Ⅱb 部分为低级别异形增生的管状腺瘤,Ⅱa 部分为原位癌。竖向三角表示增生性黏膜与肿瘤性黏膜的分界线(a 图为浅绿色三角,b 图为虚线),以及腺瘤和黏膜内癌(G2,T1a－LPM)分界处(a 图为红色三角,c 图为虚线)。b. 含杯状细胞的增生性反应性黏膜(虚线以左)向管状腺瘤转变,管状腺瘤可见规则的假腺体、固有层扩张的毛细血管。c. 腺瘤(虚线以右)向腺癌(虚线以左)转变,腺癌可见不规则腺体及增厚的毛细血管。d. 腺癌(G2,T1a－LPM)(c 图中黑框内部分,放大 10 倍)(感谢 Dr. Daniel Neureiter 供图)

变进行分析,预测其恶变及黏膜下浸润发生的准确性达 90%(详见第 11 章)。

　　一个国际专家小组将这两种分类法简化为 NICE 分类,即窄带成像国际结直肠内镜(Narrow-Band Imaging International Colorectal Endoscopic)分类法,适用于标准内镜(靛胭脂染色色素内镜和 NBI)[32,33]。这一类法经过一个国际研究组织的评估,但暂时仅能鉴别 SM2 及以上的表浅癌[33]。日本 NBI 专家组(Japan NBI Expert Team,JNET)在放大 NBI 的基础上就 JNET 分型达成共识,从而可以更好地鉴别浅表和深部 SM 浸润癌(表 1.4)[19]。

表 1.3　Sano 的 CP 分型在日本 NBI 专家组(JNET)使用放大NBI 分型中被重新命名为血管分型(V)[19,32]

JNET 血管分型	V1	V2A	V2B	V3
CP 分型	CP Ⅰ	CP Ⅱ	CP Ⅲ A	CP Ⅲ
	网状毛细血管,无(一)或正常	网状毛细血管,规则(十)	网状毛细血管,以分枝、不规则卷曲和中断为特征	
		黏膜腺体周围毛细血管	毛细血管密度增加,缺乏一致性	无血管区,或松散的毛细血管
	增生性息肉ᵃ	腺瘤、低级别上皮内瘤变	黏膜癌ᵇ,表浅的 SM 浸润癌ᶜ	深层浸润癌ᵈ

注:ᵃ 正常增生性息肉或无蒂锯齿状息肉[19]。ᵇ 高级别上皮内瘤变(HGIN),黏膜内癌。ᶜ SM 浅层浸润(<1 000 μm)。ᵈ SM 深部侵袭(≥1 000 μm)。

表 1.4　NBI 国际结直肠内镜(NICE)分型、CP 分型和日本 NBI 专家团队(JNET)分型的关系ᵃ

NICE 分型	1 型	2 型	3 型
颜色	与背景相同或更亮	相对于背景呈棕褐色(颜色来自血管)	相对于背景呈棕色到深棕色;有时见片状白色区域
血管	无血管或带状血管可能提示病变	围绕白色结构的增粗的血管ᵇ	明显扭曲的或血管消失
表面结构	黑色或白色大小一致的点状结构或均匀一致的无明显结构	卵圆型、管状或分枝状白色结构,周围棕色血管围绕	扭曲或血管消失
最可能的病理类型	增生性病变	腺瘤、HGIN、黏膜内癌ᶜ	深部黏膜下层浸润癌
CP 分型[29]ᵈ	Ⅰ 型	Ⅱ 型/Ⅲ A 型	Ⅲ B 型
JNET 分型ᵉ	1 型	2A 型/2B 型	3 型

注:ᵃ 可用于放大或非放大结肠镜检查。ᵇ 这些结构可能是腺凹开口的上皮细胞。ᶜ 2 型包括维也纳标准的 3 型、4 型和表浅的 5 型。在一些国家,如美国,NICE 2 型包括所有腺瘤(低级别或高级别异形增生)。在美国,高级别异型增生包括原位癌、黏膜内癌。在日本,黏膜内癌的程度高于高级别异形增生。有些表浅黏膜下浸润的病变也有 NICE 2 型的表现。ᵈ 与 CP 分型的比较见表 1.3。ᵉ JNET 分型的 1~3 型对应于 CP 分型的 Ⅰ~Ⅲ B 型。

1.7.2　胃黏膜及其瘤变的微结构

胃黏膜为柱状上皮细胞,表面由细的区间沟分隔为黏膜区(胃小区)。胃底和胃体黏膜内的胃底腺具有规则的圆形或椭圆形凹型腺管开口，M-NBI下腺管开口周围可见褐色的微毛细血管网包围（图1.8a，正常边缘；图1.9）。而远端胃体和幽门前区有幽门腺，在M-NBI上显示为绒毛状表面和规则的开环型血管模式（图1.10a，边缘正常）。无胃炎的正常胃底腺黏膜在WLI下可见有规则的红色海星样黏膜下集合小静脉（regular arrangement of collecting venules，RAC），胃炎严重时消失。严重的慢性萎缩性胃炎（高癌症风险）WLI下主要特点是黏膜下血管显露（血管透见）和肠上皮化生，后者的镜下表现包括：常为无明确边缘的发白区域，WLI下黏膜下血管模式消失，NBI放大模式下，腺管开口边缘隐窝上皮白色区域可见亮蓝嵴［light blue crest（brush border in cells，细胞刷状缘）］[31]（比较见第9章）。

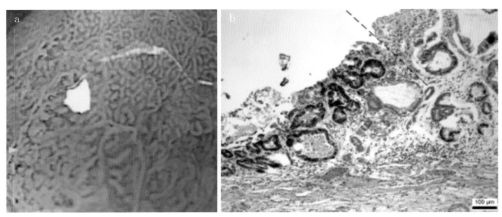

图1.8　胃体分化型胃癌（WDAC，tub，G1，pT1a MM）0-Ⅱa。a. NBI（放大100倍）：胃底黏膜（红色箭头，卵圆型pit模式）；绿色三角，ECG清晰的边界，因为作为连接细胞簇的WDAC/MDAC扩张；黄色三角，细网状不规则VP；对于VP，可与图1.9相比。b. HE染色显示WDAC（左侧）与正常黏膜明确的分界线（虚线）（感谢Dr. Daniel Neureiter供图）

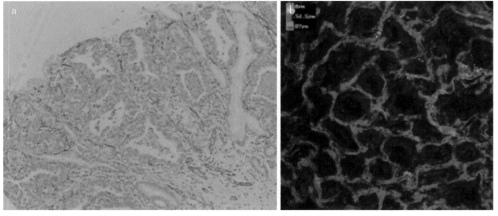

图1.9　a. 胃分化型腺癌的组织学图片显示黏膜内癌呈均匀性生长，形成相对规则的假腺体和毛细血管结构。b. CD31免疫组化染色毛细血管内皮细胞后，激光扫描显微镜显示胃分化型腺癌完整的毛细血管结构，为规则的网状结构（引自Endoscopy，经Thieme公司许可使用）[14]

　　小的(<10 mm)早期胃癌在 WLI 时很容易漏诊，尤其是忽视了观察斑片状褪色区域时，后者是平坦型 EGC 的镜下标志。因为 EGC 只有 15%～20% 是隆起病变[0 - Ⅱa/s，通常是分化腺癌(adenocarcinoma，AC)]，而 80%～85% 是微小的平坦型(0 - Ⅱb)或浅表凹陷型(0 - Ⅱc)病变(图 1.8 和 1.10)。高达 40% 的小的平坦型 EGC 为浸润型低分化腺癌(poorly differentiated adenocarcinoma，PDAC)(分级为 G3)[25]。不幸的是，因为外观苍白或色泽近正常，大多数小的 PDAC 在 WLI 下甚至是 M - NBI 上都很难被发现。从组织学解释是一般 PDAC 黏膜固有层血管分布稀疏，癌细胞在黏膜固有层和黏膜下层中弥漫浸润进一步掩盖了血管形态(图 1.10 和图 1.11)，而胃黏膜表面上皮和腺体开口可以正常。

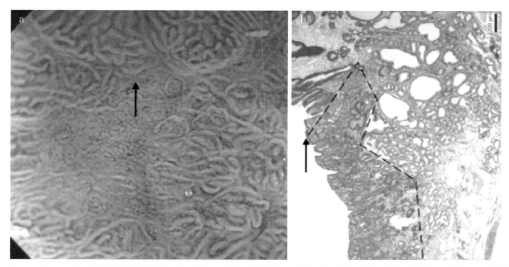

图 1.10 a. 低分化的弥漫型早期胃癌，显示微表面结构缺失，不规则、螺旋状稀疏的毛细血管结构，周围是绒毛状微表面结构的幽门型黏膜(引自 Gastroenterol Hepatol，经 John Wiley and Sons 公司许可使用)。b. 另一个 PDAC(虚线左侧)的组织学图片，显示表面癌组织浸润(箭头)及下方黏膜边界(虚线)，表面结构缺失，固有层癌细胞弥漫性浸润(感谢 Dr. Daniel Neureiter 供图)

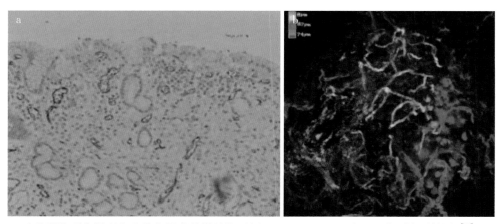

图 1.11 小的凹陷型弥漫型为未分化胃癌的微结构(引自 Endoscopy，经 Thieme 公司许可使用)[14]。a. PDAC 的组织学、HE 染色和内皮细胞 CD31 免疫组化染色。b. 类似的未分化腺癌激光扫描显微镜重建固有层毛细血管结构，见稀疏不规则毛细血管及螺旋状血管

微血管模式显示在具有管状腺的正常胃体(底)黏膜,腺管开口周围具有稀疏而规则的毛细血管网,而覆盖表面绒毛或脊样隆起的正常的胃窦(幽门)黏膜则呈螺旋状毛细血管形态(图1.8和1.10)。早期分化型腺癌在NBI放大时,常表现为明显的不规则网络VP和不规则表面形态(图1.8)。而在小的0-Ⅱc病变中,非网状、稀疏的VP模式,通常提示黏膜内低分化腺癌(图1.10)或早期高分化腺癌(well-differentiated adeno-carcinoma,WDAC)的深部SM浸润(特异性85%)。

内镜下EGC切除需保留足够的无瘤边缘,术前明确肿瘤扩散范围是有必要的。NBI放大有助于区分贲门型EGC中肿瘤边缘与周围正常黏膜,或区分EGC肿瘤边缘与慢性萎缩性胃炎(慢性幽门螺杆菌感染诱导)或自身免疫性胃炎中萎缩伴肠化的胃黏膜[18]。醋酸-靛胭脂混合染色形成表面强化有助于分化型腺癌的定位,但对0-Ⅱb型褪色及小的PDAC的定位作用则不明确(比较见第9章)。

WLI放大后再行NBI放大内镜观察诊断0-Ⅱc型小胃腺癌的特异性和准确性>90%,且同时提高了对慢性萎缩性胃炎引起的小的平坦型或凹陷性病变的诊断率[18,35]。第9章详细分析介绍了EGC中SP和VP的表现。

注意　M-NBI评估胃SP和VP具有较高的准确性(>90%)[18,35-37]:
- 非肿瘤性和肿瘤性黏膜
- 腺瘤或分化型黏膜腺癌(HGIN,T1m/SM1)与深度SM浸润性癌(≥SM2)

1.7.3　食管柱状上皮的微结构

Barrett食管(Barrett's esophagus,BE)是指柱状上皮食管黏膜(columnar epithelium-lined esophagus,CLE)向胃食管结合处口侧延伸超过1cm,胃食管结合处相当于胃黏膜皱襞的口侧末端(西方标准)或食管纵行栅栏状血管(IPCL)的远端末端(日本标准)。根据美国的定义,食管远端有杯状细胞的柱状上皮必须通过活检证实有肠上皮化生,才能诊断Barrett食管。根据日本和英国胃肠病学协会的定义,Barrett食管指食管远端被柱状上皮替代(有或无杯状细胞)。食管柱状上皮增加了食管腺癌或胃食管交界处腺癌的风险,而这种风险的增加似乎与有无杯状细胞无关[38-40]。事实上,在不规则齿状线上方有一些小岛状柱状上皮(所谓的超短节段Barrett食管),也可能增加癌症风险,同无杯状细胞的食管柱状上皮一样[40](图1.12)。

来自日本的Barrett瘤变的微表面形态和血管模式研究很少,因其发病率非常低,对该部位表面结构特征的研究远远落后于结肠和胃。目前已知食管柱状上皮黏膜SP和VP的分型至少有4种[41-45],但没有一种被大家一致接受。一般来说,CLE有5种不同的规则表型(圆点状和管状、线型、线状、缺乏结构)(见表8.2)。NBI下发现线型/绒毛状黏膜表面呈亮蓝嵴,预示肠上皮化生(specialized intestinal metaplasia,SIM)的敏感度达90%[31]。

早期恶性病变多为平坦型(0-Ⅱa~c,85%),在Barrett食管黏膜中,微小病变(≤5mm)是很难被发现的[46]。一般来说,白光内镜下发现任何黏膜发红或表面凹凸不平的微小变化一定要用放大内镜及NBI(>60倍)和醋酸染色进一步分析(图1.12)。瘤变区域(HGIN,早期

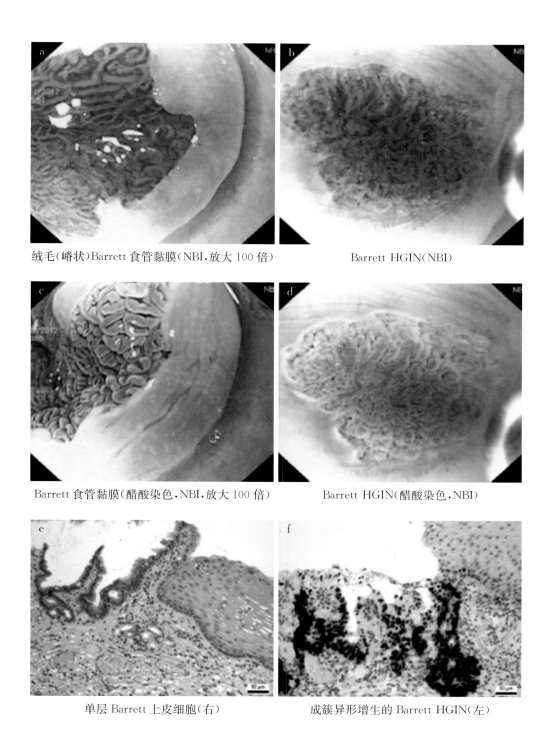

绒毛(嵴状)Barrett 食管黏膜(NBI,放大 100 倍)　　　　　　Barrett HGIN(NBI)

Barrett 食管黏膜(醋酸染色,NBI,放大 100 倍)　　　　　　Barrett HGIN(醋酸染色,NBI)

单层 Barrett 上皮细胞(右)　　　　　　成簇异形增生的 Barrett HGIN(左)

图 1.12　高级别上皮内瘤变 Barrett 食管黏膜的典型病例(感谢 Dr. H. P. Allgaier 供图)。左侧(a、c、e)：绒毛/嵴状 Barrett 食管黏膜。a. M‐NBI(放大 100 倍)下规则螺旋状毛细血管结构。c.1.5%醋酸染色后规则的微表面结构。e. 左侧为单层 Barrett 上皮边缘(HE 染色,放大 100 倍)。右侧(b、d、f)：HGIN 与不规则血管结构。b. CP。d. 不规则微表面结构。f. 成簇异型增生的柱状细胞。e、f. ESD 术后标本 HE 染色。f. p53 免疫组化染色(感谢 Dr. Tusneo Oyama,Nagano 和 Dr. Daniel Neureiter,Salzburg 供图)

癌症)为 0-Ⅱa～c 型,表面结构凹凸不平,边缘上皮呈不规则的斑点状白色带,VP 不规则(不规则的绊状或螺旋状模式)和周围 Barrett 食管黏膜内病变区域界线清楚[41,43],瘤变的确诊需要进行靶向活检。

注意　在 CLE 内通过不规则 SP 和 VP 区分以下病变的准确率性为 80％～85％[41,43,45]:

- 非肿瘤性 CLE(－/＋肠化)与分化型黏膜内癌(HGIN,T1 m,或 SM1 腺癌)
- 黏膜下层浸润癌(≥SM2)伴有严重不规则 SP(腺体结构破坏)和不规则 CP(稀疏和增粗的血管)

致谢　非常感谢 Dr. Hans-Peter Allgaier，Freiburg，Germany；Dr. Gerhard Kleber，Aalen，Germany；Dr. Tsuneo Oyama，Saku Central Hospital，Nagano，Japan；and Dr. Daniel Neureiter，University Institute of Pathology，Salzburg，Austria 对案例或图像的贡献。

参 考 文 献

[1] Ferlay J, et al. Cancer incidence and mortality worldwide: sources, methods and major patterns in GLOBOCAN 2012. Int J Cancer. 2015;136: E359－86.

[2] Inoue M, et al. Epidemiology of gastric cancer in Japan. Postgrad Med J. 2005;81;419－24.

[3] The Paris endoscopic classification of superficial neoplastic lesions: esophagus, stomach, and colon: November 30 to December 1,2002. Gastrointest Endosc. 2003;58: S3－43.

[4] George SM, et al. Classification of advanced colorectal carcinomas by tumor edge morphology: evidence for different pathogenesis and significance of polypoid and nonpolypoid tumors. Cancer. 2000;89;1901－9.

[5] Heresbach D, et al. Miss rate for colorectal neoplastic polyps: a prospective multicenter study of back-to-back video colonoscopies. Endoscopy. 2008;40;284－90.

[6] Yao K, et al. Development of an e-learning system for teaching endoscopists how to diagnose early gastric cancer: basic principles for improving early detection. Gastric Cancer. 2017;20 (Suppl 1): S28－38.

[7] Kaltenbach T, et al. American Gastroenterological Association (AGA) Institute technology assessment on image-enhanced endoscopy. Gastroenterology. 2008;134;327－40.

[8] Dohi O, et al. Diagnostic ability of magnifying endoscopy with blue laser imaging for early gastric cancer: a prospective study. Gastric Cancer. 2017;20;297－303.

[9] Kudo S, et al. Colonoscopic diagnosis and management of nonpolypoid early colorectal cancer. World J Surg. 2000;24;1081－90.

[10] Osawa H, et al. Present and future status of flexible spectral imaging color enhancement and blue laser imaging technology. Dig Endosc. 2014;26 (Suppl 1): 105－15.

[11] Uedo N, et al. Role of narrow band imaging for diagnosis of early-stage esophagogastric cancer: current consensus of experienced endoscopists in Asia-Pacific region. Dig Endosc. 2011;23 (Suppl 1): 58－71.

[12] Uraoka T, et al. Narrow-band imaging for improving colorectal adenoma detection: appropriate system function settings are required. Gut. 2009;58;604－5.

[13] Kudo S, et al. Pit pattern in colorectal neoplasia: endoscopic magnifying view. Endoscopy. 2001;33;367－73.

[14] Nakayoshi T, et al. Magnifying endoscopy combined with narrow band imaging system for early gastric cancer: correlation of vascular pattern with histopathology (including video). Endoscopy. 2004;36;1080－4.

[15] Sano Y, et al. Magnifying observation of microvascular architecture of colorectal lesions using a narrow-band imaging system. Dig Endosc. 2006;18: s44－51.

[16] Kodashima S, et al. Novel image-enhanced endoscopy with i-scan technology. World J Gastroenterol. 2010;16;1043－9.

[17] Yao K, et al. Development of an e-learning system for teaching endoscopists how to diagnose early gastric cancer: basic principles for improving early detection. Gastric Cancer. 2017;20;28－38.

[18] Muto M, et al. Magnifying endoscopy simple diagnostic algorithm for early gastric cancer (MESDA-G). Dig Endosc. 2016;28;379－93.

[19] Sano Y, et al. Narrow-band imaging (NBI) magnifying endoscopic classification of colorectal tumors proposed by the Japan NBI Expert Team. Dig Endosc. 2016;28;526－33.

[20] Update on the Paris classification of superficial neoplastic lesions in the digestive tract. Endoscopy. 2005;37;570－8.

[21] Ishihara R, et al. Quantitative analysis of the color change after iodine staining for diagnosing esophageal high-grade intraepithelial neoplasia and invasive cancer. Gastrointest Endosc. 2009;69;213－8.

[22] Kondo H, et al. Sodium thiosulfate solution spray for relief of irritation caused by Lugol's stain in chromoendoscopy. Gastrointest Endosc. 2001;53;199－202.

［23］Kawahara Y，et al. Novel chromoendoscopic method using an acetic acid-indigocarmine mixture for diagnostic accuracy in delineating the margin of early gastric cancers. Dig Endosc. 2009;21:14 - 9.

［24］Japanese Research Society for Gastric Cancer. Japanese classification of gastric carcinoma First English ed. Tokyo: Kanehara & Co., Ltd; 1995.

［25］Everett SM，et al. Early gastric cancer in Europe. Gut. 1997;41:142 - 50.

［26］Rembacken BJ，et al. Flat and depressed colonic neoplasms: a prospective study of 1000 colonoscopies in the UK. Lancet. 2000;355:1211 - 4.

［27］Uraoka T，et al. Endoscopic indications for endoscopic mucosal resection of laterally spreading tumours in the colorectum. Gut. 2006;55:1592 - 7.

［28］Yao K，et al. Novel magnified endoscopic findings of microvascular architecture in intramucosal gastric cancer. Gastrointest Endosc. 2002;56:279 - 84.

［29］Yoshida T，et al. Narrow-band imaging system with magnifying endoscopy for superficial esophageal lesions. Gastrointest Endosc. 2004;59:288 - 95.

［30］Gono K，et al. Appearance of enhanced tissue features in narrow-band endoscopic imaging. J Biomed Opt. 2004;9:568 - 77.

［31］Toyoda H，et al. Detection of intestinal metaplasia in distal esophagus and esophagogastric junction by enhanced-magnification endoscopy. Gastrointest Endosc. 2004;59:15 - 21.

［32］Tanaka S，et al. Aim to unify the narrow band imaging (NBI) magnifying classification for colorectal tumors: current status in Japan from a summary of the consensus symposium in the 79th Annual Meeting of the Japan Gastroenterological Endoscopy Society. Dig Endosc. 2011;23 (Suppl 1): 131 - 9.

［33］Hayashi N，et al. Endoscopic prediction of deep submucosal invasive carcinoma: validation of the narrow-band imaging international colorectal endoscopic (NICE) classification. Gastrointest Endosc. 2013;78:625 - 32.

［34］Okada K，et al. Diagnosis of undifferentiated type early gastric cancers by magnification endoscopy with narrow-band imaging. J Gastroenterol Hepatol. 2011;26:1262 - 9.

［35］Ezoe Y，et al. Magnifying narrowband imaging is more accurate than conventional white-light imaging in diagnosis of gastric mucosal cancer. Gastroenterology. 2011;141:2017 - 25. e2013.

［36］Abe S，et al. Depth-predicting score for differentiated early gastric cancer. Gastric Cancer. 2011;14:35 - 40.

［37］Tanaka K，et al. Features of early gastric cancer and gastric adenoma by enhanced-magnification endoscopy. J Gastroenterol. 2006;41:332 - 8.

［38］Gatenby PA，et al. Relevance of the detection of intestinal metaplasia in non-dysplastic columnar-lined oesophagus. Scand J Gastroenterol. 2008;43:524 - 30.

［39］Kelty CJ，et al. Barrett's oesophagus: intestinal metaplasia is not essential for cancer risk. Scand J Gastroenterol. 2007;42:1271 - 4.

［40］Riddell RH，et al. Definition of Barrett's esophagus: time for a rethink — is intestinal metaplasia dead? Am J Gastroenterol. 2009;104:2588 - 94.

［41］Anagnostopoulos GK，et al. Novel endoscopic observation in Barrett's oesophagus using high resolution magnification endoscopy and narrow band imaging. Aliment Pharmacol Ther. 2007;26:501 - 7.

［42］Goda K，et al. Usefulness of magnifying endoscopy with narrow band imaging for the detection of specialized intestinal metaplasia in columnar-lined esophagus and Barrett's adenocarcinoma. Gastrointest Endosc. 2007;65:36 - 46.

［43］Kara MA，et al. Detection and classification of the mucosal and vascular patterns (mucosal morphology) in Barrett's esophagus by using narrow band imaging. Gastrointest Endosc. 2006;64:155 - 66.

［44］Sharma P，et al. The utility of a novel narrow band imaging endoscopy system in patients with Barrett's esophagus. Gastrointest Endosc. 2006;64:167 - 75.

［45］Sharma P，et al. Development and validation of a classification system to identify high-grade dysplasia and esophageal adenocarcinoma in Barrett's esophagus using narrow-band imaging. Gastroenterology. 2016;150:591 - 8.

［46］Pech O，et al. Prospective evaluation of the macroscopic types and location of early Barrett's neoplasia in 380 lesions. Endoscopy. 2007;39:588 - 93.

2 早期黏膜肿瘤的组织病理学：胃肠道形态学上的肿瘤发生

Histopathology of Early Mucosal Neoplasias：Morphologic Carcinogenesis in the GI Tract

Daniel Neureiter and Tobias Kiesslich

（钟长青　译）

2.1 引言

关于早癌的概念,日本学者认为,能够通过手术切除治愈的癌即为早癌。近年来,消化道早癌越来越趋于通过内镜或显微镜下形态学的改变来定义。通常情况下,早癌是指没有或仅有微小的黏膜下浸润的黏膜癌,其淋巴结转移的可能性很小,R0 切除治愈率＞90％[1-3]。

日本专家认为,病灶内镜下的表现特征与其组织病理学形态关系密切。组织病理学结合立体显微镜和图像增强内镜(IEE)的应用,已经将高分化癌与癌前病变的黏膜表面与非肿瘤性黏膜病变区别开,高分化的早期黏膜病变,比如结肠部位,通常显示清晰的病灶边缘以及黏膜上皮表面毛细血管结构的一些典型改变[4,5]。另外,像结肠、胃和食管肿瘤也存在着一些特定的形态学改变[4,6-9],所以内镜医师必须熟悉这些不同癌性病灶和癌前病变的形态改变。

关于高级别异型增生和黏膜内癌,西方国家和日本在分类标准上存在差异[10,11]。依照日本的标准,通过巴黎分型和微观的国际上的分类方法,这一差异通过在消化道上皮肿瘤维也纳分类[12]基础上发展而来的消化道上皮肿瘤巴黎分型共识而得到解决[6]。按照这个分类标准,消化道早期癌(维也纳分类-第 4、5 型)和癌前病变有了更为准确的界定。

2.2 巴黎消化道上皮肿瘤分型方法及肿瘤的恶性潜能

2.2.1 黏膜恶性肿瘤的分类

黏膜恶性肿瘤的国际分类[内镜分类(见第 1 章,图 1.2)]参照了维也纳分类标准的组织

D. Neureiter (✉)
Institute of Pathology, Paracelsus Medical University, Salzburg, Austria
e-mail: d. neureiter@salk. at
T. Kiesslich
Department of Internal Medicine I & Institute of Physiology and Pathophysiology, Paracelsus Medical University, Salzburg, Austria
© Springer International Publishing 2019
F. Berr et al. (eds.), *Atlas of Early Neoplasias of the Gastrointestinal Tract*,
https://doi. org/10. 1007/978-3-030-01114-7_2

学定义(表 2.1)。关于高级别上皮内瘤变(HGIN)和原位癌(T0 m1)的分类标准,日本和西方的病理学界仍然存在一定的差异。西方认为癌症的诊断标准是活检病理证实肿瘤已浸润至黏膜固有层,而日本认为癌的诊断标准依赖于组织和细胞的异型性(包括细胞核形态特征和上皮内腺管结构)(表 2.2)。所以,日本高达 50% 的原位癌在西方可能诊断为 HGIN[10,11]。然而,日本病理学家从单个活组织检查中更好地预测了正确的肿瘤分类,因为胃中大部分的 HGIN 切除标本就是癌[11]。早期恶性病变是否应整块切除不存在疑义,因为无论是 HGIN 还是原位癌均需要整块切除[1,3,6]。但是,关于低级别和高级别上皮内瘤变直径的界定标准仍然存在细微的差别,决定病灶的分类主要还是取决于病理学家的个人经验[3,6,10]。

表 2.1　消化道上皮内瘤变的维也纳分类标准[12]

分类	描述	日本观点
1	无瘤变或异型增生	+[a]
2	不确定的瘤变或异型增生	+[a]
3	非浸润性的低级别瘤变(低级别腺瘤/异型增生)	+[a]
4	非浸润性的高级别瘤变	
	4.1　高级别腺瘤/异型增生	非浸润癌[c]
	4.2　非浸润性癌(原位癌)[b]	
	4.3　疑似浸润性癌	+[a]
5	浸润性瘤变	
	5.1　黏膜内癌[d]	+[a]
	5.2　黏膜下癌或更深	+[a]

注:[a] + 在日本相同。[b] 非浸润性:无明显浸润。[c] 根据日本不典型增生标准,高级别腺瘤或异型增生可被认为非浸润性癌。[d] 黏膜内癌浸润即浸润至黏膜固有层或黏膜肌层。

表 2.2　日本结直肠腺癌及分化型癌的诊断标准[13]

异型增生标准		正常	腺瘤	高分化腺癌	
				低级别	高级别
细胞异型性	细胞核大小(μm)	4.5×1.5			➤≤20×10
	染色质(紫罗兰)	斑点			➤亮粗线
	细胞核极性	基本的			➤无极性
	核腺比	低			➤高
	核胞比	0.15~0.3			➤0.5~0.9
结构异型性	腺体结构	管状	管状、绒毛状±分支	管状、绒毛状±斑点,分支	管状、绒毛状和筛状
	结构异型性指数	正常		➤增加	

2.2.2　恶性潜能

淋巴结转移的可能性是由组织学分级和 T1 期癌的黏膜下浸润深度,以及大体分型和胃肠道的解剖位置共同决定的。早癌的大体形态(巴黎分型,见图 1.2)与淋巴转移有关[1-4,16],可能反映了肿瘤发生的形态和分子途径(见 2.3)。

高分化黏膜内癌表现出一个相对有结构的浸润性连续生长的模式:腺体排列拥挤、分支紊乱、出芽生长,与正常黏膜组织学有明显分界,这在内镜下显示为肿瘤边界清晰。上皮细胞层极性结构相对缺失,核/质比增加,以及肿瘤上皮细胞层的大量增长(与正常上皮和黏膜比较)改变了黏膜肿瘤的表面形态,这种改变的黏膜形态可以在 M‐IEE 下观察到。聚集性生长的肿瘤一旦发生广泛的黏膜下浸润,腺管的表面结构(分化型黏膜癌最为典型)就会发生破坏,显微镜下或者增强内镜下都可以看到高度不规则甚至无结构的(不确定型)表面形态。另外,分化型黏膜癌的黏膜下浸润需要有肿瘤新生血管生成,即在增强模式下在黏膜看到的不规则微血管,这也在切除的早癌标本中通过免疫组化得到证实,与增强模式下看到的图像特征是一致的[1,3,5,14,15]。

淋巴结转移的风险会随着高分化早期癌的浸润深度增加而增加[2,3,16]。早癌浸润深度与淋巴结转移的关系已经通过大量外科手术病例中获得的数据得到证实[2,16-22],如表 2.3 所示。

表 2.3　通过黏膜下浸润范围评估黏膜癌的淋巴结转移风险性

癌症	浸润深度	淋巴结转移率
食管[3,17,19,21,22]		
鳞癌(0‐Ⅱ;G1,G2)	M1	0%
如 L0,V0,$d<5$ cm,无溃疡,cN0	M3(黏膜肌层)	8%
	SM1($<200\,\mu$m 和 $d<5$ cm)	4.2%
全部	SM1($<200\,\mu$m)	17%
腺癌(Barrett 食管)	pT1m	1.9%(CI 1.2%~2.7%)
	pT1sm	21%
胃(L0,V0)[2,18]		
肠型腺癌 G1~G2	pT1m($d<30$ mm)	0%(CI 0%~0.3%)
	pT1SM1($<500\,\mu$m)	0%(CI 0%~2.5%)
未分化癌 G3~G4	pT1m($d<20$ mm,无溃疡)	<1%(CI 0%~2.6%)
结肠(G1/G2,L0,V0)[1,20]		
腺癌 0‐Ⅱ	pT1(SM$<1\,000\,\mu$m)	1.4%(0%~5%)
腺癌Ⅰp	pT1(Ⅰp‐head,SM$<1\,000\,\mu$m)	0%(0%~5%)

为了评估高分化早期癌的局部淋巴结转移风险,结肠癌的 T1 期病变被认为是低风险的情况包括：G1/G2 级,无淋巴管浸润(L0),无黏膜下血管浸润(V0),黏膜下浸润深度<1 000 μm；被认为是高风险的情况包括：肿瘤出芽[浸润性肿瘤前出现孤立的肿瘤细胞(Bd>1)](图 2.1),黏膜下浸润>1 000 μm,淋巴管或血管有浸润,G3/G4 级[20,23,24]。肿瘤出芽的定义是单个或至多为 4 个肿瘤细胞簇——与低分化的肿瘤细胞簇(≥5 个肿瘤细胞)不同,这可能与上皮-间充质转化和转移潜能增加有关。

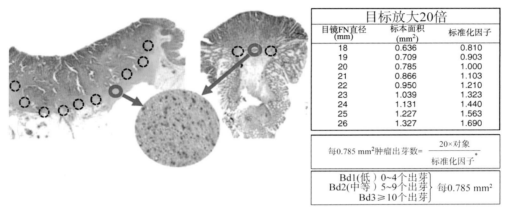

目标放大20倍		
目镜FN直径 (mm)	标本面积 (mm²)	标准化因子
18	0.636	0.810
19	0.709	0.903
20	0.785	1.000
21	0.866	1.103
22	0.950	1.210
23	1.039	1.323
24	1.131	1.440
25	1.227	1.563
26	1.327	1.690

$$每0.785\ mm^2 肿瘤出芽数 = \frac{20×对象}{标准化因子}$$

$$\left.\begin{array}{l} Bd1(低)\ 0\sim4个出芽 \\ Bd2(中等)\ 5\sim9个出芽 \\ Bd3\ \geqslant10个出芽 \end{array}\right\} 每0.785\ mm^2$$

图 2.1　国际肿瘤出芽共识会议(International Tumor Budding Consensus Conference，ITBCC)[23]提出的报告结直肠癌肿瘤出芽的程序。使用 20 倍放大显微镜,面积标准化为 0.785 mm²[20 倍物镜,直径为 20 mm 的目镜视野(field number，FN)]直径。在 10 个独立区域(20 倍物镜)中,选择侵袭前沿出芽最多的"热点"(红色圆圈表示；HE 染色,上野)合并计数所有出芽肿瘤细胞。出芽数标准化到视野面积 0.785 mm² 进行出芽分类报告(Bd1~Bd3)(经 USCAP Inc 许可,由 Lugli 等修改[23])

分化较差或未分化的早癌(G3/G4)有以下特点：缺乏细胞间的黏着、不连续的生长模式、与肿瘤细胞高速增殖有关的高核质比、细胞生物水平的高转移潜能(例如,失巢凋亡现象)。与高分化的黏膜早癌相比,分化差的上皮内早癌常有淋巴管和血管的浸润,且与高分化的黏膜癌相比较具有相当高的淋巴结转移率[2,16,18]。局部淋巴结转移的风险在分化差的早期胃癌中明显增加,且超过边缘的 20 mm[2,18]。而且,未分化黏膜癌的边缘欠清楚,上皮表面结构由于未分化细胞的浸润也模糊不清,NBI 下黏膜固有层的微毛细血管形态也十分不规则。

基于大量早期消化道癌的外科切除标本的组织病理学研究,通过内镜下早癌病灶整块切除并获得边缘阴性的可治愈性可通过病灶的组织学特点、横向尺寸、黏膜下浸润深度、有无淋巴管浸润,以及消化道的解剖位置来进行操作前评估(表 2.4)。放大内镜是通过观察表面微结构及微血管形态的改变,来评估早癌病灶内镜下切除是否可做治愈性整块切除。

表 2.4　食管、胃和结直肠内镜下切除的治愈标准

器官	整块切除的根治标准
A. 胃	1. 指南标准
	$\quad$M - Ca, diff. 类型, Ly0, V0, Ul(－), ≤2 cm
	2. 扩展标准
	$\quad$M - Ca, diff. 类型, Ly0, V0, Ul(－), 任何>2 cm
	$\quad$M - Ca, diff. 类型, Ly0, V0, Ul(＋), 任何≤3 cm
	$\quad$SM 1 - Ca(浸润深度<500 μm). diff. 类型, Ly0, V0,
	$\quad$M - Ca, 未分化型(G3), Ly0, V0, Ul(－), <2 cm
B. 食管鳞状上皮病变	1. 指南标准
	$\quad$①pT1a - EP - Ca; ②pT1a - LMP - Ca
	2. 扩展标准
	$\quad$pT1a - MM - Ca, Ly0, V0, diff. 类型, 膨胀性生长, Ly0, V0
	$\quad$cT1b/SM - Ca(浸润深度<200 μm), Ly0, V0, 浸润性生长, 膨胀性, diff. 类型, Ly0, V0
C. 结直肠	指南标准
	$\quad$M - Ca, diff. 类型, Ly0, V0
	$\quad$SM - Ca(<1 000 μm), diff. 类型, Ly0, V0

注: 修改自 Toyonaga 等[25]。
Ca: 癌, diff. : 肿瘤分化, EP: 上皮, LMP: 黏膜固有层, Ly: 淋巴浸润, M: 黏膜, MM: 黏膜肌层, SM: 黏膜下层, Ul: 溃疡, V: 血管浸润。

2.3 结肠肿瘤病变的特点

结肠镜下, 大多数隆起或扁平的病变根据组织形态学常常归类为腺瘤或增生性(锯齿状)(图 2.2)。严格来说, 增生性病变是非肿瘤性的, 而与其形态相似的锯齿状腺瘤和息肉样腺瘤一样是癌前病变。

肿瘤发生的形态学观点主要是经典的"息肉—肿瘤"路径[26], 但在结肠至少还有其他四种"癌前病变—癌"的发生路径: 凹陷型瘤变路径、遗传性非息肉病性结直肠癌(hereditary nonpolyposis colorectal cancer, HNPCC)路径、锯齿状腺瘤路径、溃疡性结肠炎及克罗恩病"炎症—异型增生—肿瘤路径"[1,4,26-28](表 2.5)。通过对结直肠癌(CRC)遗传数据分析, 可将结直肠癌分为 4 个公认的分子亚型组(CMS 1~4)和 1 个 CMS 混合型组[28], 且已描绘了这 4 个亚型[29]的免疫细胞、成纤维细胞和血管生成微环境的特征。目前形态发生与 CMS 分子的关系尚未得到系统的研究。

2.3.1　经典的腺瘤性息肉—癌路径

结肠部位的息肉最早是在 1972 年进行了圈套治疗, 组织学观察发现了"腺瘤性息肉—异

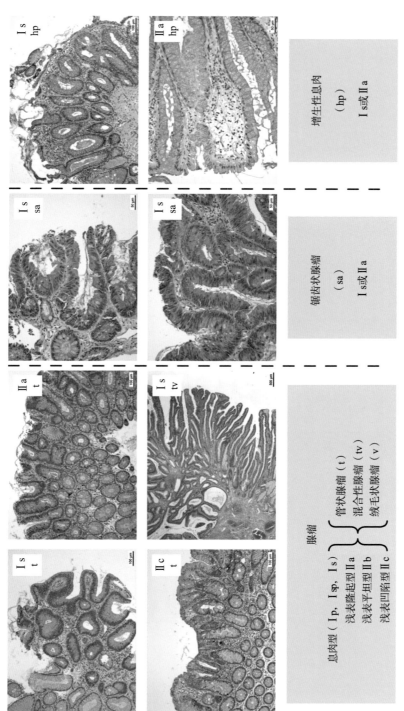

图 2.2　结肠腺瘤或增生性黏膜病变的组织形态学变化

表 2.5　结直肠癌形态发生途径[1,4,26-28,34-36]

浅表性肿瘤	结直肠癌风险评估	结直肠癌前病变评估	结直肠癌的患病率[a]
1. 经典腺瘤 息肉样(0-I p/s) 远侧＞近侧 CIN(LoH，kRAS，APC)	10 年 15%~30%	50%	50%
2. 锯齿状腺瘤 锯齿状息肉(kRAS)，远侧 锯齿状腺瘤(BBAF)，近侧 CIN(kRAS) MSI┿┿┿(BRAF，CIMP) 锯齿状息肉病综合征	5 年 60% 50%	15%~20% <1%	30% 5%~8% 0.5%
3. 凹陷型 NPI 0-Ⅱc "从头发生的癌" 近侧＞远侧 MSI┿┿┿	1~5 年 75%	20%~30%	<3%
4. HNPCC 腺瘤 扁平型腺瘤 0-Ⅱa~c 近侧(70%)＞整个结肠 MSI┿┿┿(MLH mut，CIMP)	1~5 年 40%~80%	约 5%	<5%

注:[a] 对结直肠癌筛查人群的估计。

表 2.6　结直肠腺瘤和锯齿状病变的组织学分类标准

结直肠 0-I 或 0-Ⅱ型病变组织学标准	SSA/P 组织学标准
传统的腺瘤病变 　管状或绒毛状生长模式 　异型增生基本(低 *vs.* 高) 锯齿状的病灶 　增生性息肉 　无蒂/息肉样锯齿状腺瘤 　　无异型增生 SSA/P 　　SSA/P 伴异型增生(＝MSA) 　传统的锯齿状腺瘤	诊断标准:当 2 个或以上隐窝符合以下标准的 2 个或以上时,诊断[a] 1. 隐窝下 1/3 高度锯齿隐窝有(无)分支 2. 在 MM 层出现 T 形或 L 形隐窝 3. 倒立的隐窝达 MM 下层(假倒立) 4. 下 1/3 呈柱状扩张

注:修改自 East 等[27]。
MM:黏膜肌层。MSA:混合锯齿状腺瘤(以前的命名)。SSA/P:无蒂锯齿状腺瘤/息肉。
[a]不相邻的两个隐窝。

型增生—癌"的发展过程[30](见表 2.6),并被 Vogelstein 等进一步解释为肿瘤发生的分子路径[26]。另外,由于结肠癌的筛查和内镜下息肉切除术的应用,目前结直肠癌的发生率大大地降低[31]。这也促进了结肠镜筛查在美国和西方国家的应用。Kudo 等[4]和 Uraoka 等[32]通过内镜的观察认为直径超过 10 mm 的独立的表浅生长的腺瘤［即侧向发育型肿瘤（lateral spreading type，LST）］，需要进行内镜下治疗。

2.3.2 平坦或凹陷型结肠腺瘤—癌路径

绝大多数进展期结直肠癌或许是由非息肉性癌前病变发展而来[1,4,33,34]。Shimoda 等报道，在"凹陷瘤变—癌"演变模式中，微小的 denovo 癌仅 2～5 mm 大小，却大都有黏膜下浸润[34]。在 1 000 多例结肠肿瘤病例中，他们诊断出 71 例肿瘤，其中 78％来自非息肉样癌前病变，22％是由息肉性腺瘤发展而来的。在 75 个癌瘤中有 10 个（13％）是小于 5 mm 的为微小凹陷型癌并没有腺瘤样区域，但它们全都有黏膜下浸润[34]。凹陷型（0 - Ⅱc）结直肠癌相对于非凹陷病灶（0 - Ⅱa/b）往往处于更晚期[4,33]。所以，凹陷型肿瘤更有可能进展为恶性，其转变为恶性的时间更短。

2.3.3 锯齿状腺瘤—癌路径

无蒂锯齿状腺瘤内镜下的表现和腺管开口（Ⅱ - O 型）类似于增生性息肉，然而息肉样（传统）锯齿状腺瘤主要表现为腺瘤样腺管开口（PP ⅢL/Ⅳ）与Ⅱ - O 型混合（表 2.6）。这些病变都是癌前病变，是通过锯齿状路径恶变呈腺癌[27,36]。接近 8％的结直肠癌和 18％的近端结肠癌起源于"锯齿状路径"，该路径顺序为：增生异常隐窝灶→增生性息肉（HP）无蒂/息肉样锯齿状腺瘤（SSA/P）→混合型息肉（伴有异型增生的锯齿状腺瘤）→癌[27,36]。无蒂锯齿状腺瘤主要位于近端结肠，但传统的息肉样锯齿状腺瘤 60％以上在左半结肠[27,37]。锯齿状腺瘤恶变频率是经典息肉样腺瘤的 2 倍。分子学研究发现，锯齿状息肉是Ⅰ型结直肠癌（CIMP -高/MSI -高/BRAF 突变）或Ⅱ型结直肠癌（CIMP -高/MSI -低或 MSS/BRAF 突变）的癌前病变[8,38]。在全国息肉研究中并未描述锯齿状的前期病变，但在 2010 年以后的内镜研究中受到关注[27,31]。

2.3.4 遗传性非息肉病性结肠癌路径

遗传性非息肉病性结肠癌 70％位于右半结肠，30％在结肠各部位存在癌前病变，表现为非息肉性腺瘤（0 - Ⅱa 和 0 - Ⅱb），并伴有绒毛样结构和高级别瘤变，以及黏液性分化[39-45]。通过结肠镜检查的观察，非息肉性腺瘤的检出率大约为每个患者 1.1 个[40,42]。近端的 HNPCC 比远端的更易进展为高级别瘤变[45]。这些非息肉性腺瘤中有较大一部分将快速进展为微卫星高度不稳定性（microsatellite instability，MSI - high）或染色体不稳定性（和 MS 稳定）的 CpG 岛甲基化表型（CpG island methylator phenotype，CIMP）阴性的癌[39]。

2.3.5 炎症性肠病中异型增生性病变或肿块—癌路径

有溃疡性结肠炎或结肠型克罗恩病的患者可以存在 3 种不同类型的肿瘤性病变：散发性腺瘤［或腺瘤样异型增生性病变或肿块（dysplasia-associated lesion or mass，DALM）］、非腺瘤样 DALM 和平坦型异型增生。散发性息肉主要发生在炎症性肠病（IBD）没有炎症累及的黏膜。1981 年,将与散发性腺瘤表现相似的病变发生在有炎症累及但无异型增生的黏膜称为隆起型"腺瘤样 DALM",这两种病变需内镜下切除,该分类已被新 SCENIC 指南废除[46,47]。新 SCENIC 分类按巴黎分型和统一的组织学标准[48]。系统性随机活检方案,如西雅图方案,不再被推荐。取而代之的是用高清结肠镜和染色内镜检查结肠黏膜,将发现的异形增生病变根据巴黎分型进行报告,并对可疑异型增生的区域行靶向活检。

异型增生表现为结肠上皮细胞核增大、拥挤、分层、染色过度,核仁显著(即表面上皮成熟缺失)。IBD 相关 HGIEN 和 CRC 免疫组化 p53 染色阳性(但 IBD 中散发性 HGIEN、CRC p53 染色阴性)。异型增生一般被统一报道为 HGIEN、低级别上皮内瘤变(low-grade intraepithelial neoplasia,LGIEN)、"不确定"或"阴性"[12,48]。如果病变范围有明确边界并可切除,那么异型增生(HGIEN 和 LGIEN)是内镜切除(最好是整块切除)的指征;否则,应进行部分结肠切除术。HGIEN 的相关癌症风险非常高(42%～67%),多灶性 LGIEN 的相关癌症风险也很高(22%)[49-51];任何一种都建议行结肠切除术[46,47]。单发 LGIEN 应在可行的情况下重复内镜检查并切除;诊疗遵循个性化原则。一项关于平坦性低级别瘤变(low-grade dysplasia,LGD)的前瞻性研究发现,只有 3% 的病变初始就合并 CRC,10% 的病变在 10 年内会进展为结直肠癌[49]。但是,后来的一项 meta 分析(477 例患者)发现,平坦型低级别瘤变病例中 22% 会发生同时性癌,33%～53% 在 5 年内可发展为进展期肿瘤(CRC 或 HGD)[51]。

在 IBD 受累的黏膜进行无针对性的随机活检,可见异型增生。对于多发假息肉、炎症后变窄或肉眼可见病变,随机活检是合理的,但其他情况不再推荐[46,47]。不确定的异型增生的发现可能代表积极的再生迹象的结果。在溃疡性结肠炎中,再生的黏膜改变在内镜和组织学上很难与异型增生区分。因此,在反复内镜检查排除或确认异型增生之前,应加强 IBD 的治疗,消除炎症。一般来说,当 IBD 处于临床缓解期时,应进行结肠镜检查[46,47]。

2.4 胃癌的特点

90% 的胃腺癌(gastric adenocarcinomas,GC)是散发的,另外 10% 是遗传性的。后者至少有 3 种形式:家族性弥漫性胃癌(familial diffuse gastric cancer,FDGC)、家族性肠型胃癌(familial intestinal gastric cancer,FIGC)和遗传性弥漫性胃癌(hereditary diffuse gastric cancer,HDGC),由编码细胞黏附蛋白 E-cadherin 的 *CDH1* 基因突变引起的[52]。已鉴定出四种 GC 分子亚群:①EBV 诱导的 GC(9%,PIK3CA 高频突变,JAK2、PD-L1 和 PD-L2 高甲基化和扩增),通常与 HP 诱导的 GC 相似;②MSI 阳性(22%,突变率高,常出现在 HP 诱导的 GC 中);③弥漫性基因组稳定型 GC(20%,RAS 和编码整合素及黏附蛋白的基因突变,包括 CDH1);④染色体不稳定型 GC(CIN 和非整倍体突变)[53]。然而,治疗仍然是基于组织形态学分类。胃癌两个主要的组织学类型:①肠型,镜下可见腺样管状结构形成(组织学分级主要为 G1 或 G2);②弥漫型,细胞黏附力差,以单个癌细胞扩散的形式浸润胃壁(G3 级)(图 2.3)[9,54,55]。

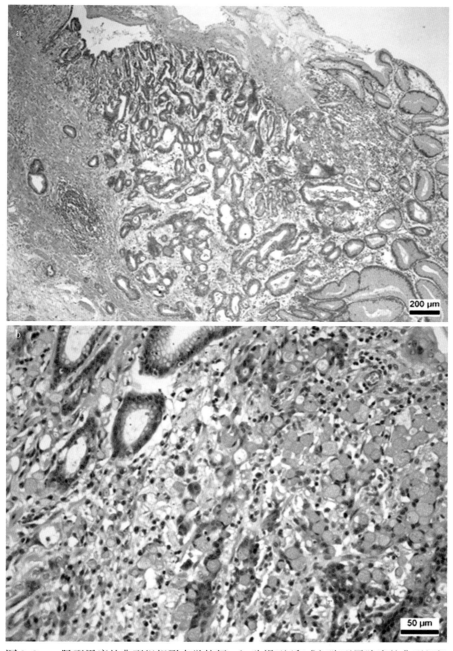

图 2.3　a.肠型胃癌的典型组织形态学特征。b.弥漫型/印戒细胞型胃腺癌的典型组织形态学特征。图中肠型胃癌规则的腺管结构和弥漫型胃癌弥散分布的癌单元显示出不同的生长模式

2.4.1　肠型胃腺癌

肠型胃腺癌有两个主要的组织学表型：肠源表型和胃源表型[56,57]。典型的肠源表型胃腺

癌常见于慢性萎缩性胃炎患者(A 型自身免疫性或幽门螺杆菌引起的 B 型胃炎),经过不成熟的肠化生变成平坦或腺瘤样的上皮内瘤变,最后发展为有腺体形成的肠型胃癌,这种类型的胃癌常可见生长的实体肿瘤,但较少浸润[56-58]。伴有高级别上皮内瘤变的肠上皮化生有 33%~85%可能演变成胃癌[59]。极少一部分癌变由散发性胃腺瘤发展而来,这种腺瘤有 35%伴有癌灶[59]。

肠型早期胃癌有各种不同的内镜下表现类型(0-Ⅰp/s,0-Ⅱa~c,0-Ⅲ)。息肉样腺瘤在胃癌的癌前病变中不是特别重要,因为 5%以下的胃癌是起源于 0-Ⅰs 型腺瘤。但相对来说,0-Ⅰs 型胃癌黏膜下浸润的风险高,而 0-Ⅱc 型胃癌黏膜下浸润的风险更高[6]。当胃癌黏膜下浸润深度$<500\,\mu m$ 时(Ly0,V0),淋巴结转移的风险为 5%;但当浸润深度 SM2$>500\,\mu m$ 时,淋巴转移的风险率高达 21%[2,18]。

2.4.2 胃型胃腺癌

胃型胃腺癌常伴有微卫星不稳定性,是从非化生胃上皮即"denonovo"或从幽门黏液腺的小腺瘤发展而来[58,60]。胃型分化型胃腺癌占早期胃癌的 8%~24%,通常是边界模糊、表面不褪色的Ⅱb 或Ⅱc 型病灶[56]。这种胃腺癌较肠型胃腺癌体积大,并更容易出现黏膜下浸润[56-58]。进展期胃型和肠型癌经常是多表型的,并且局部呈弥漫性生长,这主要是由 E-cadherin 基因 *CDH1* 失活,如双等位基因甲基化导致的[58]。个体化治疗方案主要取决于肿瘤分级(G3)。

2.4.3 弥漫型或印戒细胞型胃腺癌(DeNovo 胃癌)

早期弥漫型胃腺癌病灶常表现为表浅平坦型(0-Ⅱb)或凹陷型病变(0-Ⅱc),此类型病灶在黏膜及黏膜以下可见癌细胞弥漫性浸润,这种癌细胞具有高度的细胞异型性(组织学分级大多胃 G3 级)[6,14,61]。微小弥漫型胃癌(直径$<5\,mm$)难以被观察到,常常表现为胃黏膜上的微小淡斑[62]。

2.4.4 遗传性弥漫性胃腺癌

在 60 岁以下受试者中发现此癌(由 CDH1 种系突变引起)的起源是同步多灶性的,而且肿瘤病灶很难被发现。所以在疑似病例中,诊断必须建立在分子遗传学基础上。有遗传缺陷的患者应当预防性地行胃切除术[52]。

2.5 食管肿瘤病变特点

食管癌的类型包括:鳞状细胞癌(squamous cell carcinoma,SCC)和食管柱状细胞来源的腺癌(adenocarcinoma,AC)(图 2.4)。无论哪种类型,食管上皮的慢性炎症都是诱因。慢性食管炎—异型增生—癌的肿瘤发生机制,一开始是由多种有害因素导致,主要是由含胃酸、胃蛋白酶或胆汁的胃食管反流引起,后来其主导因素是胃食管反流中的胃酸、胃蛋白酶和胆汁[3]。

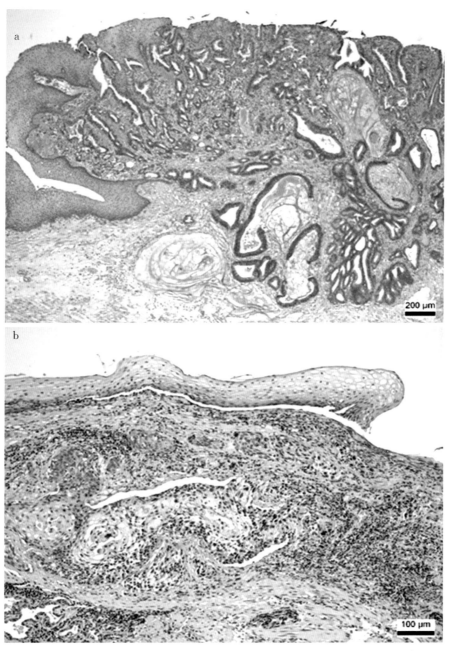

图 2.4　食管 Barrett 癌(a)和食管鳞状上皮癌(b)的组织形态学，可见 Barrett 食管的非典型管状腺和食管鳞癌中均可见不规则的、含角蛋白珠的鳞状细胞巢，并可见鳞状上皮在两类肿瘤表面延伸

2.5.1　柱状上皮细胞异型增生：癌症途径(Barrett 癌)

Barrett 腺癌发生于食管鳞状上皮化生为柱状上皮的 SC‐lined 区域，是由慢性糜烂性反

流性食管炎的黏膜愈合,由柱状上皮化生完成的,并最终引起了异型增生。因此,维也纳分类中的柱状上皮内瘤变(columnar intraepithelial neoplasia,CIN)或 WHO 分类中的上皮内瘤变(intraepithelial neoplasia,IEN)比腺瘤更适合作为食管癌的癌前病变[7,12]。在较高比例的 HGIEN 中,Wnt-β-catenin 通路被激活,p53 发生突变[64]。低级别不典型增生可再次复发或进展为 HGIN,HGIN 伴发癌灶的概率平均为 30%[65]。Barrett 食管中难以观察到的平坦型病变(0-Ⅱa~c)是肿瘤病变最常见的大体类型[7]。

由于慢性炎症刺激,肌成纤维细胞在固有黏膜层(lamina propria mucosae,LPM)中形成浅表肌层(superficial muscle layer,SMM),Barrett 黏膜平滑肌(mucosal smooth muscle,MM)呈多层状态。将原始的深 MM 层(deep MM layer,DMM)作为黏膜下浸润深度的参考(图 2.5)。对于黏膜内腺癌 pT1a-LPM(经典的治愈性切除下限),淋巴结转移(LN1)的风险约为 1%,但随着 MM 的浸润,淋巴结转移率开始上升(<4%),至 pT1b-SM1 时更高(9%,但低风险标准<4%)[17,66]。黏膜 Barrett 癌 pT1a 主要表现为低风险标准(95%)。随着向黏膜下层深部浸润(T1b-SM2-3),出芽程度增高(Bd≥2),G3 级更普遍(高达 30%),SM1 时淋巴结转移风险升高达 10%,T1b-SM2-3 时淋巴结转移风险高达 30%~50%[66-68]。

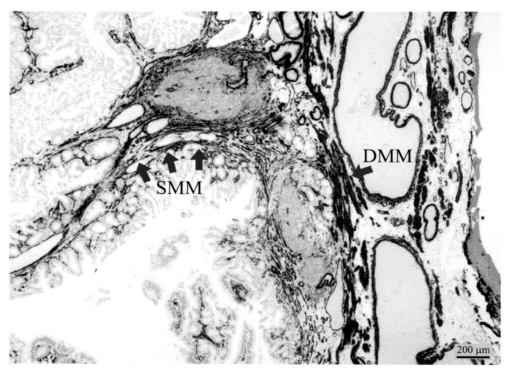

图 2.5 Barrett 高分化腺癌(WDAC)pT1a-MM G1 L0 V0 的边缘正常 Barrett 黏膜。表现为特征性的双 MM 层,分别为新形成的 SMM 和原始的 DMM(平滑肌 Desmin IHC 染色)。AC 浸润 MM。ESD 治愈性切除

2.5.2 鳞状上皮细胞异型增生:癌症途径

慢性食管炎是由多种刺激因子刺激鳞状上皮产生的,刺激因子包括:腐蚀性损伤(烫的饮料和食物)、长期酒精刺激、烟草刺激、营养缺乏(维生素 A、维生素 $B_1 \sim B_6$、维生素 C;锌缺乏)、慢性病毒感染(如人乳头状瘤病毒)[59,63]。慢性炎症合并致癌因素导致了鳞状上皮异型增生。上皮的不典型增生被分为低级别和高级别两类[6,12]。

早期病灶,如明显的 HGIN 或原位癌,表现为红色斑点、小灰白斑、黏膜隆起样斑块[3,15,69]。这些病变中接近半数位于食管的上 1/3 和下 1/3,接近 10% 是多发病灶的[3,69]。其绝大多数是高分化或中分化的鳞状细胞癌(分级为 G1 或 G2),但由于食管较薄的黏膜下层有丰富的淋巴血管,早期局部扩散的风险是很高的[3]。

2.6 内镜下黏膜切除或黏膜下剥离的整块标本的处理

切除标本必须用 0.9% 生理盐水浸泡,并用大头针撑开(达原始大小)并固定在软木板或橡胶板(每隔 1.5 mm 钉一个大头钉、距标本边缘 0.5 mm),以使组织膨胀、肿瘤周围黏膜可见。然后对标本进行拍照记录,并快速浸入 4% 甲醛缓冲液中固定 24 小时。然后,将标本切成 2~3 mm 厚的切片并在显微镜下连续观察[3,70](图 2.6)。

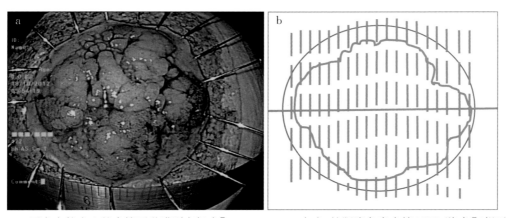

图 2.6　a. 固定在软木上的内镜下黏膜剥离标本[4.5 cm×5 cm;白光,靛胭脂色素内镜(CE)/染色](提示恶性浸润部位见报告中标记)。b. 标本实际切割过程的示意图:福尔马林固定 24 小时后,垂直于肿瘤长轴,从最靠近肿瘤的右侧边缘开始连续切割。直肠乙状结肠 LST 混合型,管状绒毛状腺瘤,局灶性 pTis,R0 切除

注意　标本(EMR 整块或 ESD)必须评估:
- 大体类型和亚型
- 低级别、高级别上皮内瘤变或癌
- 肿瘤在侵袭前端出芽情况
- 淋巴管或周围神经浸润情况

- 超过黏膜基础的任何黏膜下层浸润
- 标本切除边缘的完整性

评估 ESD 标本的侵袭性（包括淋巴管浸润和胃肠道恶性肿瘤浸润深度）应辅以免疫组化分析，因此，平滑肌肌动蛋白、CD34、podoplanin 等免疫组织化学标记可能有助于显示肿瘤标本中的黏膜肌层及血管和淋巴管结构。此外，图像分析系统可以测量浸润深度（以 μm 计），以便进一步分层治疗。最后，应用免疫组化技术可以明确 ESD 标本的肿瘤分化（肠化、鳞状上皮、黏液细胞、神经内分泌来源）及致癌潜能（如增生和肿瘤出芽），以评估其血行和淋巴转移的能力。所有这些信息都应体现在 ESD 标本的最终病理检查报告或评价中。

注意　基于以下标准，病理报告能证实局部切除治疗的安全性，或建议追加外科手术切除或辅助治疗：

- 定性标准（肿瘤分级、淋巴管或血管浸润、肿瘤出芽生长、筛状结构）
- 定量标准（黏膜下层浸润的幅度和深度）

如上所述，浸润深度与淋巴结相关联（见表 2.1）。如果肿瘤浸润部位中可以准确判断出黏膜肌层的结构，黏膜下浸润的定量测量（μm）就从黏膜肌层的下限开始。切除标本的严格分析给治疗性内镜提供了一个很好的疗效评价标准，既能避免非肿瘤性病变的外科手术，又能避免已有黏膜下浸润肿瘤的内镜治疗（R1 或 R2）。

致谢　我们非常感谢 Susanna Mueller，M. D.，Department of Pathology，Ludwig-Maximilians-University Munich，Munich，Germany；and Manfred Stolte，M. D.，Institut für Pathologie，Kulmbach 审校本章，并关注日本和西方病理学家使用的癌症诊断的组织病理学标准的差异。

参 考 文 献

［1］ Fujimori T, et al. Pathological diagnosis of early colorectal carcinoma and its clinical implications. Digestion. 2009；79 (Suppl 1)：40－51.

［2］ Gotoda T, et al. Incidence of lymph node metastasis from early gastric cancer：estimation with a large number of cases at two large centers. Gastric Cancer. 2000；3：219－25.

［3］ Takubo K, et al. Early squamous cell carcinoma of the oesophagus：the Japanese viewpoint. Histopathology. 2007；51：733－42.

［4］ Kudo S, et al. Nonpolypoid neoplastic lesions of the colorectal mucosa. Gastrointest Endosc. 2008；68：S3－47.

［5］ Sano Y, et al. Narrow-band imaging（NBI）magnifying endoscopic classification of colorectal tumors proposed by the Japan NBI Expert Team. Dig Endosc. 2016；28：526－33.

［6］ The Paris endoscopic classification of superficial neoplastic lesions：esophagus，stomach，and colon：November 30 to December 1，2002. Gastrointest Endosc. 2003；58：S3－43.

［7］ Paris workshop on columnar metaplasia in the esophagus and the esophagogastric junction，Paris，France，December 11－12，2004. Endoscopy. 2005；37；879－920.

［8］ Jass JR. Classification of colorectal cancer based on correlation of clinical, morphological and molecular features. Histopathology. 2007；50；113－30.

［9］ Lauren P. The Two histological main types of gastric carcinoma：diffuse and so-called intestinal-type carcinoma. An attempt at a histo-clinical classification. Acta Pathol Microbiol Scand. 1965；64；31－49.

［10］ Schlemper RJ, et al. Differences in the diagnostic criteria used by Japanese and Western pathologists to diagnose colorectal carcinoma. Cancer. 1998；82；60－9.

［11］ Schlemper RJ, et al. Differences in diagnostic criteria for gastric carcinoma between Japanese and western pathologists. Lancet. 1997；349；1725－9.

［12］ Schlemper RJ, et al. The Vienna classification of gastrointestinal epithelial neoplasia. Gut. 2000；47；251－5.

［13］ Kudo SE. Early colorectal cancer. In：Detection of depressed types of colorectal carcinoma. Tokyo：IGAKU-SHOIN

Ltd；1996.

[14] Muto M，et al. Magnifying endoscopy simple diagnostic algorithm for early gastric cancer (MESDA-G). Dig Endosc. 2016；28：379 - 93.

[15] Oyama T，et al. Prediction of the invasion depth of superficial squamous cell carcinoma based on microvessel morphology：magnifying endoscopic classification of the Japan Esophageal Society. Esophagus. 2017；14：105 - 12.

[16] Ueno H，et al. Risk factors for an adverse outcome in early invasive colorectal carcinoma. Gastroenterology. 2004；127：385 - 94.

[17] Dunbar KB，et al. The risk of lymph-node metastases in patients with high-grade dysplasia or intramucosal carcinoma in Barrett's esophagus：a systematic review. Am J Gastroenterol. 2012；107：850 - 62. quiz 863.

[18] Hirasawa T，et al. Incidence of lymph node metastasis and the feasibility of endoscopic resection for undifferentiated-type early gastric cancer. Gastric Cancer. 2009；12：148 - 52.

[19] Holscher AH，et al. Prognostic impact of upper，middle，and lower third mucosal or submucosal infiltration in early esophageal cancer. Ann Surg. 2011；254：802 - 7；discussion 807 - 808.

[20] Kitajima K，et al. Correlations between lymph node metastasis and depth of submucosal invasion in submucosal invasive colorectal carcinoma：a Japanese collaborative study. J Gastroenterol. 2004；39：534 - 43.

[21] Stein HJ，et al. Early esophageal cancer：pattern of lymphatic spread and prognostic factors for long-term survival after surgical resection. Ann Surg. 2005；242：566 - 73；discussion 573 - 565.

[22] Tajima Y，et al. Histopathologic findings predicting lymph node metastasis and prognosis of patients with superficial esophageal carcinoma：analysis of 240 surgically resected tumors. Cancer. 2000；88：1285 - 93.

[23] Lugli A，et al. Recommendations for reporting tumor budding in colorectal cancer based on the International Tumor Budding Consensus Conference (ITBCC) 2016. Mod Pathol. 2017；30：1299 - 311.

[24] Watanabe T，et al. Japanese Society for Cancer of the Colon and Rectum (JSCCR) guidelines 2016 for the treatment of colorectal cancer. Int J Clin Oncol. 2018；23：1 - 34.

[25] Toyonaga T，et al. Principles of quality controlled endoscopic submucosal dissection with appropriate dissection level and high quality resected specimen. Clin Endosc. 2012；45：362 - 74.

[26] Vogelstein B，et al. Genetic alterations during colorectal-tumor development. N Engl J Med. 1988；319：525 - 32.

[27] East JE，et al. Serrated lesions in colorectal cancer screening：detection，resection，pathology and surveillance. Gut. 2015；64：991 - 1000.

[28] Guinney J，et al. The consensus molecular subtypes of colorectal cancer. Nat Med. 2015；21：1350 - 6.

[29] Becht E，et al. Immune and stromal classification of colorectal cancer is associated with molecular subtypes and relevant for precision immunotherapy. Clin Cancer Res. 2016；22：4057 - 66.

[30] Hermanek P. Polypectomy in the colorectum histological and oncological aspects. Endoscopy. 1983；15 (Suppl 1)：158 - 61.

[31] Lieberman DA. Clinical practice. Screening for colorectal cancer. N Engl J Med. 2009；361：1179 - 87.

[32] Uraoka T，et al. Endoscopic indications for endoscopic mucosal resection of laterally spreading tumours in the colorectum. Gut. 2006；55：1592 - 7.

[33] Goto H. Proportion of de novo cancers among colorectal cancers in Japan. Gastroenterology. 2006；131：40 - 6.

[34] Shimoda T，et al. Early colorectal carcinoma with special reference to its development de novo. Cancer. 1989；64：1138 - 46.

[35] Ijspeert JEG，et al. Detection rate of serrated polyps and serrated polyposis syndrome in colorectal cancer screening cohorts：a European overview. Gut. 2017；66：1225 - 32.

[36] Makinen MJ. Colorectal serrated adenocarcinoma. Histopathology. 2007；50：131 - 50.

[37] Oka S，et al. Clinicopathologic and endoscopic features of colorectal serrated adenoma：differences between polypoid and superficial types. Gastrointest Endosc. 2004；59：213 - 9.

[38] Leggett B，et al. Role of the serrated pathway in colorectal cancer pathogenesis. Gastroenterology. 2010；138：2088 - 100.

[39] De Jong AE，et al. The role of mismatch repair gene defects in the development of adenomas in patients with HNPCC. Gastroenterology. 2004；126：42 - 8.

[40] East JE，et al. Narrow band imaging for colonoscopic surveillance in hereditary non-polyposis colorectal cancer. Gut. 2008；57：65 - 70.

[41] Huneburg R，et al. Chromocolonoscopy detects more adenomas than white light colonoscopy or narrow band imaging colonoscopy in hereditary nonpolyposis colorectal cancer screening. Endoscopy. 2009；41：316 - 22.

[42] Lecomte T，et al. Chromoendoscopic colonoscopy for detecting preneoplastic lesions in hereditary nonpolyposis colorectal cancer syndrome. Clin Gastroenterol Hepatol. 2005；3：897 - 902.

[43] Lynch HT，et al. Hereditary colorectal cancer. N Engl J Med. 2003；348：919 - 32.

[44] Rijcken FE，et al. Proximal adenomas in hereditary non-polyposis colorectal cancer are prone to rapid malignant transformation. Gut. 2002；50：382 - 6.

[45] Watanabe T，et al. Flat adenoma as a precursor of colorectal carcinoma in hereditary nonpolyposis colorectal carcinoma. Cancer. 1996；77：627 - 34.

[46] Laine L，et al. SCENIC international consensus statement on surveillance and management of dysplasia in inflammatory bowel disease. Gastrointest Endosc. 2015；81：489 - 501. e426.

[47] Magro F，et al. Third European evidence-based consensus on diagnosis and management of ulcerative colitis. Part 1：definitions，diagnosis，extra-intestinal manifestations，pregnancy，cancer surveillance，surgery，and Ileo-anal pouch disorders. J Crohns Colitis. 2017；11：649 - 70.

[48] Chiu K，et al. DALM，rest in peace：a pathologist's perspective on dysplasia in inflammatory bowel disease in the post-DALM era. Mod Pathol. 2018；31：1080 - 90.

[49] Lim CH，et al. Ten year follow up of ulcerative colitis patients with and without low grade dysplasia. Gut. 2003；52：1127 - 32.

[50] Soetikno R，et al. Paradigm shift in the surveillance and management of dysplasia in inflammatory bowel disease (West). Dig Endosc. 2016；28：266 - 73.

[51] Thomas T, et al. Meta-analysis: cancer risk of low-grade dysplasia in chronic ulcerative colitis. Aliment Pharmacol Ther. 2007;25:657 - 68.

[52] Blair V, et al. Hereditary diffuse gastric cancer: diagnosis and management. Clin Gastroenterol Hepatol. 2006;4:262 - 75.

[53] Cislo M, et al. Distinct molecular subtypes of gastric cancer: from Lauren to molecular pathology. Oncotarget. 2018;9: 19427 - 42.

[54] Japanese Gastric Cancer Association. Japanese gastric cancer treatment guidelines 2014 (ver. 4). Gastric Cancer. 2017;20: 1 - 19.

[55] Sobin LH, et al. TNM classification of malignant tumours. Oxford: Wiley-Blackwell; 2009.

[56] Namikawa T, et al. Mucin phenotype of gastric cancer and clinicopathology of gastric-type differentiated adenocarcinoma. World J Gastroenterol. 2010;16:4634 - 9.

[57] Yamazaki K, et al. Tumor differentiation phenotype in gastric differentiated-type tumors and its relation to tumor invasion and genetic alterations. World J Gastroenterol. 2006;12:3803 - 9.

[58] Tajima Y, et al. Gastric and intestinal phenotypic marker expression in early differentiated-type tumors of the stomach: clinicopathologic significance and genetic background. Clin Cancer Res. 2006;12:6469 - 79.

[59] Hirota WK, et al. ASGE guideline: the role of endoscopy in the surveillance of premalignant conditions of the upper GI tract. Gastrointest Endosc. 2006;63:570 - 80.

[60] Vieth M, et al. Pyloric gland adenoma: a clinico-pathological analysis of 90 cases. Virchows Arch. 2003;442:317 - 21.

[61] Endoscopic Classification Review Group. Update on the Paris classification of superficial neoplastic lesions in the digestive tract. Endoscopy. 2005;37:570 - 8.

[62] Yao K, et al. Magnifying endoscopy for diagnosing and delineating early gastric cancer. Endoscopy. 2009;41:462 - 7.

[63] Engel LS, et al. Population attributable risks of esophageal and gastric cancers. J Natl Cancer Inst. 2003;95:1404 - 13.

[64] Quante M, et al. Insights into the pathophysiology of esophageal adenocarcinoma. Gastroenterology. 2018;154:406 - 20.

[65] Buttar NS, et al. Extent of high-grade dysplasia in Barrett's esophagus correlates with risk of adenocarcinoma. Gastroenterology. 2001;120:1630 - 9.

[66] Leers JM, et al. The prevalence of lymph node metastases in patients with T1 esophageal adenocarcinoma a retrospective review of esophagectomy specimens. Ann Surg. 2011;253:271 - 8.

[67] Landau MS, et al. Tumor budding is associated with an increased risk of lymph node metastasis and poor prognosis in superficial esophageal adenocarcinoma. Mod Pathol. 2014;27:1578 - 89.

[68] Zemler B, et al. Early Barrett's carcinoma: the depth of infiltration of the tumour correlates with the degree of differentiation, the incidence of lymphatic vessel and venous invasion. Virchows Arch. 2010;456:609 - 14.

[69] Yokoyama A, et al. Risk appraisal and endoscopic screening for esophageal squamous cell carcinoma in Japanese populations. Esophagus. 2007;4:135 - 43.

[70] Nagata K, Shimizu M. Pathological evaluation of gastrointestinal endoscopic submucosal dissection materials based on Japanese guidelines. World J Gastrointest Endosc. 2012;4:489 - 99.

3 内镜切除原则：黏膜肿瘤的诊断和治愈性切除

Principles of Endoscopic Resection：Diagnostic and Curative Resection of Mucosal Neoplasias

Tsuneo Oyama，Naohisa Yahagi

（王晓英 译）

3.1 引言

内镜检查现在可以相当准确地预测癌前病变和胃肠道浅表癌的可能分级与 pT 分期。这些病变可通过内镜黏膜切除术（EMR）、内镜黏膜下剥离术（ESD）或腹腔镜下微创切除术（laparoscopic resection，LR）切除。ESD 的实施要遵循内镜下可疑早期癌性病变的整块切除原则。日本制订的 ESD 的适应证和 ESD 操作程序被广泛接受[1-4]。在西方国家，ESD 整块切除率相近，但治愈性切除率较低，主要原因是适应证掌握不严[5,6]。本章旨在增加对这些技术的基本理解，以使适当的切除技术得以正确运用。本章并不指导如何完成 EMR 或 ESD，这些技术已在其他文献中发表[3,4,7-10]。

3.2 胃肠道浅表上皮肿瘤的基本切除技术

3.2.1 圈套技术：息肉切除术、EMR 和 EFTRD

癌前病变应完全切除，通常采用圈套技术可以实现对亚蒂/有蒂的肿瘤（0-Ⅰp/sp）和小的平坦型肿瘤病变（0-Ⅱa/b）完整切除。在西方国家，近二十年来，在食管和结直肠柱状上皮，即使是有 5%～10% 风险出现黏膜下浸润的恶性平坦型上皮内肿瘤（0-Ⅱ、HGIEN 或 T0癌），仍使用热圈套 EMR 的方法切除[7,11]（图 3.1）。应用 EMR 技术的前提条件是为组织学分级低的分化型黏膜癌（G1 或 G2）且无黏膜下浸润。然而，20 mm 以上的平坦型 0-Ⅱa/b 病灶

T. Oyama
Department of Endoscopy，Saku Central Hospital Advanced Care Center，
Saku，Nagano，Japan
N. Yahagi（⊠）
Division of Research and Development for Minimally Invasive Treatment，Cancer Center，
Keio University School of Medicine，Shinjuku-ku，Tokyo，Japan
e-mail：yahagi-tky@umin. ac. jp

© Springer International Publishing 2019
F. Berr et al.（eds.），*Atlas of Early Neoplasias of the Gastrointestinal Tract*，
https://doi. org/10. 1007/978-3-030-01114-7_3

和 10 mm 以上的 0 - Ⅱ c 型凹陷病灶如通过内镜下黏膜分片切除（endoscopic piecemeal mucosal resection，EPMR)的圈套技术来切除，则无法证实水平切除边缘是否没有肿瘤细胞浸润[12]。我们对怀疑为高级别上皮内瘤变（HGIN）或黏膜内癌的病变采用整块切除术[1,13,14]。最近的研究表明，冷圈套息肉切除术（cold-snare polypectomy，CSP）在小息肉的治疗上，优于热圈套息肉切除术（hot-snare polypectomy，HSP）；对于较大的平坦型病变，CSP 也较 EPMR 更有利于组织学评估，并降低消化道热损伤的风险。现在欧洲指南推荐 CSP 或 CS - EMR 比 HSP 更适合治疗较小或平坦的病灶[15]。

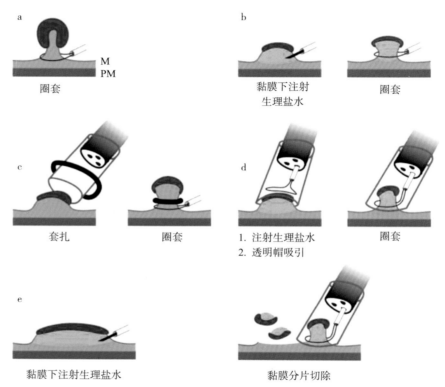

图 3.1　黏膜肿瘤电圈套器的基本切除技术。a. 圈套切除。b~d. 内镜下黏膜切除，EMR。e. 较大的病变(>20 mm)黏膜分片切除

内镜全层切除装置（full-thickness resection device，FTRD）使用一种特殊的夹子装置（over-the-scope），实现对较小病变（直径<2.5 cm）的整块全层圈套切除。该装置包含一个内嵌热圈套器的大尺寸的帽和一个抓钳，使用前预安装于内镜头端。操作时使用抓钳将病变所在的整个肠壁收入帽中，然后展开夹子夹住肠壁全层，并圈套切除夹入的组织。EFTRD 最大程度地控制了垂直侵犯，但是在切除过程中无法视觉控制水平切缘。有研究显示，在 181 个结肠病灶中［直径约 2.4（1.2~4.0）cm］，89.5％进行内镜全层切除（endoscopic full-thickness resection，EFTR），实现 R0 切除约占 76％。由于早期癌症(n＝15)的治愈性切除率太低，故不推荐其一线使用[16]。在欧洲已批准其用于结直肠肿瘤，适应证为中等大小（<2 cm）、侵及

SM 层的结直肠浅表性早期癌。

3.2.2　内镜整块切除技术

ESD 可对较大的平坦型黏膜病变（直径＞20 mm）或凹陷型病变 0‐Ⅱc（直径＞10 mm）实现边缘无肿瘤细胞浸润的整块切除[3,17-19]（图 3.2），适用于可疑恶性上皮内瘤变（HGIN/T0 癌）者。而早期黏膜下层深浸润癌（T1b‐SM2～3）的一线治疗选择腹腔镜，因为这种恶性病变可能包括侵袭性癌，所以需通过对完整标本进行病理学检查来确认。这个观点在一些仍使用 EPMR 技术治疗结直肠和食管柱状上皮病变的西方国家存在争议[7,11]；但浅表黏膜癌或早期黏膜下层浸润癌（T1a，T1b‐SM1），仍建议使用 EMR 或 ESD 以整块切除病变，从而实现精确的肿瘤分期和肿瘤治疗评估。相比之下，早期黏膜下层深浸润癌（T1b‐SM2～3）首先需要腹腔镜下微创切除术治疗；诊断性 ESD 仅用于贲门或直肠肛门病变，或 LR 手术风险极高患者。

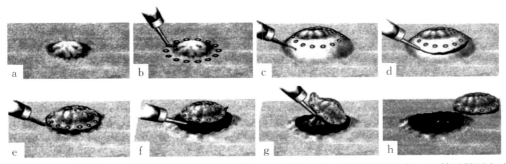

图 3.2 ESD 的基本操作——初始的完整的全周切开法。a. 无溃疡的小型平坦型肿瘤。b. 利用凝固电流进行环周标记。c. 通过黏膜下注射来抬高病变。d. 沿标记点环周切开黏膜。e. 再次注射。f. 使用透明帽观察病变以下的黏膜下间隙。g. 对黏膜下组织进行剥离，直到切除病变。h. 检查创面是否有穿通血管或固有肌层损伤（引自 Yahagi N 等[20]，经 John Wiley & Sons 公司许可使用）

> **注意**　ESD 的主要临床益处：
> - 增强了对早癌的内镜检出（分析）
> - 保留器官的治愈性肿瘤切除，尤其对于老年患者
> - 精准的 pT 分期和切除
> - 极低复发风险的（治愈性）整块切除

ESD 的方法、结果和并发症的处理在第 3.4 部分详细讲述。

3.2.3　腹腔镜切除术在早癌中的应用

治疗黏膜下深浸润癌，胸腔镜下食管切除术和腹腔镜下结肠切除术联合淋巴结清扫术是首选的侵入性最小的手术[1,14]。进展期或前哨淋巴结阳性胃癌（T1b）至少要行部分胃切除术和扩大淋巴结清扫术[13]。在胃部，伴其他低风险标准的黏膜下深浸润分化型胃癌的淋巴结转移风险小于 20％～25％[21]。75％～80％的经历了胃次全切除术的患者没有淋巴结转移而接

受了过度的根治性手术治疗,存在较高死亡率、发病率、生活质量降低等风险。一项日本前哨淋巴结导航外科学会的前瞻性试验显示,对于<4 cm 的黏膜下浸润分化型胃腺癌的患者,前哨淋巴结标测可用于确认或排除淋巴结转移[22],据此,治疗就可以选择进行胃切除术或楔形切除术。

在经典的腹腔镜-内镜联合手术(laparoscopic-endoscopic cooperative surgery,LECS)中,在腹腔镜直视下,围绕肿瘤行内镜下胃壁全层切除,并通过腹腔镜直线型吻合器吻合或缝合胃壁缺损。开放性胃壁缺损会使含有细菌甚至肿瘤细胞的液体渗漏到腹膜,有发生腹膜炎和腹膜播散的风险。使用非暴露内镜下胃壁内置手术(non-exposed endoscopic wall inversion surgery,NEWS)可避免胃壁的开放[23](图 3.3)。经前哨淋巴结导航手术(sentinel node navigation surgery,SNNS)证实前哨淋巴结为阴性后,临床上中等大小(直径<4 cm)的 SM 浸润的分化型胃癌 cT1N0 可以采用 NEWS 的方法进行局限性切除,这具有在内镜下精确定位切除线(最小的侵入性技术),采用非暴露技术进行全层切除的优势。这一概念是可行且有吸引力的[23];关于用 SNNS 和 NEWS 治疗早期胃腺癌(T1b)疗效的前瞻性系列研究仍有待开展[24]。

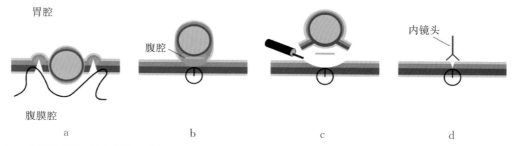

图 3.3 非暴露内镜下胃壁倒置手术。a. 经内镜黏膜下层注射后,行腹腔镜下围绕肿瘤行环形浆肌层切开后。线性缝合,病变折入胃腔。b. 将外科海绵(灰色)作为间隔物插入浆膜层和缝合层之间。c. 用 ESD 技术行环周黏膜层和残余的黏膜下层切开。经口回收标本受标本大小的限制。d. 用内镜夹夹闭黏膜缺损(经 Maehata T 等许可[24])

3.3 胃肠道内镜下整块切除的适应证

ESD 的适应证是根据大量肿瘤切除标本的病理组织学分期,以及区域淋巴结转移的风险最小的情况而确定的,并且来源于局限淋巴结转移风险极小的病变[25-28]。表 3.1 列出了日本制订的 ESD 的适应证。

注意 ESD 的一般适应证为满足下列条件的任何黏膜肿瘤(癌前病变、癌)

- 仅适于 EMR 分片(电圈套)
- 要求整块切除(便于 pT 分期并达到根治目的),且无禁忌证
- 黏膜下层深浸润(SM2~3)

表 3.1 胃肠道肿瘤内镜整块切除的适应证

器官	适应证	参考文献
胃	ESD 绝对适应证 　黏膜腺癌;肠型,G1 或 G2,$d \leqslant 2\,cm$,无溃疡 ESD 扩大适应证 　腺癌,肠型,G1 或 G2,大小不限,无溃疡 　腺癌,肠型,G1 或 G2,SM 浸润深度 $<500\,\mu m$ 　腺癌,肠型,G1 或 G2,$d \leqslant 3\,cm$,伴有溃疡 　腺癌,弥漫型,G3 或 G4,$d \leqslant 2\,cm$,无溃疡	[2,17]
食管	ESD 绝对适应证 　鳞状细胞癌 0-Ⅱb 型(HGIN 或 G1,G2),黏膜内(M1,M2),任何大小 　Barrett 腺癌 0-Ⅱ型(G1,G2),黏膜内(M1,LPM),无溃疡 ESD 扩大适应证 　鳞状细胞癌 0-Ⅱ型(G1,G2)轻度浸润(M3,SM$<200\,\mu m$),任何大小[a], 临床 N0 　Barrett 腺癌 0-Ⅱ型(HGIN 或 G1、G2),黏膜层($\leqslant$MM),临床 N0	[1,28,29]
结直肠癌	ESD 适应证:根据日本胃肠内镜协会(JGES)制订[b] 需要内镜下整块切除的病变 　1. 圈套 EMR 难以整块切除的病变 　　LST-NG,尤其是 LST-NG(PD) 　　Pit 分型,病变呈 Vi 型(不规则) 　　黏膜癌伴浅层 T1(SM)浸润 　　大的凹陷型肿瘤(0-Ⅱc) 　　大的可疑癌变的隆起型病变[c] 　2. 黏膜肿瘤伴黏膜下纤维化[d] 　3. 在慢性炎症(如溃疡性结肠炎)背景下散发性局限性肿瘤 　4. 内镜下切除后局部残留或复发性早期癌	[4,27,30]

注:HGIN:高级别上皮内瘤变,LST:侧向发育型肿瘤,NG(PD):非颗粒状(假凹陷)。
[a] 当 ESD 范围 $\geqslant$70% 周长时,狭窄形成的风险增加。[b] 部分修改了结直肠 ESD 标准化实施工作草案。[c] 包括 LST-G 型,结节混合型;LST 颗粒型也可以用分片法切除;其中较大结节应首先切除[30]。[d] 由于先前的活检或肠蠕动引起的脱垂。

指南推荐的(经典的)适应证旨在进行治愈性内镜切除。

当肿瘤尚未弥漫浸润(出芽 Bd$\leqslant$1)或侵犯淋巴管或血管(L0,V0),且黏膜肌层外的垂直浸润在食管鳞癌、胃(可能还有 Barrett 食管[29])和结直肠中分别不超过 200 μm、500 μm、1 000 μm 时[18],对分化良好的早癌(G1 和 G2)施行 EMR 或 ESD 整块切除属于根治性手术。符合指南标准的黏膜肿瘤经内镜下治愈性 ESD 切除后,淋巴结转移率接近零(0~3%),局部复发率也接近于零。

注意 对于下列任何一种情况,早癌 ESD 术后接受手术治疗的指征如下:

- 垂直(深部)、纵切缘为阳性(R1)
- 深层黏膜下层浸润(SM2~SM3,超过不同器官对应的深度)
- 淋巴、血管肿瘤浸润呈阳性(Ly1 或 V1)
- 浸润最深处可见肿瘤出芽(Bd2 或 Bd3)

- 肿瘤分级为低分化或未分化(G3、G4),除外 G3、G4、小于 2 cm 且不伴有溃疡的胃癌

3.4 ESD 的基本技巧

实施 ESD 前,首先是诊断性评估横向延伸(肿瘤大小)、有无深部黏膜下浸润征象(证明符合适应证标准)和决定剥离策略。ESD 的策略取决于病变的位置相对于重力(液体位=底部)和与患者体位的关系,以及病灶的特殊危险因素,如跨越皱襞或边缘不易接近。诊断性评估和剥离策略最好在之前的诊断性内镜检查中完成。

除了有明显边缘的结肠病变之外,开始进行 ESD 时用柔和的电凝,在病灶周围安全距离(3~5 mm;Barrett 病变 10 mm)标记后黏膜下注射。按最佳方案有序进行黏膜切割和黏膜下剥离,以便标本的重力有助于用透明帽打开被剥离的黏膜下间隙,暴露出被进一步剥离的目标部位。沿长轴逐渐交换患者体位有助于进入黏膜下层。另一种选择是在病灶边缘放置带牵引线的夹子进行反向牵引[31]。

制订剥离策略时要考虑以下几点基本要素[3,9,10,31]:

- 刀头朝向肌层(和黏膜层)的切线入路优于垂直入路,因为前者可以更好地进入病变下方的黏膜下层,穿孔的风险更小,并且速度更快。
- 部分环周切口(partial circumferential incision,PCI)通常比初始完全环周切口(initial complete circumferential incision,ICCI;图 3.2)更有利于后续的黏膜下剥离,因为 PCI 法能更好地维持注入病变下方黏膜下层的液体垫(图 3.4a)。
- 隧道技术从计划隧道的两端开始切开黏膜,随后在病变的整个长度下推进 SM 隧道式剥离,最后分离外侧边缘和外侧 SM 桥。
- 口袋创建方法(pocket creating method,PCM)指的是在整个病变下进行小的黏膜切口和隧道,从口袋的入口开始剥离侧桥,然后逐步延长环周切口(图 3.4b)。PCM - ESD 有利于切除有切除困难和危险的病变[32]。
- 混合式 ESD 法:为加快 ESD 速度,在环周切开和广泛黏膜下剥离后,圈套切除病变中央黏膜下组织桥(图 11.27)。当病灶被整块或 2、3 块套扎切除时,结局为“临床治愈切除”(<3%复发率)[33,34]。在无监督实施 ESD 技术过程中,混合式 ESD 用于手术时间延长或出现并发症(穿孔、急性出血)后的抢救,其预后较整块切除的 ESD 差[5]。

黏膜下注射、黏膜切开和黏膜下剥离的 ESD 技术不在本章讨论范围之内。具体见参考文献[4,8-10,35]和 ESD 网上教学资源链接(www. early-cancer. eu;www. olympusprofed. com)。

3.5 ESD 的预后及并发症处理

3.5.1 ESD 的预后

ESD 治疗的病例中,84%~98%实现整块切除,穿孔发生率约 10%(未接受系统学习时可

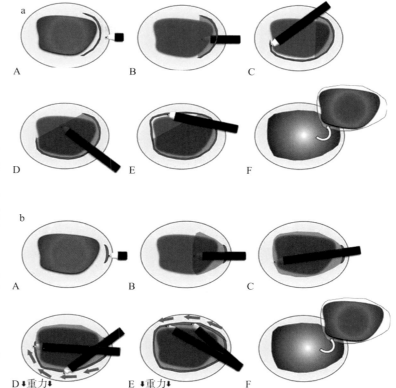

图 3.4 ESD 黏膜下层剥离的方法。a. 部分环周切口方法:A. 黏膜下层注射,小范围环形切口;B. 深层剥离(黏膜瓣);C. 扩大切口(在重力低点);D. 进一步黏膜下剥离;E. 完成环周切开;F. 完成黏膜下剥离(整块切除)。b. 口袋法(PCM):A. 黏膜下层注射,小切口;B. 进入黏膜下层深层剥离;C. 在整个病灶下创建黏膜下口袋(通过反复注射和剥离);D. 沿重力低点侧逐步切开;E. 沿"上侧"/重力高位切开(引自 Sakamoto H 等[32],根据知识共享公共领域开放获取规则 1.0 再版)

达 20%)。在日本,胃、食管和结直肠的 ESD 手术已经实现标准化[1-4]。当前胃肠道 ESD 的预后见表 3.2。

表 3.2 经典适应证下不同部位 ESD 治疗结果

	食管(占 ESD%)[a]		胃[a](占 ESD%)	结肠直肠(占 ESD%)[b]	
	SCL-E	CCL-E		亚洲	非亚洲[c]
整块切除	100(95~100)	91(90~100)	92(83~98)	93(91~94)	81(77~85)
治愈性切除	90(79~97)	66(39~84)	83(74~93)	84(79~88)	67(58~76)
局部复发[d]	0(0~4)[e]	0(0~2.4)[f]	1.5(0~3.2)	1.1(0.7~1.8)	5.2(3.3~8.1)
无瘤生存	100(96~100)[e]	99(97~100)[f]	98[f](94[e]~100[g])	99.6(98~100)[b,h]	n.g.
穿孔	0(0~5)	2(0~7)	4(3~11)	4.5(3.9~5.3)	8.6(6~12)
迟发性出血	0(0~2)	4(0~9)	1.6(0~23)	2.4(1.9~3.0)	4.2(1.9~5.9)
手术修补	0	0	0(0~3.5)	0.3(0~4.3)[h]	n.g.
ESD 死亡率	0	0(0~3.8)	0	0[h]	0

注:CCL-E:柱状上皮覆盖的食管,n.g.:未见报道,OS:总生存率,SCL-E:鳞状上皮覆盖的食管。
[a]统计率:中位数(区间),SCL-E 见参考文献[3,36-39]、CCL-E 见参考文献[40-45]、胃见参考文献[12,46-50]。[b]根据文献[5],对来自亚洲和非亚洲国家的研究进行 meta 分析(中位数,95% CI)。[c]包括 ESD 学习曲线研究。[d]均为治愈性 ESD 切除术后。[e]每 1.7 年。[f]每 3 年。[g]每 5 年。[h]统计率(中位数[区间]):结肠直肠[49,51-53]。

注意 ESD 达到治愈的基本标准[比率(%)][3,5,46,51,54]：

- 整块切除率＞90％
- 肿瘤治愈性切除率≥80％（R0 切除率≥85％）
- 并发症发生率＜5％,手术修补率＜2％,死亡率＜0.1％
- R0 切除术后局部复发率＜3％

在西方国家,ESD 与整块切除的效果相似,但 ESD 在治愈性切除和局部复发上效果相对较差,尤其在被覆鳞状上皮的食管和结直肠[5,6]。到目前为止,内镜下对 ESD 适应证的分析不够准确,深部黏膜下层浸润性癌往往诊断不足。大多数西方研究的病例数量不到亚洲的 10％～20％[5,6]。

早期黏膜下浸润癌的诊断性 ESD 并不影响食管鳞状细胞癌和胃癌或结直肠腺癌后续根治性手术的效果[55,56]。约 20％临床分期为 cT1 - M3 - SM2 N0 M0 的食管鳞癌患者可以避免采用食管切除术,而用诊断性 ESD 就可达到治愈[56]。对于手术风险较低的患者,即使是非治愈性 ESD(其发病率和死亡率较低),也可以进一步联合辅助性放化疗治疗患者,风险低于手术治疗,同时联合治疗的生存率和生活质量也均优于单纯放化疗[57,58]。这可能为局部控制胃肠道肿瘤提供了一个新的辅助和一线姑息治疗方案,以防止局部肿瘤进展到Ⅳ期[58]。

3.5.2 ESD 并发症及其处理

操作人员经验不足、操作技能差、病变较大、黏膜下纤维化和位置困难,会导致穿孔的风险增加。胃体和胃窦近端穿孔的风险最低;在其他部位和器官,穿孔的风险由低到高的顺序如下:幽门管、胃底和胃底贲门区,以及直肠、食管、降结肠、横结肠、升结肠、盲肠、乙状结肠、脾曲、肝曲等薄壁部位,尤其是十二指肠[59,60]。在结肠和十二指肠,即使是小心地接触性凝固覆盖在薄薄的(约 1 mm)固有肌层上的小血管,也可能引起游离小穿孔。由于侵袭性胰液及胆汁的分泌,十二指肠 ESD 后的黏膜溃疡有迟发性出血或穿孔的高风险,应闭合创面[60]。

急性穿孔通常很小,经验丰富的医生,可将穿孔夹闭,并静脉注射抗生素,肠外营养和临床随访几天,不需要外科手术[61]。有一些技巧和装置可以关闭更大的穿孔[61-63]。由于穿孔延迟夹闭引起的气腹或胸膜膈肌综合征(纵隔气肿或气胸)是可能危及生命的心肺急症,必须采用 20G 穿刺针行腹腔穿刺进行缓解,甚至紧急行修补手术[61,63]。胃分化型早癌 ESD 过程中出现胃壁穿孔不会增加腹膜播散的风险[64]。

迟发性穿孔(2～10 天后)很少见,0.3％～0.7％的结肠 ESD 术后可以出现。由于腹痛缓慢加重,由此引发腹膜炎的风险较高。当过多的凝固电流作用于固有肌层时,可能发生电凝综合征(反跳痛、发热或有显著的白细胞增高),甚至可能出现较大尺寸的延迟性穿孔,需要通过开放性手术进行修补[61,65,66]。

胃大弯、胃窦、贲门、十二指肠和远端直肠处出血的风险增加。ESD 术后用预防性电凝或夹闭凝固的贯穿血管可以有效预防迟发性再出血。

ESD 切除范围超过食管、胃窦幽门管或肛管环 70％以上时可引起严重狭窄[67,68]。环周

ESD 术后局部重复应用皮质类固醇激素及球囊扩张可防止食管或肛管狭窄。幽门管处禁忌行环周 ESD[69],因为严重的胃出口狭窄不可避免,且球囊扩张时发生穿孔的风险高。必须保持幽门管约 40% 的胃黏膜完整。

可以使用内镜下连续缝合的方法来关闭 ESD 创面,这样可将住院时间缩短至一天,并可改善术后恢复,但尚缺乏隐性复发的前瞻性数据[62]。

注意 对高危部位进行 ESD 需要较高技术和能力(见下文)。术者必须谨慎,并逐步提高实战水平,持续向 ESD 专家学习,更新知识和技能。

3.6 学习 ESD:微创内镜手术

ESD 是一种低技术含量但技能熟练度要求很高的治疗操作,需要掌握两条学习曲线作为必需技巧:

- 通过对早期肿瘤的准确评估进行内镜诊断
- 内镜电外科使用技巧
  - 出色的"单手"手术的内镜操作能力
  - 设计最佳的重力依赖的切除策略
  - 黏膜下组织(纤维、固有肌肉、黏膜肌、肿瘤)的区分
  - 加强电刀和内镜手术辅助设施的升级
  - 改进并发症的处理(如出血、穿孔)

ESD 需要团队合作。一个成熟的术者需要 30~50 例 ESD 来达到并证明安全操作 ESD 的能力水平(即微小穿孔率和大出血率总计<10%)。目标(再经过 50~100 例 ESD 之后)是进阶至高级水平[6,70-72]:

- 安全性(穿孔率<5%)
- 整块切除率(95%)和 R0 切除率(85%)
- ESD 手术时间短(胃病变 3 cm×3 cm<60 分钟)

ESD 基本设备:

- 内镜——全角度可操作,并配备短脉冲附送水
- CO_2 泵,按通用模式预设定的高频电发生器
- 电刀、一次性热活检钳、注射针、圈套器、注射溶液等
- 内镜用透明帽

总而言之,这一过程需要具有专业知识的操作者和助理团队、转诊医院(就病例数量而言),以及医学学科和行政管理部门共同协作。

对于 ESD 技术的实施,日本专家向西方内镜医师推荐了以下几个步骤:

- 收集理论经验,并完整地观摩至少 15 例由专家完成的胃肠道不同部位的 ESD 手术
- 掌握离体猪胃或牛结肠电切技术的基本技能(独立完成近 30 个 ESD)

- 在专家的指导下,在活体小猪完成至少 5 个实验性 ESD
- 进阶性挑战临床 ESD(胃→直肠→食管→结肠)[73,74]

大多数接受过这种 ESD 训练的参与者在无指导的情况下成功地在不同器官中实施了临床性 ESD,其并发症发生率在可接受范围内(穿孔率 9.7%;手术修补率 3.5%),且无长期并发症[75]。经过 10 年的此类年度课程后,先前参与者的反馈显示,超过 45 个病例量较大的中心(>50 例 ESD/中心,结直肠占 60%),实施 ESD 术后极少发生严重并发症(手术修复率<2%;30 天死亡率 0.04%)[76]。除了进阶方法,ESD 还主要通过在全结肠实施进行提高,结肠 ESD 完成 30 次达到合格水平,80 次达到高级水平[77-79]。

欧洲至少有 20 个中心年 ESD 手术超过了 150 例,可能处于高级水平[38,45,76-80]。现在需要努力提高内镜诊断质量及将这些医疗中心的 ESD 水平标准化。

注意 内镜下早期肿瘤治愈性切除的要点:

- 早期内镜检查发现病变
- 准确的内镜评估,以确定具有内镜下切除的适应证,正确选择切除技术
- 排除黏膜下深部浸润癌
- 以整块切除作为组织病理学评估的目标
- 即使是大而困难的病变,ESD 仍然有希望完成

参 考 文 献

[1] Kuwano H, et al. Guidelines for diagnosis and treatment of carcinoma of the esophagus April 2012 edited by the Japan Esophageal Society. Esophagus. 2015;12;1 - 30.

[2] Ono H, et al. Guidelines for endoscopic submucosal dissection and endoscopic mucosal resection for early gastric cancer. Dig Endosc. 2016;28;3 - 15.

[3] Oyama T, et al. Endoscopic submucosal dissection of early esophageal cancer. Clin Gastroenterol Hepatol. 2005;3; S67 - 70.

[4] Tanaka S, et al. JGES guidelines for colorectal endoscopic submucosal dissection/endoscopic mucosal resection. Dig Endosc. 2015;27;417 - 34.

[5] Fuccio L, et al. Clinical outcomes after endoscopic submucosal dissection for colorectal neoplasia: a systematic review and meta-analysis. Gastrointest Endosc. 2017;86;74 - 86. e17.

[6] Oyama T, et al. How to establish endoscopic submucosal dissection in Western countries. World J Gastroenterol. 2015;21; 11209 - 20.

[7] Pech O, et al. Long-term efficacy and safety of endoscopic resection for patients with mucosal adenocarcinoma of the esophagus. Gastroenterology. 2014;146;652 - 60.

[8] Tanaka S, et al. Endoscopic submucosal dissection for colorectal neoplasia: possibility of standardization. Gastrointest Endosc. 2007;66;100 - 7.

[9] Toyonaga T. Endoscopic submucosal dissection using the Flush knife and Flush knife BT. Tech Gastrointest Endosc. 2011; 13;84 - 90.

[10] Yahagi N, et al. Endoscopic submucosal dissection using the flex and the dual knives. Tech Gastrointest Endosc. 2011;13; 74 - 8.

[11] Lee EY, et al. EMR should be the first-line treatment for large laterally spreading colorectal lesions. Gastrointest Endosc. 2016;84;326 - 8.

[12] Watanabe K, et al. Clinical outcomes of EMR for gastric tumors: historical pilot evaluation between endoscopic submucosal dissection and conventional mucosal resection. Gastrointest Endosc. 2006;63;776 - 82.

[13] Japanese Gastric Cancer Association. Japanese gastric cancer treatment guidelines 2014 (ver. 4). Gastric Cancer. 2017;20; 1 - 19.

[14] Watanabe T, et al. Japanese Society for Cancer of the Colon and Rectum (JSCCR) guidelines 2016 for the treatment of colorectal cancer. Int J Clin Oncol. 2018;23;1 - 34.

[15] Ferlitsch M, et al. Colorectal polypectomy and endoscopic mucosal resection (EMR): European Society of Gastrointestinal Endoscopy (ESGE) Clinical Guideline. Endoscopy. 2017;49;270 - 97.

［16］Schmidt A，et al. Colonoscopic full-thickness resection using an over-the-scope device：a prospective multicentre study in various indications. Gut. 2018；67；1280－9.

［17］Gotoda T，et al. Extending and limitation of the indication for endoscopic mucosal resection of gastric mucosal cancer. The importance of histological evaluation and the necessity of onepiece resection for endoscopic gastric mucosal resection. Stomach Intestine. 2002；37；1145－54.

［18］Toyonaga T，et al. Principles of quality controlled endoscopic submucosal dissection with appropriate dissection level and high quality resected specimen. Clin Endosc. 2012；45；362－74.

［19］Yahagi N，et al. Endoscopic submucosal dissection for the reliable en bloc resection of colorectal mucosal tumors. Dig Endosc. 2004；16；s89－92.

［20］Yahagi N，et al. Endoscopic submucosal dissection for early gastric cancer using the tip of an electrosurgical snare（thin type）. Dig Endosc. 2004；16；34－8.

［21］Matsuda T，et al. Laparoscopic endoscopic cooperative surgery（LECS）for the upper gastrointestinal tract. Transl Gastroenterol Hepatol. 2017；2；40.

［22］Kitagawa Y，et al. Sentinel node mapping for gastric cancer：a prospective multicenter trial in Japan. J Clin Oncol. 2013；31；3704－10.

［23］Goto O，et al. First case of non-exposed endoscopic wall-inversion surgery with sentinel node basin dissection for early gastric cancer. Gastric Cancer. 2015；18；434－9.

［24］Maehata T，et al. Cutting edge of endoscopic full-thickness resection for gastric tumor. World J Gastrointest Endosc. 2015；7；1208－15.

［25］Gotoda T，et al. Incidence of lymph node metastasis from early gastric cancer：estimation with a large number of cases at two large centers. Gastric Cancer. 2000；3；219－25.

［26］Hirasawa T，et al. Incidence of lymph node metastasis and the feasibility of endoscopic resection for undifferentiated-type early gastric cancer. Gastric Cancer. 2009；12；148－52.

［27］Kitajima K，et al. Correlations between lymph node metastasis and depth of submucosal invasion in submucosal invasive colorectal carcinoma：a Japanese collaborative study. J Gastroenterol. 2004；39；534－43.

［28］Oyama T，et al. Diagnosis and long-term results and prognosis of m3 and sm1 esophageal cancer. Lymph nodal metastasis of m3，sm1 esophageal cancer. Stomach Intestine. 2002；37；71－4.

［29］Paris workshop on columnar metaplasia in the esophagus and the esophagogastric junction，Paris，France，December 11－12 2004. Endoscopy. 2005；37；879－920.

［30］Uraoka T，et al. Endoscopic indications for endoscopic mucosal resection of laterally spreading tumours in the colorectum. Gut. 2006；55；1592－7.

［31］Oyama T. Counter traction makes endoscopic submucosal dissection easier. Clin Endosc. 2012；45；375－8.

［32］Sakamoto H，et al. Pocket-creation method facilitates endoscopic submucosal dissection of colorectal laterally spreading tumors，non-granular type. Endosc Int Open. 2017；5；E123－9.

［33］Sakamoto T，et al. Learning curve associated with colorectal endoscopic submucosal dissection for endoscopists experienced in gastric endoscopic submucosal dissection. Dis Colon Rectum. 2011；54；1307－12.

［34］Toyonaga T，et al. The new resources of treatment for early stage colorectal tumors：EMR with small incision and simplified endoscopic submucosal dissection. Dig Endosc. 2009；21（Suppl 1）：S31－7.

［35］Pioche M，et al. Randomized comparative evaluation of endoscopic submucosal dissection self-learning software in France and Japan. Endoscopy. 2016；48；1076－83.

［36］Esaki M，et al. Risk factors for local recurrence of superficial esophageal cancer after treatment by endoscopic mucosal resection. Endoscopy. 2007；39；41－5.

［37］Ishihara R，et al. Comparison of EMR and endoscopic submucosal dissection for en bloc resection of early esophageal cancers in Japan. Gastrointest Endosc. 2008；68；1066－72.

［38］Repici A，et al. Endoscopic submucosal dissection in patients with early esophageal squamous cell carcinoma：results from a prospective Western series. Gastrointest Endosc. 2010；71；715－21.

［39］Teoh AY，et al. Outcomes of endoscopic submucosal dissection versus endoscopic mucosal resection in management of superficial squamous esophageal neoplasms outside Japan. J Clin Gastroenterol. 2010；44；e190－4.

［40］Chevaux JB，et al. Clinical outcome in patients treated with endoscopic submucosal dissection for superficial Barrett's neoplasia. Endoscopy. 2015；47；103－12.

［41］Coman RM，et al. Prospective evaluation of the clinical utility of endoscopic submucosal dissection（ESD）in patients with Barrett's esophagus：a Western center experience. Endosc Int Open 2016；4；E715－21.

［42］Hirasawa K，et al. Superficial adenocarcinoma of the esophagogastric junction：long-term results of endoscopic submucosal dissection. Gastrointest Endosc. 2010；72；960－6.

［43］Hobel S，et al. Single center experience of endoscopic submucosal dissection（ESD）in early Barrett's adenocarcinoma. Surg Endosc. 2015；29；1591－7.

［44］Kagemoto K，et al. Clinical outcomes of endoscopic submucosal dissection for superficial Barrett's adenocarcinoma. Gastrointest Endosc. 2014；80；239－45.

［45］Probst A，et al. Early esophageal cancer in Europe：endoscopic treatment by endoscopic submucosal dissection. Endoscopy. 2015；47；113－21.

［46］Gotoda T，et al. Endoscopic resection of early gastric cancer treated by guideline and expanded National Cancer Centre criteria. Br J Surg. 2010；97；868－71.

［47］Nakamoto S，et al. Indications for the use of endoscopic mucosal resection for early gastric cancer in Japan：a comparative study with endoscopic submucosal dissection. Endoscopy. 2009；41；746－50.

［48］Probst A，et al. Endoscopic submucosal dissection in gastric neoplasia — experience from a European center. Endoscopy. 2010；42；1037－44.

［49］Toyonaga T，et al. 1,635 endoscopic submucosal dissection cases in the esophagus，stomach，and colorectum：complication rates and long-term outcomes. Surg Endosc. 2013;27:1000 – 8.

[50] Yamamoto Y, et al. Therapeutic outcomes of endoscopic submucosal dissection of undifferentiated-type intramucosal gastric cancer without ulceration and preoperatively diagnosed as 20 millimetres or less in diameter. Dig Endosc. 2010;22:112 – 8.

[51] Saito Y, et al. A prospective, multicenter study of 1111 colorectal endoscopic submucosal dissections (with video). Gastrointest Endosc. 2010;72:1217 – 25.

[52] Niimi K, et al. Long-term outcomes of endoscopic submucosal dissection for colorectal epithelial neoplasms. Endoscopy. 2010;42:723 – 9.

[53] Nishiyama H, et al. Endoscopic submucosal dissection for laterally spreading tumours of the colorectum in 200 consecutive cases. Surg Endosc. 2010;24:2881 – 7.

[54] Bang CS, et al. Endoscopic submucosal dissection for early gastric cancer with undifferentiated-type histology: a meta-analysis. World J Gastroenterol. 2015;21:6032 – 43.

[55] Goto O, et al. Endoscopic submucosal dissection as a staging measure may not lead to worse prognosis in early gastric cancer patients with additional gastrectomy. Dig Liver Dis. 2008;40:293 – 7.

[56] Takeuchi M, et al. Technical feasibility and oncological safety of diagnostic endoscopic resection for superficial esophageal cancer. Gastrointest Endosc. 2018;88:456 – 65.

[57] Ikeda A, et al. Endoscopic submucosal dissection (ESD) with additional therapy for superficial esophageal cancer with submucosal invasion. Intern Med. 2015;54:2803 – 13.

[58] Kawaguchi G, et al. The effectiveness of endoscopic submucosal dissection followed by chemoradiotherapy for superficial esophageal cancer. Radiat Oncol. 2015;10:31.

[59] Uraoka T, et al. Colorectal endoscopic submucosal dissection: is it suitable in western countries? J Gastroenterol Hepatol. 2013;28:406 – 14.

[60] Yahagi N, et al. Outcomes of endoscopic resection for superficial duodenal epithelial neoplasia. Gastrointest Endosc. 2018; 88:676 – 82.

[61] Hotta K, et al. Criteria for non-surgical treatment of perforation during colorectal endoscopic submucosal dissection. Digestion. 2012;85:116 – 20.

[62] Kantsevoy SV, et al. Endoscopic suturing closure of large mucosal defects after endoscopic submucosal dissection is technically feasible, fast, and eliminates the need for hospitalization (with videos). Gastrointest Endosc. 2014;79:503 – 7.

[63] Minami S, et al. Complete endoscopic closure of gastric perforation induced by endoscopic resection of early gastric cancer using endoclips can prevent surgery (with video). Gastrointest Endosc. 2006;63:596 – 601.

[64] Ikehara H, et al. Gastric perforation during endoscopic resection for gastric carcinoma and the risk of peritoneal dissemination. Br J Surg. 2007;94:992 – 5.

[65] Jung D, et al. Risk of electrocoagulation syndrome after endoscopic submucosal dissection in the colon and rectum. Endoscopy. 2013;45:714 – 7.

[66] Toyonaga T, et al. Retrospective study of technical aspects and complications of endoscopic submucosal dissection for laterally spreading tumors of the colorectum. Endoscopy. 2010;42:714 – 22.

[67] Coda S, et al. Risk factors for cardiac and pyloric stenosis after endoscopic submucosal dissection, and efficacy of endoscopic balloon dilation treatment. Endoscopy. 2009;41:421 – 6.

[68] Ono S, et al. Predictors of postoperative stricture after esophageal endoscopic submucosal dissection for superficial squamous cell neoplasms. Endoscopy. 2009;41:661 – 5.

[69] Tsunada S, et al. Case series of endoscopic balloon dilation to treat a stricture caused by circumferential resection of the gastric antrum by endoscopic submucosal dissection. Gastrointest Endosc. 2008;67:979 – 83.

[70] Hotta K, et al. Learning curve for endoscopic submucosal dissection of large colorectal tumors. Dig Endosc. 2010;22:302 – 6.

[71] Oda I, et al. Learning curve for endoscopic submucosal dissection of early gastric cancer based on trainee experience. Dig Endosc. 2012;24 (Suppl 1): 129 – 32.

[72] Yoshida M, et al. Learning curve and clinical outcome of gastric endoscopic submucosal dissection performed by trainee operators. Surg Endosc. 2017;31:3614 – 22.

[73] Deprez PH, et al. Current practice with endoscopic submucosal dissection in Europe: position statement from a panel of experts. Endoscopy. 2010;42:853 – 8.

[74] Gotoda T, et al. A learning curve for advanced endoscopic resection. Gastrointest Endosc. 2005;62:866 – 7.

[75] Berr F, et al. Experimental endoscopic submucosal dissection training in a porcine model: learning experience of skilled Western endoscopists. Dig Endosc. 2011;23:281 – 9.

[76] Oyama T, et al. Implementation of endoscopic submucosal dissection (ESD) in Europe: survey after ESD Expert Training Workshops 2009 – 2018. (ESGE abstr OP300) Endosc. 2019;51 (4), in press.

[77] Sauer M, et al. Endoscopic submucosal dissection for flat or sessile colorectal neoplasia >20 mm: a European single-center series of 182 cases. Endosc Int Open. 2016;4: E895 – 900.

[78] Spychalski M, et al. Colorectal endoscopic submucosal dissection (ESD) in the west — when can satisfactory results be obtained? A single-operator learning curve analysis. Scand J Gastroenterol. 2017;52:1442 – 52.

[79] Wagner A, et al. Single-center implementation of endoscopic submucosal dissection (ESD) in the colorectum: low recurrence rate after intention-to-treat ESD. Dig Endosc. 2018;30:354 – 63.

[80] Pimentel-Nunes P, et al. Long-term follow-up after endoscopic resection of gastric superficial neoplastic lesions in Portugal. Endoscopy. 2014;46:933 – 40.

4 胃肠道黏膜下肿瘤:诊断和切除适应证

Subepithelial Gastrointestinal Tumors: Diagnosis and
Indications for Resection

Frieder Berr, Jürgen Hochberger, Tsuneo Oyama

（王晓英　译）

4.1 引言

　　胃黏膜下病变(subepithelial lesions，SEL)偶见，中年人群中发病率约为 0.3%，其中一半是肿瘤[1,2]。在食管、小肠和结肠直肠，其发病率似乎较低，但具体不明。在过去的 30 年里，胃肠道(gastrointestinal，GI)黏膜下肿瘤(subepithelial tumors，SET)的发病率上升了 2～5 倍[3,4]。约 1/3 的实体 SET 是恶性的[主要是淋巴瘤、恶性胃肠间质瘤(malignant gastrointestinal stromal tumor，GIST)或神经内分泌癌]，或具有潜在恶性，如 GIST 和神经内分泌肿瘤(neuroendocrine tumors，NET)。经内镜下大体形态和超声内镜(endosonographic ultrasound，EUS)排除无临床意义的 SEL 后，我们需要对实性的、团块状 SET，进行随访、活检组织学诊断或为了诊断和治疗进行整块切除[2,3,5,6]。

　　近年来，内镜和微创手术切除壁内肿瘤已取得了较大进展，大多数消化道 SET 都可以安全切除，而不会引起继发性胃肠道功能障碍。但针对 SET，必须采取个体化治疗策略，在随访和整块切除之间进行平衡，宜选择最安全、侵入性最小的技术[5-9]。

4.2 胃肠道黏膜下肿瘤的鉴别诊断

　　SEL 被正常黏膜覆盖，当明显凸出时，在胃中可见桥接皱襞(图 4.1)。这些病变大多数无症状，<5 mm 时易被漏诊。结合不同器官中多发和罕见 SEL 的最常用的鉴别诊断要点(表 4.1)，

F. Berr (✉)
Department of Internal Medicine I, Paracelsus Medical University, Salzburg, Austria
e-mail: frieder.berr@pmu.ac.at
J. Hochberger
Department of Gastroenterology, Vivantes Klinikum Berlin Friedrichshain, Berlin, Germany
T. Oyama
Department of Endoscopy, Saku Central Hospital Advanced Care Center,
Saku, Nagano, Japan
© Springer International Publishing 2019
F. Berr et al. (eds.), *Atlas of Early Neoplasias of the Gastrointestinal Tract*,
https://doi.org/10.1007/978-3-030-01114-7_4

可以通过内镜和 EUS 排除一些非肿瘤性 SEL。

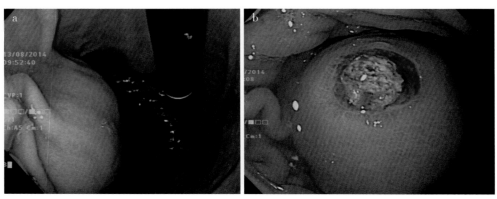

图 4.1 一名 75 岁急性心梗伴黑便的患者,胃体大弯发现黏膜下肿瘤(直径 3 cm,质硬)。a. 正常胃黏膜有典型的桥接皱襞形成。b. 顶部溃疡伴新鲜白色血栓(出血后),细针穿刺(fine needle puncture,FNP)示 GIST,伴有丝分裂像低(0/4 HPF),Ki-67 指数 2%,cKIT 和 DOG1 阳性

表 4.1 胃肠道黏膜下肿瘤的常见定位和相对患病率

SEL	食管	胃	小肠	结肠
常见的 SET	平滑肌瘤[a] GCT 脂肪瘤	GIST NET MALT 淋巴瘤 脂肪瘤 平滑肌瘤	NET GIST MALT 淋巴瘤 脂肪瘤 淋巴管瘤	NET 脂肪瘤 MALT 淋巴瘤
少见的 SET	GIST 血管瘤 神经纤维瘤 神经鞘瘤	GCT 神经鞘瘤 转移瘤 淋巴管瘤	平滑肌瘤 错构瘤(Peutz-Jeghers) GCT	GCT GIST 淋巴管瘤
非肿瘤性 SEL	纤维瘤 息肉 复杂囊肿	异位胰腺 胃底腺 息肉 复杂囊肿	Brunner 腺 腺瘤 异位胰腺 纤维性息肉 复杂囊肿	反向憩室

注:根据 Nishida[3] 和 Wiech 等[4] 的文章而来。
GCT:颗粒细胞瘤,GIST:胃肠道间质瘤,MALT:黏膜相关淋巴组织,NET:神经内分泌肿瘤。
[a] 最常见于食管,极少转化为肉瘤。

息肉样病变主要为增生性、纤维瘤性或错构瘤,如 Peutz-Jeghers 综合征。大多数息肉样病变容易诊断并用圈套切除。然而,在十二指肠和小肠,需要仔细地鉴别诊断;可能需要使用胶囊内镜、MRI 小肠造影检查整个小肠,或使用双气囊小肠镜明确诊断并切除(对照第 10 章)。

无蒂或隆起的黏膜下肿瘤　内镜下大体特征、颜色、活检钳触诊硬度,以及高分辨率超声内镜(high-resolution endoscopic ultrasound,hr-EUS)的形态学,可用于临床诊断血管瘤、淋巴管瘤、脂肪瘤、异位胰腺和复杂囊肿[3,4]。根据肿物的大体形态可区分血管瘤("蓝色橡皮泡

征"），质软的 SEL 如表面呈"灰白色"的淋巴管瘤、"黄色"的脂肪瘤，色泽正常的囊肿，这类病变用活检钳触压是柔软的（"靠垫征"）。应用高分辨率超声内镜（20 MHz）可以通过组织回声及壁内起源层次作出诊断，利用 7.5 MHz 超声内镜可以对实体病变行细针穿刺进行细胞学或组织学诊断[3,10]（比较第 5 章）。除了间歇性出血的血管瘤之外，这些病变都不是内镜治疗的适应证。

　　淋巴瘤　胃和肠道黏膜相关淋巴组织（mucosa-associated lymphoid tissue，MALT）淋巴瘤（图 9.5），或其他小肠或结肠的恶性 B 细胞或 T 细胞性淋巴瘤，都容易侵犯黏膜固有层（LPM）及黏膜下层，引起水肿和黏膜下浅层病变，伴表面和毛细血管结构改变。高度恶性淋巴瘤常表现为巨大肿块。恶性淋巴瘤需要通过大块活检（如圈套冷切除），来获得详细的细胞学和组织学结果，以选择合适的系统治疗方案。如果排除这些 SEL，其他实体 SET 很少需要进行诊断评估。

4.3　胃肠道黏膜下实体肿瘤

　　实体 SET 主要包括交界性或恶性间质瘤（约 50%）、胃肠-胰腺神经内分泌肿瘤（gastroentero-pancreatic neuroendocrine tumors，GEP - NET，20%～25%）、良性平滑肌瘤（约 15%）、罕见颗粒细胞瘤（granular cell tumors，GCT）和极罕见的高恶性平滑肌肉瘤（leiomyosarcomas，LMS）[3,4,6,11]。自 20 世纪 90 年代明确了间叶肿瘤的免疫组化标记后，GIST、平滑肌瘤、平滑肌肉瘤和 NET 已能被准确诊断，这些肿瘤的发病率随之增加了 2～5 倍。GIST 来源于调节胃肠道运动的 Cajal 间质细胞；平滑肌肉瘤，主要来自平滑肌层，而真正由平滑肌瘤转变而来的极少见；GCT 来自施万神经细胞（<4% 恶变率）；NET 来自旁系分泌神经内分泌细胞。临床诊断可根据组织器官发病率、内镜大体形态和 EUS 征及来源层次等进行推测。EUS 特征，包括典型的回声结构和特征性的起源层次（EUS 可能层次），请见第 5 章5.4。FDG -正电子发射断层扫描中，18 -氟脱氧葡萄糖的滞留是恶性病变（肉瘤、NE 癌）的标志。但临床不一定可以确诊，需要经 EUS 引导下的细针穿刺（EUS-guided core needle puncture，EUS - FNP）进行组织学检查或抽吸（EUS-guided aspiration cytology，EUS - FNA）进行细胞学确认。

注意　根据 NCCN[12] 软组织肉瘤临床指南，hr - EUS 对 SET 恶性肿瘤的鉴别诊断和排除并不可靠。因此，除平滑肌瘤外，整块切除是诊断间叶性 SET 更好的方法。

　　胃肠道间质瘤是最常见的间叶肿瘤，也是最常见的软组织肉瘤类型。GIST 起源于胃肠道管壁或腹膜后；可出现腹膜和（或）肝脏复发和转移[13]。年发病率为（1～1.5）/10 万，患病率为 13/10 万[13-15]。常见于胃（60%）、小肠（20%～30%），结直肠、食管、肠系膜和腹膜后很少发生[5,16]。GIST 生长成隆起型病变，伴有中央凹陷（至浆膜下或黏膜下），当肿瘤生长至 >2 cm 时，多表现出浸润性生长和溃疡形成。GIST 可表现为息肉（起源于 MM）、无蒂病变（0 - Ⅰs）（图 4.1）、钝性隆起（0 - Ⅰs，中央 PM），或在管腔内不明显（浆膜下层凸出的病变）。部分可出现症状(疼痛、体重减轻)或出血。EUS 呈均匀低回声病灶,可伴混杂回声或无回声囊性区域;来源于第四层(固有肌层),部分来源于第二层(MM)[3,4,17]。它们起源于 Cajal 起搏器细胞或 GI 干细胞,细胞角蛋白(pancytokeratin, PCK)阴性,但活化(突变)癌基因阳性(约 95% DOG1,80% cKIT,15% PDGFRα 阳性),以及 5%野生型(SDH-B,琥珀酸脱氢酶 β 亚基)阳性[15,18]。

　　GIST 的生物学行为是可变的,并不能准确预测。因此,根据肿瘤大小、原发部位和有丝分裂程度对肿瘤的临床恶性风险进行了分层[5,13,19](表 4.2)。小型 GIST(<2 cm;<5 个有丝分裂/5 mm²)表现为良性。当病变体积较大(>2 cm),EUS 显示结构不均匀,边缘不清,超出肿瘤原发部位,有丝分裂率高(>5/5 mm²);Ki-67 指数>7%等,其恶性风险变大[5,11]。GIST 通过血行或腹膜转移,而不是通过淋巴结转移扩散。对较大的 GIST 进行突变分析确定有无反应后可以采用伊马替尼新辅助靶向治疗。GIST 1~2 cm(或更大),或怀疑有恶变的患者,应转到专科中心,根据现行诊疗指南进行治疗[13,15]。在东亚,外科肿瘤学家通常切除小于 2 cm 的 GIST,部分采用微创内镜技术[20-23],总体生存率非常高[18,24]。在西方国家,直肠 GIST<2 cm 时,建议切除;而胃间质瘤<2 cm 时,建议内镜和 EUS 随访(首次 6 个月,继以每 12 个月随访)[13]。20%~30%的老年人常出现无症状的"偶发"胃 GIST("幼苗型"或"微型"),并不推荐切除这样的小 GIST[25]。除皮肤和神经学表现外,1 型神经纤维瘤病(von Recklinghausen 病)可能伴有多发性内分泌肿瘤、神经纤维瘤、NET(如类癌),甚至有症状的 GIST,主要发生在十二指肠和小肠[26]。

表 4.2　原发 GIST 的改良 NIH 风险分层[a]

风险类别	肿瘤大小(cm)	有丝分裂指数(n/50 HPF)	原发肿瘤部位
极低风险	<2.0	≤5	任何
低风险	2.1~5.0	≤5	任何
中等风险	2.1~5.0 <5.0 5.1~10	>5 6~10 ≤5	胃 任何 胃
高风险	任何 >10 >5.0 2.1~5.0 5.1~10	任何 任何 >5 >5 ≤5	肿瘤破裂 任何 任何 非胃 非胃

注:HPF:高倍视野。
[a]由参考文献[13,19]修改而来。

　　局限性 GIST(≥2 cm)的标准治疗方法是手术切除,临床阴性的淋巴结无需清扫。在专科中心,腹腔镜-内镜联合手术(LECS),特别是非暴露内镜下胃壁内置手术(NEWS),是中等大小的 GIST(2~4 cm)的最佳微创手术方法,但对于较大的 GIST,开放手术比腹腔镜手术更受青睐,因为有肿瘤破裂和腹膜播散的风险[13,15]。为了避免肿瘤细胞种植播散、完成组织学恶性评估(假包膜浸润和局灶性有丝分裂计数>5/5 mm²),以及进行靶向治疗的突变分析[13,15,27]，手术切除必须实现含完整假包膜的整块切除。

平滑肌瘤(leiomyoma，LM)是食管(中下 1/3)最常见的 SET；它起源于 PM 层，很少在消化道的其他部位发生。LM 很少转化为平滑肌肉瘤(<4%)；后者大部分>3 cm。大于 1～2 cm 且不断生长或有吞咽困难症状的平滑肌瘤应整块切除，例如采用黏膜下隧道内镜切除术(subepithelial tunneling endoscopic resection，STER)[3,11,28]。小的(3～5 mm)"幼苗型"平滑肌瘤和 GIST 非常常见，好发于食管胃结合部(esophagogastric junction，EGJ)，47% 的食管癌患者发现平滑肌瘤，10% 的食管癌患者发现 GIST[29](图 4.2)。

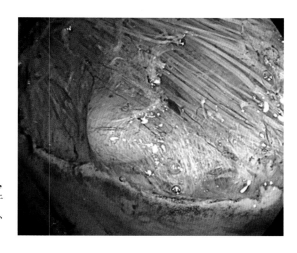

图 4.2　一名 82 岁女性患者，因 Barrett 癌行 ESD 术，暴露出贲门下胃壁黏膜下肿瘤(直径 8 mm，坚硬)，属于 EG 结合部"幼苗型"的小而"隐形"肿瘤(如 LM、GIST[29])。组织学：平滑肌瘤

颗粒细胞瘤(GCT，Abrikosoff 肿瘤)是起源于施万神经细胞的孤立的黏膜下肿瘤，呈低度恶性[4,30,31]。约 60% 的 GCT 位于胃肠道，大部分位于食管(患病率 0.3%)和肛管；很少在胃或其他部位发生。内镜下表现为覆盖正常黏膜的结节状、苍白色病变("臼齿样")，EUS 表现为黏膜下层等回声或低回声病变[3,30]。可以通过 EUS-FNP 确诊，见典型的 S-100 蛋白强染的富溶酶体(PAS+)细胞，PCK 阴性[11,30]。GCT 恶性转化罕见(约 4%)；风险取决于位置(AR>EG)、大小(>3～4 cm)、有丝分裂率(增加，>2 个有丝分裂/10 HPF)。大的(>1～2 cm)、持续生长的或伴有症状的 GCT 应切除[11,31](见病例 1 图 4.4)。相比之下，非常罕见的神经鞘瘤位于 PM 层，在 hr-EUS 显示呈包裹状，均质低回声；FNP 也显示 S-100 阳性。

在过去的 20 年，前肠 NET(GEP-NET)和后肠 NET(结直肠，CR-NET)的发病率上升了 2～5 倍，但中肠(SI)因为避开了内镜检查，NET 的发病率较低。胃肠道 NET 的分布：食管(5%)、胃(50%～60%)、小肠(20%～30%)、结直肠(5%～15%)[6](图 4.3)。除结直肠癌外，NET 是最常见的胃肠道肿瘤(在美国 35 例/10 万)。它们具有恶性潜能，可转移到区域淋巴结或血行转移到肝脏。中肠和结肠 NET 的预后最差，发生转移的风险最高：SI-NET 大小为 1 cm 时 LNM 阳性率为 30%，2 cm 时 LNM 阳性率接近 100%[6,32]。根据肿瘤位置、大小和有丝分裂数对 NET 恶性风险进行分层(表 4.3)。神经内分泌癌 G3 的预后(<5%NET)与进展期胃癌一样差[6,32,33]。

表 4.3 GIST 出现恶变的特征及切除策略[2,5,11,17,30,32]

| SET 类型 | SET 位置 | 恶性风险 (%) | 恶性转化或恶性行为特征 | | | | 推荐 |
			临界尺寸 (cm)	EUS 指征	有丝分裂 (n/x HPF)	Ki-67 指数 (%)	切除技术
GIST[5,17]	R、D、I>G[a]	大小<1 cm: 2%~10% 大小<5 cm: 4%~57%	>1[b] >2[b]	低回声或等回声，无回声病灶，浸润性边缘	>5/50	>7	STER(如果 1~2 cm)[c] LECS(如果≥2 cm)[a] 手术(如果≥2 cm)
LM[11]	E、G、I	<1%	≥4[b]	无回声和等回声病灶，浸润性边缘	>2/10	n. g.	STER(症状) 手术(如果≥2 cm)[c]
GCT[2,30]	E、A	<4%	≥3	无回声和等回声病灶，浸润性边缘	>2/10	n. g.	ESD(<2 cm) STER[c]、LECS
NET[6,32]	G-NET 类型 2&3	T1<1 cm <5%	>1~2[d]	无回声和等回声病灶，侵袭性边缘，LN 增大，局部进入 PM	2~20/10	3~20	EMR、EFTR(<1 cm)[e] ESD、STER(如果 cT1N0) 手术和 LND(如果≥2 cm)[f]
	D-NET	<5%					
	SI-NET	<10%					
	CR-NET	<2%					

注：R：直肠，D：十二指肠，I：小肠，G：胃，E：食管，A：肛门，EFTR：内镜全层切除术，EMR：内镜黏膜切除术，ESD：内镜黏膜下剥离术，HPF：高倍视野（50 HPF=5 mm²），LECS：腹腔镜内镜联合/杂交手术，LND：淋巴结剥离术，PM：固有肌层，n. g.：未提及，STER：黏膜下隧道内镜切除术，TE：胸腔镜摘除。

[a] 直肠和小肠恶性可能性较高（>10%）。对于≥2 cm GIST，术前用伊马替尼进行新辅助治疗（转到专科中心）。[b] FDG-PET 扫描显示 18 FDG 保留是恶性肿瘤的迹象。[c] 持续生长，可疑恶性或出现症状时，建议切除（无 LND）。[d] DOTATOC 阴性时宜行内镜切除，仅适用于 T1 cN0。[e] 推荐任何大小病变切除，例如 NF-NET≤1 cm 时圈套切除；NF-NET≤2 cm(cLN 0)时 ESD/STER 切除。[f] ≥2 cm 或可疑恶性显像诊断。≥1 cm 或激素活跃，转诊到专科中心（放射闪烁显像诊断），转诊到专科中心 NET 时行手术切除+淋巴结清扫。

表 4.4 胃肠胰腺神经内分泌肿瘤的组织学风险分级(GEP - NET)[32]

ENETS 分级	有丝分裂指数 (×10 HPF)[a]	Ki - 67 增殖 指数(%)[b]	WHO 分类 2010
G1	<2	≤2	NET G1(类癌)
G2	2~20	3~20	NET G2
G3	>20	>20	NEC G3,大细胞或小细胞型

注:ENETS:欧洲神经内分泌肿瘤学会。NEC:神经内分泌癌。
[a]10 HPF(高倍视野)=2 mm²。[b]MiB1 抗体:2 000 个细胞的阳性百分比(% pos of 2000 cells)。

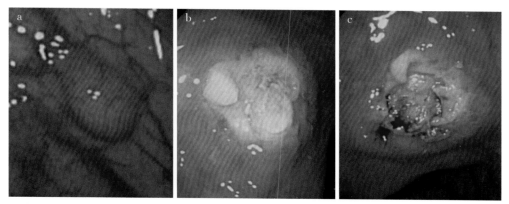

图 4.3 直肠前壁的黏膜下肿瘤(8 mm),男性,54 岁。a. 质地坚实,透黄,可疑 NET。b. 黏膜下注射后圈套器切除,明显为 R2。c. 使用巨型活检钳将其切除至固有肌层。组织学:NET G1 T1(Ki - 67 指数 1.3%)。随访2.5 年无复发

然而,除 SI - NET 外,病变直径≤1 cm(T1 类)的 NET 转移风险较低,在临床 N0 期时(EUS或 CT 扫描阴性,FDG - PET 或 DOTATOC 闪烁成像阴性)[6],应行内镜下整块切除。此外,如果病变具有激素活性或大于 1 cm,建议到专门的中心根据指南来进行评估[6,32]。

　　胃 NET 主要为(约 70%)G - NET 1 型,表现为红色半球状黏膜下肿瘤,G1 往往伴有肠嗜铬细胞样增生,见表 4.4。通常多发,由各种形式的萎缩性胃炎中的高胃泌素血症引起。极少数情况下,当病变>2 cm 时,出现 PM 层侵袭性生长和 LN 转移。建议每年内镜随访,当病变≤1 cm 时冷圈套器切除,病变稍大时 ESD 切除。G - NET 2 型也起源于高胃泌素血症,常出现在 Zollinger-Ellison 综合征(Zollinger-Ellison syndrome, ZES)或多发性内分泌瘤(multiple endocrine neoplasia,MEN)Ⅰ型中,表现为单发和散发,发现时病变通常为 G2 级和中等大小(1~2 cm),多已伴有淋巴结转移。与 G - NET 3 型相比,2 型更容易出现 LNM,需要进行临床分期,即使内镜检查病变体积较小(0.5~1 cm),也优选内镜下整块切除(当 cT1N0)。G - NET 3 型为低分化的神经内分泌癌 G3;大多数病变体积较大(>3~5 cm),预后极差,第一年死亡率约为 50%[6,32,33]。

注意 最好能整块切除 NET(如 EMR 圈套切除)

　　十二指肠 NET 包括胃泌素瘤(50%~60%)、生长抑素分泌型 NET(10%~15%)、非功能

性 5-羟色胺生成 NET(20%)和神经内分泌癌 G3(<3%);主要位于十二指肠第 I 和 II 部分。

注意 以下情况推荐转诊至专科中心

- >1 cm 的 NET(G‐NET 1 型除外)
- 激素活性 NET 和 G‐NET 2 型和 3 型
- 胃 GIST>2 cm,或其他部位>1 cm

4.4 胃肠道微创切除技术

胃肠道 SET 是微创切除技术的一个新的适应证,具体治疗仍在研究中,没有一致的指南。关于切除技术见 3.5。

4.4.1 内镜切除技术

套扎 EMR‐L 和 ESD:小的 SET(≤1 cm)可进行内镜随访,特别是老年人小的胃 GIST(≤1 cm,源于 PM 层)[25]。萎缩性胃炎基础上的小的 1 型 G‐NET(常多发)、小的 2 型 G‐NET 和直肠 NET,都推荐进行诊断和治愈性切除。这些黏膜下 NET 可通过套扎 EMR‐L 进行切除(第 3 章)。位于食管和胃 EUS 第 2 层和第 3 层(MM 和 SM)的中等大小(1~2 cm)SET,如第 3 层的回声带存在,例如 GCT、中等大小胃 NET(CT1 N0)和浅表胃 GIST,可使用 ESD 进行切除[8](见第 4 种情况,图 4.5 和 4.6)。

黏膜下隧道内镜切除术(submucosal tunneling endoscopic resection,STER)仍处于研究阶段,在高级医疗中心进行[20,22,23]。位于食管下部和胃的大部分(除了胃底和小弯)管壁固有肌层的中等大小(1~2 cm)的可疑 SET(EUS 靠近第 4 层)可使用 STER 切除[20,23]。周平红等人报道了一项大规模的食管和胃 SET(最大长径约 5 cm)的回顾性研究(n≥180),整块切除率≥85%,经过 10~24 个月的中位随访,无死亡、严重并发症或复发、转移[21,34]。但在专业能力不足的中心实施手术时,完全切除率低,可引起管壁穿孔或假包膜破裂的风险,引起并发症,甚至导致腹膜播散[8]。因此,指南建议大于 2 cm 的 GIST 需行手术切除[17,18,27]。

4.4.2 腹腔镜‐内镜联合手术

一般来说,如果胃或食管 SET>2 cm 且 EUS 下与第 4 层(PM)有广泛接触,应推荐到专门的内镜‐腹腔镜手术中心进行治疗。对于确诊的 GIST,在专科中心先行伊马替尼辅助靶向治疗,等病变部分缓解后切除可能是一种更常用的治疗方案。大于 2 cm 的 NET 一般需要腹腔镜手术[17,18,27]。最好的微创技术是 LECS,以保证完整切除并保留残留器官功能。但传统的 LECS 暴露胃腔到腹膜腔,可能导致溃疡型 GIST 的细菌或肿瘤细胞发生腹膜迁移[8,35]。非暴露内镜下胃壁倒置手术不开放胃壁,避免了腹膜感染或肿瘤播散,但经口回收只适合<3 cm 的 NET[35,36](见图 3.3)。改良 LECS 非暴露技术,将全层胃壁和 GIST 标本包裹在腹膜中(干净‐NET),扩大切口后,可通过腹腔镜取出较大的 NET[7]。然而,对于大型 GIST,指南

仍建议行开放性手术切除[13,15,27]。

4.5 胃肠道黏膜下肿瘤病例

病例1：十二指肠第3段NET

76岁，男性，拔除胆总管引流管过程中，在十二指肠第三段上壁发现了1cm的NET。高分辨率EUS(20 MHz小探头)显示：9 mm×9 mm的SET呈均匀的低回声结构，边界清晰。行二次手术，黏膜下层注射后，抬举良好，圈套切除病灶，夹子闭合创面(图4.4)。

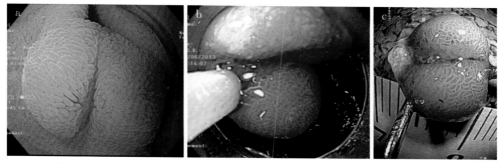

图4.4　a.十二指肠水平段(第3段)黏膜下9 mm肿瘤，可见正常绒毛状表面上皮(WLI，放大40倍)。b.EMR整块切除。c.标本。组织学：NETG1(Ki-67指数<2%)pT1，R0。随访2年无复发

病例2：胃GIST位于食管胃结合部下方

56岁，女性，因胃后壁小弯侧的GIST(直径2.5 cm)拟行内镜下切除。2周前，试图圈套切除失败，仅相当于行开窗术暴露了GIST。本次达到治愈性ESD(图4.5)。

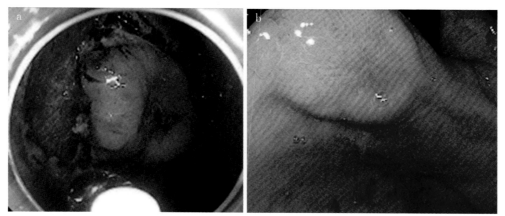

图4.5　胃肠道间质瘤(d=2 cm)，位于EG交界处下方后壁小弯侧。a.用海博刀行ESD。b.GIST与PM紧密接触

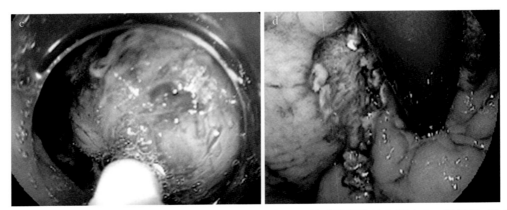

图 4.5(续) c. 用回收网篮将假包膜完整的标本取出。d. 创面血管残端预防性电凝止血。组织学:胃 GIST,最大直径 21 mm,cKIT+,核分裂象 3~5/50 HPF。连同假包膜完整切除(可能为治愈性切除)

病例 3:食管 SM 层 SET 合并间歇性吞咽困难

46 岁,健康女性,因间歇性固体吞咽困难,发现食管中段 1.5 cm 黏膜下平滑隆起型病变。EUS 呈实性低回声改变,第 3 层(SM)延续,并被弱回声带与第 4 层(固有肌层的)分开。FNA显示 PAS 染色阳性的柱状细胞,IHCS-100 蛋白阳性。Ki-67 指数为 1%,符合 SM 层良性颗粒细胞瘤(abrikossoff tumor)(图 4.6)。

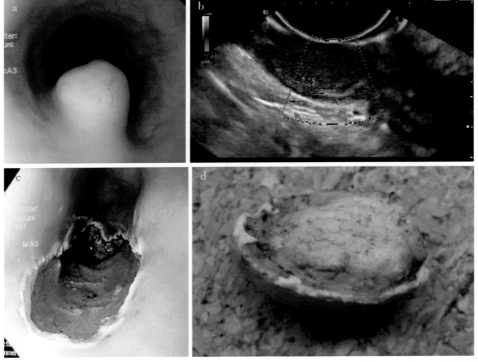

图 4.6 食管中段 15 mm×10 mm×10 mm 发白的"臼齿状"SM 肿瘤[标准白光成像(WLI)]。a. 食管中段 SM 肿瘤。b. EUS(7.5 MHz)显示 SM 层的低回声病变(箭头),EUS FNP 示表达 S-100 的颗粒细胞瘤。c. 白光下观察 ESD 术后创面(感谢德国 G. Kleber, Aalen 和日本 T. Oyama, Nagano 供图)。d. 颗粒细胞瘤标本,ESD R0

注意　食管 SM 层肿瘤在 hr-EUS 上与 PM 层分离，采用 ESD 可方便地切除。

病例 4：源自 PM 层的症状性食管 SET

78 岁，男性，因间歇性固体吞咽困难 6 月，接受了上消化道内镜检查。在食管中段，见一高约 15 mm 的无蒂膨隆性隆起，边缘光滑，质地坚固。EUS 无恶性征象。FNA 结果不确定。推荐行内镜下切除，可能是良性的 PM-SET（图 4.7）。

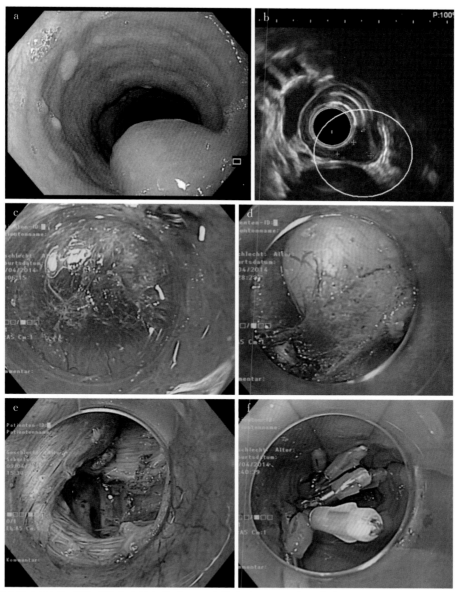

图 4.7　PM 层 SET 的黏膜下隧道内镜切除术。a. 食管中段 15 mm 高无蒂隆起，质地坚固，周围正常黏膜伴轻微糖原棘皮症（WLI）。b. EUS 示病 15 mm×12 mm×17 mm 均匀低回声实性病变，边界清晰，与第 4 回声层 PM 层相延续。c. 黏膜下隧道约 4 cm。d. 在 SM 间隙剥离带包膜的肿瘤，并进行少量内层 PM 层切除。e. PM 层内部间隙和 PM 层外部小切口（5 mm）。f. 夹闭 SM 隧道的黏膜切口（感谢德国 Aalen G. Kleber 和日本 T. Oyama 供图）

病例5：十二指肠 NET 伴黏膜下层纤维化-杂交 ESD

　　72 岁，男性，NSAID 引起右侧结肠病变导致黑便，胃镜检查在十二指肠球部下壁的正常红色的黏膜下发现半球形隆起（0 - Ⅰs，10 mm）。EUS 示 SM 层光滑的、低回声肿瘤。细针穿刺为上皮样细胞，突触素（synaptophysin）＋＋。奥曲肽显影提示病变处浓聚。诊断为级别未知的无激素活性 NET。行治疗性 ESD（图 4.8）。2 年内镜与 EUS 随访没有复发。

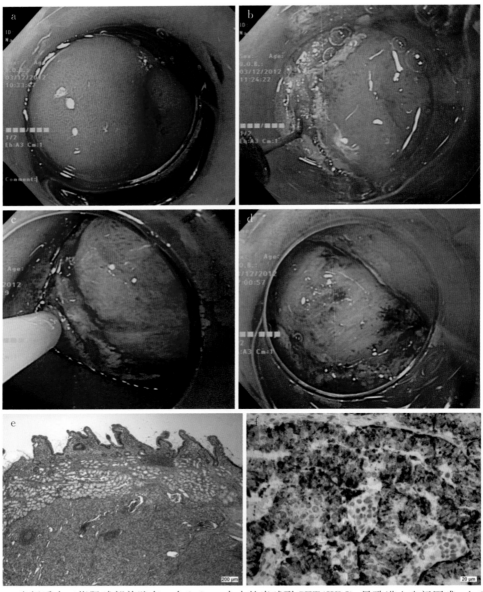

图 4.8　a. 幽门后十二指肠球部前壁有一个 1.3 cm 大小的半球形 SET（WLI），导致进入幽门困难。b. 环切后，SM 注射不能抬起 SET（严重 SM 纤维化）。c. 仅圈套切除可行。d. PM 层创面。e. 组织学：高分化神经内分泌癌 G2 pNX L0 V0 Pn0（HE）；整块切除，R0。RαKi - 67 指数 3.74％。f. 突触素阳性（IHC）（感谢德国 H. P. Allgaier，Freiburg 和日本 T. Oyama，Nagano 供图）

致谢 我们感谢 Drs. Tsuneo Oyama，Nagano，Takashi Toyonaga，Kobe，Japan，Hans P. Allgaier/Freiburg，Gerhard Kleber/Aalen，Germany，and Daniel Neureiter/Salzburg，Austria 对病例和组织学的贡献。

参 考 文 献

[1] Hedenbro JL，et al. Endoscopic diagnosis of submucosal gastric lesions. The results after routine endoscopy. Surg Endosc. 1991;5:20 - 3.

[2] Hwang JH，et al. American Gastroenterological Association Institute technical review on the management of gastric subepithelial masses. Gastroenterology. 2006;130:2217 - 28.

[3] Nishida T，et al. Submucosal tumors: comprehensive guide for the diagnosis and therapy of gastrointestinal submucosal tumors. Dig Endosc. 2013;25:479 - 89.

[4] Wiech T，et al. Histopathological classification of nonneoplastic and neoplastic gastrointestinal submucosal lesions. Endoscopy. 2005;37:630 - 4.

[5] Miettinen M，Lasota J. Gastrointestinal stromal tumors: pathology and prognosis at different sites. Semin Diagn Pathol. 2006;23:70 - 83.

[6] Sato Y，et al. Management of gastric and duodenal neuroendocrine tumors. World J Gastroenterol. 2016;22:6817 - 28.

[7] Inoue H，et al. Endoscopic mucosal resection，endoscopic submucosal dissection and beyond: full-layer resection for gastric cancer with non-exposure technique (CLEAN-NET). Surg Oncol Clin N Am. 2012;21:129 - 40.

[8] Kim HH. Endoscopic treatment for gastrointestinal stromal tumor: advantages and hurdles. World J Gastrointest Endosc. 2015;7:192 - 205.

[9] Liu F，et al. The fourth space surgery: endoscopic subserosal dissection for upper gastrointestinal subepithelial tumors originating from the muscularis propria layer. Surg Endosc. 2018;32:2575 - 82.

[10] Dumonceau JM，et al. Indications，results，and clinical impact of endoscopic ultrasound (EUS) -guided sampling in gastroenterology: European Society of Gastrointestinal Endoscopy (ESGE) Clinical Guideline — updated January 2017. Endoscopy. 2017;49:695 - 714.

[11] Miettinen M，et al. Esophageal stromal tumors: a clinicopathologic，immunohistochemical，and molecular genetic study of 17 cases and comparison with esophageal leiomyomas and leiomyosarcomas. Am J Surg Pathol. 2000;24:211 - 22.

[12] von Mehren M，et al. Soft tissue sarcoma，version 2.2018，NCCN clinical practice guidelines in oncology. J Natl Compr Cancer Netw. 2018;16:536 - 63.

[13] Judson I，et al. UK clinical practice guidelines for the management of gastrointestinal stromal tumours (GIST). Clin Sarcoma Res. 2017;7:6.

[14] Nilsson B，et al. Gastrointestinal stromal tumors: the incidence，prevalence，clinical course，and prognostication in the preimatinib mesylate era — a population-based study in western Sweden. Cancer. 2005;103:821 - 9.

[15] Nishida T，et al. The standard diagnosis，treatment，and follow-up of gastrointestinal stromal tumors based on guidelines. Gastric Cancer. 2016;19:3 - 14.

[16] Tran T，et al. The epidemiology of malignant gastrointestinal stromal tumors: an analysis of 1,458 cases from 1992 to 2000. Am J Gastroenterol. 2005;100:162 - 8.

[17] Nishida T，et al. Clinical practice guideline for gastrointestinal stromal tumors (GIST) in Japan. Int J Clin Oncol. 2008;13:416 - 30.

[18] Nishida T. Asian consensus guidelines for gastrointestinal stromal tumor: what is the same and what is different from global guidelines. Transl Gastroenterol Hepatol. 2018;3:11.

[19] Joensuu H. Risk stratification of patients diagnosed with gastrointestinal stromal tumor. Hum Pathol. 2008;39:1411 - 9.

[20] Cai MY，et al. Endoscopic full-thickness resection for gastrointestinal submucosal tumors. Dig Endosc. 2018;30 (Suppl 1):17 - 24.

[21] Chen T，et al. Long-term outcomes of submucosal tunneling endoscopic resection for upper gastrointestinal submucosal tumors. Ann Surg. 2017;265:363 - 9.

[22] Inoue H，et al. Submucosal endoscopic tumor resection for subepithelial tumors in the esophagus and cardia. Endoscopy. 2012;44:225 - 30.

[23] Lu J，et al. Heading toward the right direction — solution package for endoscopic submucosal tunneling resection in the stomach. PLoS One. 2015;10: e0119870.

[24] Joensuu H，et al. Risk of recurrence of gastrointestinal stromal tumour after surgery: an analysis of pooled population-based cohorts. Lancet Oncol. 2012;13:265 - 74.

[25] Scherubl H，et al. Management of early asymptomatic gastrointestinal stromal tumors of the stomach. World J Gastrointest Endosc. 2014;6:266 - 71.

[26] Abdessayed N，et al. Rare triad of periampullary carcinoid，duodenal gastrointestinal stromal tumor and plexiform neurofibroma at hepatic hilum in neurofibromatosis type 1: a case report. BMC Cancer. 2017;17:579.

[27] ESMO/European Sarcoma Network Working Group. Gastrointestinal stromal tumors: ESMO Clinical Practice Guidelines for diagnosis，treatment and follow-up. Ann Oncol. 2012;23 (Suppl 7): vii49 - 55.

[28] Maehata T，et al. Cutting edge of endoscopic full-thickness resection for gastric tumor. World J Gastrointest Endosc. 2015;7:1208 - 15.

[29] Abraham SC，et al. "Seedling" mesenchymal tumors (gastrointestinal stromal tumors and leiomyomas) are common

incidental tumors of the esophagogastric junction. Am J Surg Pathol. 2007;31:1629 - 35.

[30] Iwamuro M, et al. Esophageal granular cell tumors can be differentiated from leiomyomas using endoscopic ultrasonography. Intern Med. 2018;57:1509 - 15.

[31] Moten AS, et al. Granular cell tumor experience at a comprehensive cancer center. J Surg Res. 2018;226:1 - 7.

[32] Rindi G, et al. TNM staging of foregut (neuro) endocrine tumors: a consensus proposal including a grading system. Virchows Arch. 2006;449:395 - 401.

[33] Scheruebl H, et al. Neuroendocrine carcinomas of the bowel are on the rise: early aspects and management. World J Gastrointest Endosc. 2010;2:325 - 34.

[34] Chen T, et al. Submucosal tunneling endoscopic resection vs thoracoscopic enucleation for large submucosal tumors in the esophagus and the esophagogastric junction. J Am Coll Surg. 2017;225:806 - 16.

[35] Namikawa T, et al. Laparoscopic endoscopic cooperative surgery as a minimally invasive treatment for gastric submucosal tumor. World J Gastrointest Endosc. 2015;7:1150 - 6.

[36] Goto O, et al. Laparoscopy-assisted endoscopic full-thickness resection of gastric subepithelial tumors using a nonexposure technique. Endoscopy. 2016;48:1010 - 5.

5 高分辨率内镜超声：浅表性和上皮下胃肠道肿瘤的临床 T 分期

High-Resolution Endoscopic Ultrasound：Clinical T-Staging of Superficial and Subepithelial Gastrointestinal Neoplasias

Hans Seifert，Daisuke Kikuchi，Naohisa Yahagi

（陈琰　译）

5.1 引言

　　高分辨率内镜超声成像技术(hr‐EUS)通常使用的频率范围为 12～30 MHz，从理论上而言，可实现 0.07～0.18 mm 的分辨率。我们可以在内镜检查的同时，通过内镜钳道实现微型超声探头（直径≤2.5 mm)对消化道进行扫查。由于使用频率略高，在这些频率下，信号穿透深度降至了 2 cm 左右。临床上应用 hr‐EUS 检查管壁回声层结构主要有两个目的：①检测上皮肿瘤(早期癌)的黏膜下浸润深度；②从三个特征描绘上皮下病变性状：回声构造、病变起源、病变边界。即明确病灶起源部位、了解病灶性质及是否有侵袭性征象。此外，hr‐EUS 可以观察病变血管和邻近结构，为内镜切除病变提供安全的信息。

5.2 高分辨率 EUS 检查的概况

　　在检查前一般使用注水装置清洗浅表性肿瘤或 SEL 被覆黏膜，随后将病变区域浸没在水中。根据病灶的特点选用相应的 EUS 频率和图像分辨率，通过内镜控制 EUS 探查病变并实时进行图像分析。在贴近病灶扫查和图像采集时，为了获取最佳图像并防止伪影出现，保持探头与病灶平行是非常重要的，扫查时亦可在病灶上方重复多次来回扫描。鉴于在上消化道检查期间注入了液体，hr‐EUS 扫描期间一定要保持警惕，防止患者液体反流导致误吸。

　　通常在教科书和内镜图谱中提示胃壁或结肠壁的图像是 5 层结构，但在应用 20 MHz 的

H. Seifert (⊠)
Department of Internal Medicine-Gastroenterology，University Hospital Oldenburg，
Oldenburg，Germany
e-mail：hansseifert@web. de
D. Kikuchi
Department of Gastroenterology and Endoscopy Unit，Toranomon Hospital，Tokyo，Japan
N. Yahagi
Division of Research and Development for Minimally Invasive Treatment，Cancer Center，
Keio University School of Medicine，Shinjuku-ku，Tokyo，Japan
e-mail：yahagi-tky@umin. ac. jp
© Springer International Publishing 2019
F. Berr et al. （eds. ），*Atlas of Early Neoplasias of the Gastrointestinal Tract*，
https://doi. org/10. 1007/978-3-030-01114-7_5

高分辨率超声小探头时,胃肠道可以显示为 5 层或 7 层结构;而在 30 MHz 时,可识别多达 7
层或 9 层(图 5.1),这可能与附加回声和技术伪影有关,它们可以呈现出类似管壁结构。超声
成像有三种基本的回声类型:无回声(黑色,内部无回声)提示水或透明液体,囊肿通常表现为
囊性液体结构后方壁层回声增强;低回声等同于或低于管壁第 2 或第 4 层(LPM 或 PM),典
型示例如胃肠道间质瘤(GIST)、平滑肌瘤或黏蛋白填充囊肿;高回声比第 1(EP)或第 3 层(SM)
回声更高,脂肪瘤是其典型代表类型。

5.3　胃肠道的内镜超声解剖

　　正常的胃壁回声结构在 20 MHz EUS 下可见与解剖壁结构相对应的 5 个回声层(图 5.1a、
b)。第 1 层:高回声,为上皮表面及上皮层的界面反射回声;第 2 层:低回声,来自含腺体的黏

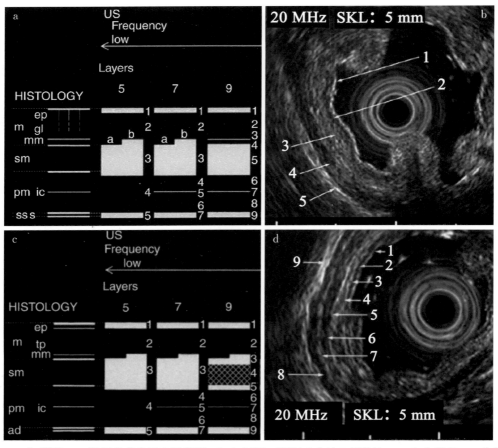

图 5.1　a、b. 胃壁。a. 胃超声成像层次示意图。b. 20 MHz 时图(a)中的 5 层结构。c、d. 食管壁。c. 食管超声
成像层次示意图。d. 20 MHz 时图 c 中的 9 层结构。多重回波层(在箭头 5 下方)是旋转探头的一个非常短暂
的电子伪影。共 9 层结构可以识别;ad:外膜、gl:腺体、ic:肌间结缔组织(a、c,改良自 Yamanaka[1],经 John
Wiley & Sons Inc. 许可)

膜固有层(LPM);第 3 层:高回声,稍厚,对应于黏膜下层(SM),浅层来自黏膜肌层(MM);第 4 层:最厚,低回声,对应于固有肌层;第 5 层:高回声,对应于浆膜下层和腹膜浆膜层。30 MHz 的 hr‑EUS 可显示 7 层结构,加入高回声和低回声 MM 层,以及环形和纵向 PM 层之间的呈现高回声的筋膜[1](图 5.1a)。

结肠壁与胃壁显影相似,显示 5 层结构,但在第 3 层(SM)常显示为 3 个分隔的"梯状"回声(MM、SM 与 PM 的界面)[1]。

食管壁与胃壁呈相似的回声层次,但有两个方面不同,低回声的鳞状上皮第 2 层(LPM)和高回声的第 3 层(SM 的界面)反射明显,可直观地分离为 9 层结构(图 5.1c, d)。有时甚至在 MM 边界回声和在 SM 的表面也可以分为三个高回声层[1]。

注意 只有垂直管壁才能准确显示超声分层(如图 5.1b 所示)!

5.4 浅表上皮肿瘤的 hr‑EUS 分期

T 分期和 N 分期对于鉴别内镜和手术切除的适应证都很重要,EUS 在检测淋巴结方面似乎比 CT 扫描更可靠。常规的 EUS 频率为 7.5(3.5~15)MHz,能很好地显示周围的淋巴结或大动脉。而对于 SM 浸润的内镜肿瘤 T 分期(uT 分期),hr‑EUS(20 MHz)要比传统 EUS(7.5 MHz)更准确,它可以区分 T1a 与 T1b‑SM2 肿瘤,在食管鳞状细胞癌准确率为 88%~93%,在分化胃癌的准确率为 65%~86%[2]。

5.4.1 hr‑EUS 肿瘤 T 分期

通过 hr‑EUS 进行 T 分期的准确性高于传统的 EUS 检查术(81% 与 56%)[3]。hr‑EUS 可区分早期食管癌的 pT1a 和 pT1b,准确度达到 71%~85%[3‑6]。总而言之,小探头 hr‑EUS 在食管、胃以及结直肠病变中 T 分期的准确度达到了 80%[7‑9]。

有一些典型的回声模式或超声图像可以提示肿瘤侵入黏膜下层的风险和深度。当病变下方观察到 SM 回声层呈"不规则变窄"时,黏膜下层侵犯的风险为 60%,当出现"出芽征"(约 2 mm 宽的低回声区)时侵犯黏膜下层的风险为 86%[10]。此外,"扇形低回声"提示肿瘤侵犯 M3/SM1 层(图 5.2),"拱形/弓形低回声"提示 SM2/SM3 层浸润,当拱形/弓形低回声从 SM 层扩散到 PM 层时,提示固有肌层浸润(uT2)(图 5.2b),准确度都可达 90%[11](图 5.2c)。明确的"拱形/弓形低回声征"则意味着不适合内镜下切除。

注意 上皮性肿瘤管壁浸润深度 hr‑EUS 分期(uT 分期)判断要点:
- 低回声病变延伸至壁回声层(提示层数)
- 识别最上部完整的层次
- 典型的黏膜下波层形状模式提示黏膜侵入风险/深度
  - 当病灶出现"不规则狭窄",提示 60% 出现 SM1 浸润
  - 出现"出芽征"(2 mm 宽的低回声浸润),提示有 86% SM1 浸润风险

－当出现"扇形低回声",提示 M3/SM1 浸润(uT1a/b)

－当出现"拱形/弓形低回声",则提示 SM2/SM3 浸润(uT1b)

5.4.2　使用 EUS 进行肿瘤 N 分期

传统 EUS(7.5 MHz)对早期食管腺癌的 TN 分期比 CT 更敏感、准确[12]。而 hr－EUS 对 N 分期的敏感性(25%～73%)和准确性(56%～87%)较低[13-15]。因此,恶性肿瘤术前 N 分期宜使用传统 7.5 MHz 的内镜超声。

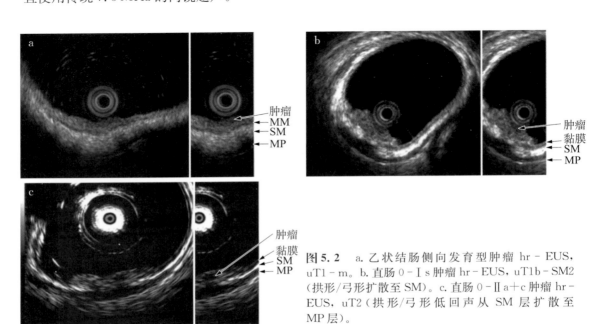

图 5.2　a. 乙状结肠侧向发育型肿瘤 hr－EUS, uT1－m。b. 直肠 0－Ⅰs 肿瘤 hr－EUS, uT1b－SM2 (拱形/弓形扩散至 SM)。c. 直肠 0－Ⅱa＋c 肿瘤 hr－EUS, uT2(拱形/弓形低回声从 SM 层扩散至 MP 层)。

5.4.3　hr－EUS 在浅表上皮性肿瘤 uT 分期中的局限性

高分辨率内镜超声成像 hr－EUS 取决于声波信号的良好传输,很容易受到管壁耦合液体中的微小杂质和小气泡的干扰,也容易被附着在病变表面的杂质干扰。此外,传感器探头与病变平行定位和对病变垂直扫描是 hr－EUS 无伪影成像的关键,有时由于解剖位置的限制,可能无法取得探头聚焦带的垂直平面图像和细致显示。病变表面不规则(如息肉、大结节、溃疡－/＋瘢痕)和困难的解剖位置(如食管胃交界处)可能会干扰回声解剖平面,导致层次不完整,超声结构分辨率差[16-18]。解剖特征可能会导致早期食管癌的误诊率上升,出错概率高达 29%,19%的病例可能会被过度分期[19]。

对于早癌 SM 浸润的判断,放大内镜对浅表血管和表面结构的放大分析比 hr－EUS 成像略敏感和准确一些[17,20],但两者结合似乎更佳。早癌的图像增强内镜检查本身就足以决定采用内镜还是手术切除,尤其是在食管。能补充进行 hr－EUS 分析更好。

在一项前瞻性研究中,连续评估 100 例黏膜下肿物 SET 患者的 hr－EUS 诊断,只有 48%的诊断是正确的,而错误分型大多发生在第 3 层和第 4 层(SM 和 PM)的低回声肿瘤,如 NET、GIST 和 GCT[21]。因此,组织学诊断是此类 SET 风险评估的金标准。

5.5　上皮下肿瘤的 hr－EUS 诊断和分期

5.5.1　hr－EUS 对上皮下病变的鉴别诊断

上皮下病变指内镜下可见的隆起或抬高,例如典型的静脉曲张。可能伴下方组织颜色透见,如结直肠脂肪瘤或神经内分泌肿瘤都常显示为淡黄色,淋巴管瘤显示为灰白色。硬度对于鉴别诊断也很重要,通常脂肪瘤、淋巴管瘤、囊肿或曲张静脉比较柔软。用活检钳触压时,这些 SEL 可以像枕头一样凹陷("靠垫征")。相反,坚硬的隆起是黏膜下组织肿块的证据,很可能是上皮下肿瘤。消化道 SEL 最常见的部位和 hr－EUS 鉴别诊断特征见表 5.1。

SEL 的鉴别诊断:血管瘤(表 5.1)一般通过其镜下表现很容易识别,如深蓝色海绵状黏膜下血管瘤;hr－EUS 表现为高回声血管壁和无回声管腔,血管内注射超声对比剂时可进一步明确诊断。淋巴管同样显示多发性无回声管腔和类似的管壁结构,但超声对比造影时没有增强效应。重复囊肿畸形常见于小肠近端,其次可见于食管、胃或结肠。囊内充满无回声黏液,可通过穿刺或切开抽吸或引流。这些病变通常无症状,不需要干预。脂肪瘤最常见于结直肠,很少会出现肠梗阻症状。hr－EUS 呈均质-高回声结构,伴清晰的包膜。被覆黏膜被抬起("隆起征"),在约一半的病例中,"靠垫征"阳性,具有相当的特异性。异位胰腺通常位于胃窦的大弯侧或后壁,或十二指肠的内侧壁,呈隆起性的 SEL 样升高,中心部多有凹陷,EUS 呈高回声或等回声 SET 伴中央低回声扩张导管[24,27](图 5.3)。

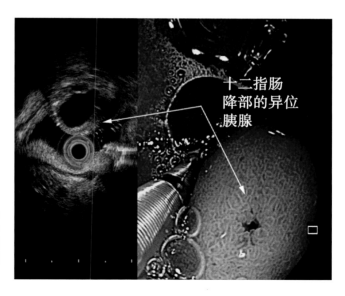

十二指肠降部的异位胰腺

图 5.3　十二指肠降部的异位胰腺。右图:十二指肠异位胰腺主导管开口(M－WLI,放大 20 倍)。左图:Hr－EUS 显示轻度低回声 SM 病变(顶部)伴 SM 层囊肿样扩张导管,下方低回声 SM 层和 PM 层变薄

表5.1 胃肠道内 SET 的特点

SE Mass	好发部位·内镜表现	EUS 表现	层次	回声层	诊断（通过超声内镜及穿刺） 良性	诊断（通过超声内镜及穿刺） 癌前病变
胃肠道间质瘤	G＞SI＞CR＞E 0–Ⅰs，中央凹陷/溃疡	边界清晰/边界不清晰（包膜），均质或不均质低回声	4(2)	PM(MM)	DOG1＋[a] cKIT＋or[a] PDGFR α＋[b]	直径＞2 cm 核分裂象＞5/5 mm²
神经内分泌肿瘤	G＞D＞SI＞R 0–Ⅰs，质地略硬，表面呈淡黄色	边界清晰低回声或高回声结节	2(3)	IPM(SM)	CagA 阳性 Syn 阳性	直径＞1 cm 核分裂象＞2/10 HPF
胃肠道颗粒细胞瘤	E＞D＞G＞R 0–Ⅰs，质地略硬，黄白相间	边界清晰，均质低回声（超声显像＝SM 层）	3	SM	S100＋ PAS＋PCK＋	直径＞4 cm 核分裂象＞2/10 HPF
平滑肌瘤	E＞G–EGJ＞R 0–Ⅰs/p，质地略硬	边界清晰，均质低回声（超声显像＝PM 层）	4	PM	良性：肌动蛋白和结缔组织阳性、平滑肌肉瘤非常罕见	
MALT 淋巴瘤	G＞CR＞SI 0–Ⅱ/Ⅰ，淡红色，隆起或溃疡	边界不清，均质低回声	1, 3	M, SM	胃 MALT 淋巴瘤与 HP 感染有关，根除 HP 为首选抗肿瘤治疗	
恶性淋巴瘤	SI＞G＞CR 0–Ⅱ/Ⅰ，隆起或溃疡	边界不清，低回声（多个团块）	1, 3	M, SM	组织病理学	
血管瘤	G 窦＞CR 0–Ⅱa，0–Ⅰs，蓝紫色	回声类型多样，给予造影剂后回声可增强	3, 4	SM, PM	（DD：卡波西肉瘤）	
脂肪瘤	G＞右侧结肠 0–Ⅰs，淡黄色，质地柔软，靠垫征	高回声病变，包膜清晰	3	SM	成熟的脂肪组织	—/—
纤维瘤	G＞E 0–Ⅰp，圆形息肉样	—/—	1, 3	M, SM	炎性纤维化	
淋巴管瘤	G＞右侧结肠 0–Ⅰs/Ⅱa，灰白色，质地软，靠垫征	多发无回声病变（少数无回声病变–鉴别诊断：重复囊肿）	3	SM	液体：淋巴液 vs. 黏膜	—/—

注：修改自文献[22–26]。C：结肠，D：十二指肠，DD：鉴别诊断，E：食管，CR：结直肠，EGJ：食管胃结合部，EUS：超声内镜，G：胃，GCT：颗粒细胞瘤，LM：平滑肌瘤，MALT：黏膜相关淋巴组织，PCK：全细胞角蛋白，R：直肠，SI：小肠。

[a]DOG1：GIST–1 阳性，cKIT：CD117。[b]PDGFR α：CD34。

实性 SEL 可以由 hr - EUS(20 MHz)典型的回声结构和壁内层次受累进行诊断,当结果不确定时,使用 7.5 MHz 超声内镜行细针抽吸细胞学检查或穿刺组织学检查[24,28]。

淋巴瘤呈低回声团块,在 LPM 和 SM 层呈灶状浸润扩散(图 5.4)。通常可引起肉眼可见的水肿和黏膜血管形态的改变;恶性淋巴瘤通常会形成凸出的黏膜下肿块。大块活检(如冷圈套切除)行组织学或免疫组织学诊断,是选择肿瘤治疗方案的基础,比 hr - EUS 更有意义。

图 5.4 a. 胃体轻度不均匀的低回声病变,浸润 LPM 和 SM 层,SM 层的厚度增加。b. 在 WLI 内镜下,肥厚的、轻度水肿的胃皱襞,即 SM 层固体浸润。经大块活检(冷圈套切除)确诊为黏膜相关淋巴组织 B 细胞淋巴瘤

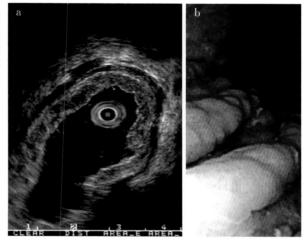

5.5.2　SM 或 PM 层来源的肿瘤

原发性壁内 SET 的典型特征见表 5.1 的前四行。来源于 SM 层,有清晰假包膜的 SET,包括相对少见的胃肠道间质瘤(GIST)和颗粒细胞肿瘤,GIST 多起源于 MM 层,或源自 PM 层,与 PM 层有狭长的延续。

颗粒细胞瘤主要见于食管和肛管,罕见于胃,表现为内部回声均匀的高回声团块,伴清晰的囊襞回声,回声与 SM 层(GCT 的起源层)一致。这点与平滑肌瘤进行鉴别[22](图 5.5a、b)。

平滑肌瘤与 GCT 相反,平滑肌瘤表现为与 PM 层相同的均匀偏低回声,PM 层是平滑肌瘤的起始层。伴弱的纤维包膜回声[22](图 5.5c、d)。

良性的 GIST 通常表现为均匀的低回声病变,边界清晰,大小适中(≤3 cm)。GIST 起源于 PM 层,与 PM 层延续或位于 PM 层内(图 5.6 和 5.7)。GIST 的好发部位依次为胃(65%)、小肠(25%)、结直肠(5%)和食管(<5%)。<20 mm 且无高风险征象的胃 GIST 可以 EUS 随访,≥10 mm 者每 6~12 个月进行 EUS 监测,<10 mm 者则可间隔 2 年进行随访[29,30]。GIST 或其他间质肿瘤恶性的高风险 EUS 征象为:持续生长、边界不规则(侵袭性)、囊性间隙≥5 mm(液性坏死)、回声病灶、hr - EUS 异质性/回声不均匀、溃疡形成和胃外播散等[31,32]。对可疑恶性 GIST,对比增强 EUS 成像显示不规则的血管增生,可作为怀疑 GIST 恶性行为的额外标准[32,33]。但不管怎样,GIST 本质上是软组织肉瘤,无论大小如何,都具有恶性潜能。恶性风险的评估需要从整个原发肿瘤的组织学(假包膜侵犯、有丝分裂计数高的病

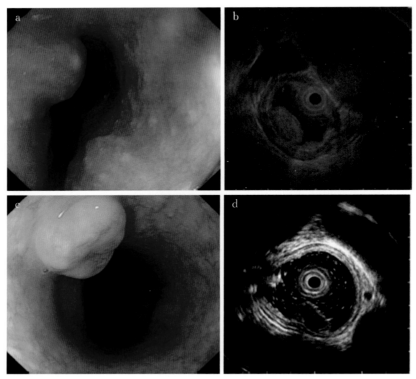

图 5.5 食管浅表 SET 呈陡峭凸起的磨牙状外观。a. 白光内镜下,GCT 覆正常的局部发白的鳞状上皮。b. hr-EUS(20 MHz)下呈内部回声均匀的偏高回声团块(回声=SM 层),边缘清晰,与 SM 层延续。c. 浅表平滑肌瘤的白光内镜图,覆正常局部发白的鳞状上皮。d. hr-EUS 呈均匀低回声团块(回声=PM 层),被 SM 与 PM 层分隔。一般认为起源于 MM 层[经允许引自 Iwamuro et al.[22],under the terms of the Attribution-NonCommercial-NoDerivatives 4.0 International (CC BY-NC-ND 4.0) License]

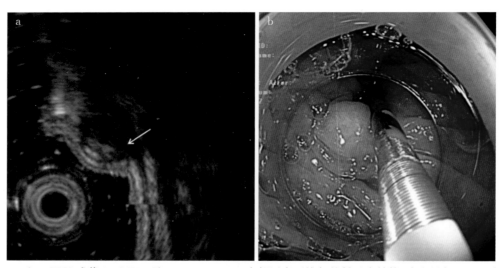

图 5.6 a. hr-EUS 成像(20 MHz)示 7.3 mm×6 mm 内部回声不均匀的低回声结构,中央局部呈无回声区域。病变与第 4 层(PM)相延续(箭头处),PM 回声完整;SET 包膜边界清晰。本例疑是 GIST。使用钩刀行内镜下整块切除。诊断:GIST,低风险(Ki-67,4%)。b. 降结肠被覆正常黏膜的硬质 SET(WLI)

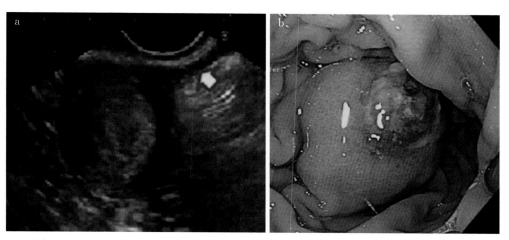

图 5.7 a. 类似病例的 EUS 成像(7.5 MHz)显示一个 18.3 mm×18 mm 的低回声 SET(与 SM 相比),起源于第 4 层(箭头,PM),内部回声不均匀,假包膜完整,考虑为 GIST。b. 黑便后 2 小时白光内镜检查见胃体大弯约 2.5 cm 大小的球形 SET,顶部中央溃疡形成,表面覆纤维蛋白血栓。病变随后行 EUS 引导下细针穿刺证实为 GIST。对于大小接近 2 cm 且回声不均匀的伴临床症状的 GIST,建议切除(经允许引自 Yegin 等的 EUS[30],经 Springer 许可)

灶)来确定,并通过分子基因突变分析预测靶向治疗的反应性(参见第 4 章)。

注意 美国国家综合癌症网(National Comprehensive Cancer Network,NCCN)指南推荐对>2 cm 的壁内间充质瘤或具有高风险特征的任何大小的 SET 进行整块切除,以评估治愈恶性肿瘤风险[34]。

神经内分泌肿瘤(NET)源于 LPM 层(第 2 层),hr－EUS 可延伸至 SM 层。呈均匀的低回声或等回声病变(与 LPM 相似),并有规则的包膜回声(图 5.8)。十二指肠,尤其是小肠

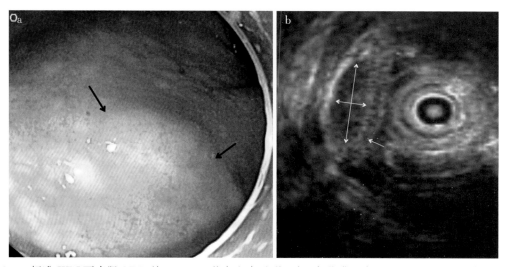

图 5.8 a. 标准 WLI 下直肠 SET(约 10 mm),苍白和半透明,覆正常黏膜上皮。b. hr－EUS 见内部回声基本均匀的低回声 SET,与第 2 层(LPM)相延续(箭头处),下方 SM 和 PM 层完整。临床诊断疑似小 NET。建议采用套扎 EMR 方法切除。组织学:CR－NET,G1(Ki－67,2%),低风险

NET,通常为类癌,1~2 cm 的直肠类癌可能出现邻近的前哨淋巴结转移。Hr-EUS 可能在管壁外成像区域内(约 2 cm)发现肿大、内部回声不均匀的淋巴结。在这些病例中,需要进行常规 EUS(7.5 MHz)、生长抑素闪烁成像和 CT 或 MRI[针对淋巴结和(或)肝转移],以及 NET 功能检查。最好将患者转诊至专业医疗机构。NET 最常见于胃,有 3 种类型。1 型是由高胃泌素血症引起,通常为多灶性,表现为多个≤1 cm 的 NET。1 型 G-NET 即使较大时也很少有淋巴结转移。推荐所有 1 型 G-NET 内镜切除后每年随访。所有其他胃肠道 NET 是散发或单发的,具有潜在恶性,当大小>1 cm 时,应转诊到专业的医疗机构[25,35](参见第 4 章)。

　　出现在 SM 或 PM 的其他罕见的恶性肿瘤,包括食管或肛门直肠的原发性恶性黑色素瘤和消化道外肿瘤的消化道黏膜转移(如乳腺癌、肠外淋巴瘤或恶性黑色素瘤)。这些病变主要位于 SM 和 LPM 层,表现出一些特异性的黏膜受累,需通过活检确诊。

5.6 病例:浅表和上皮下肿瘤的高分辨率 EUS 与内镜分析

病例 1:小的直肠 0-Ⅰs 病变
　　内镜筛查时,直肠中段发现一个 10 mm 的 0-Ⅰs 型小息肉,表面不规则,局部凹陷。通过放大色素内镜和 hr-EUS 进行分析,最终确定镜下切除的治疗方案(图 5.9)。

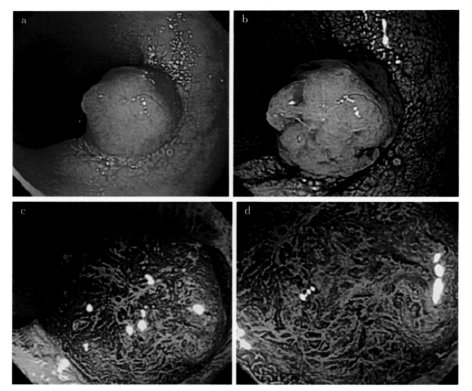

图 5.9　a.直肠 10 mm 0-Ⅰs 型小息肉。b.靛胭脂喷洒示表面不规则。c、d.结晶紫染色显示(c)V_I 型和(d)V_N 型腺管开口,为黏膜下浸润癌的典型表现

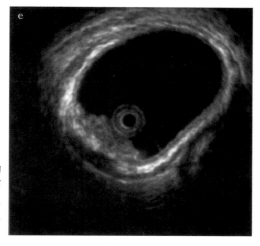

图 5.9(续) e. Hr-EUS 示 SM 广泛浸润的肿瘤,高回声 SM 层中断,拱形/弓形低回声突破到固有肌层:EUS 分期 T1 - SM3/T2。手术切除:腺癌 G2、pSM3(3 500 μm)、Ly0、V1、pPM0、pDM0、pRM0

病例 2:胃体上部 0 - Ⅱc 型病变

70 岁老年男性胃体上部发现一处红色 0 - Ⅱc 型病变。在常规内镜下怀疑黏膜下层深层浸润的肿瘤,但 hr - EUS 不确定(图 5.10)。患者进行了胃切除术。

注意 当内镜分析将病变分期为 SM2 侵袭性时,尽管 hr - EUS 支持内镜可切除性(疑似分期低估),为保证肿瘤的治愈性切除,通常更倾向于手术治疗。临床上,也有 hr - EUS(结合肉眼观察)对病变过度分期的情况。

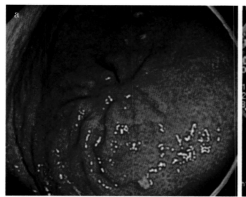

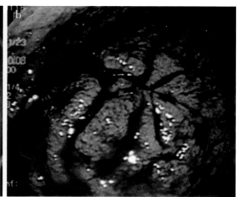

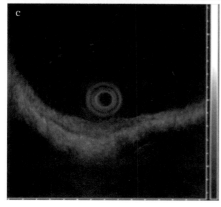

图 5.10 胃体上部红色 0 - Ⅱc 型病变。a. 黏膜皱襞向病变集中,集中的皱襞末端在凹陷处逐渐变细呈不规则。b. 靛胭脂喷洒增强了凹陷处皱襞不规则逐渐变细和皱襞中断的表现。在该病变处,常规内镜检查怀疑深部黏膜下浸润癌。c. 通过小探头(20 MHz)环扫 EUS 成像显示高回声黏膜下层连续完整,疑似黏膜内癌。但根据放大分析,进行了胃切除术。组织病理学证实为黏膜内腺癌(tub2＞tub1)、pT1(M)、Ly0、V0、pPM0、pDM0、0 - Ⅱc、35 mm×30 mm

病例3：胃体上部 0‐Ⅱc 型肿瘤

常规胃镜检查时，胃体上部发现了一处小的苍白色的凹陷病灶，伴有皱襞中断及部分皱襞融合。使用传统 WLI、色素内镜和 hrEUS 综合判断，支持行胃切除术（图 5.11）。

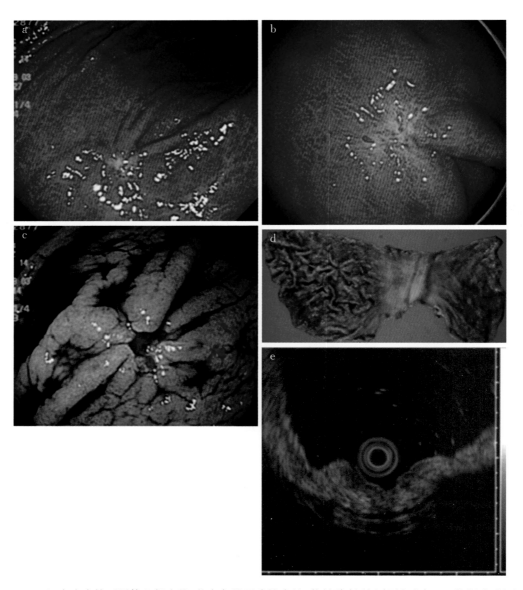

图 5.11 a、b. 白光内镜下胃体上部小的、苍白色的凹陷性病灶，伴皱襞断裂和褶皱融合。c. 靛胭脂喷洒后皱褶不规则增强，提示 SM 深部浸润可能。d. 环扫 EUS 成像（20 MHz）显示高回声 SM 层中断。临床诊断：EUS 分期 T1b‐SM2～3，可疑低分化癌（WLI）。e. 胃切除后确诊的病理诊断：腺癌，部分印戒细胞癌[sig（印戒细胞癌面积）＞tub2]，pT1b（SM2），Ly0，V0，pPN0

病例 4:胃 0 - Ⅱc 型病变

42 岁男性,胃体中部后壁直径约 20 mm 的 0 - Ⅱc 型病变。EUS 可疑 SM2 侵犯,建议外科手术切除。手术标本的组织病理学显示 SM 浸润和淋巴结转移(图 5.12)。

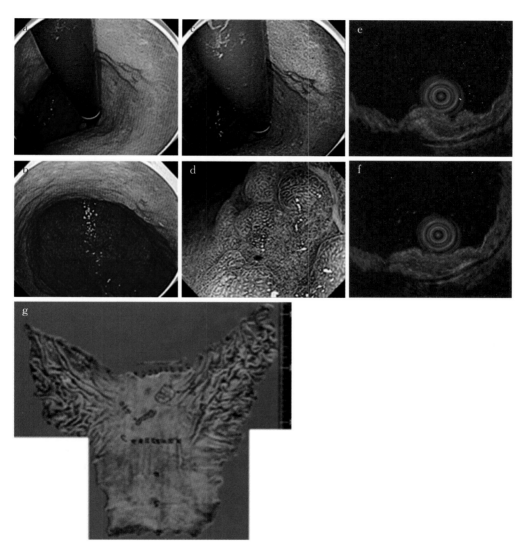

图 5.12 胃体中部后壁的 0 - Ⅱc 型病变。a、b. WLI:胃体中部后壁见红色凹陷病变。c、d. 窄带成像和 NBI 放大内镜:病灶在 NBI 下呈褐色区域。NBI 放大观察,微结构完全破坏,可见不规则的微血管。参照 VS 分类,肿瘤边界可以精确界定。e、f. EUS:环扫 EUS 成像(20 MHz)示低回声肿块在高回声 SM 层弥漫浸润。根据 EUS 检查结果,该病变的浸润深度确信达到 SM2 水平。g. 胃切除术:腺癌(tub2>por2>tub1)伴淋巴管浸润,T1(SM2,1 500 μm),15 mm×14 mm,Ly0,V0,N1

病例 5：食管远端 SET

WLI 时，食管下段正常鳞状上皮下观察到隆起肿瘤。根据 WLI 和 EUS 结果，诊断为 SM 层 SET，行 EMR 切除（图 5.13）。

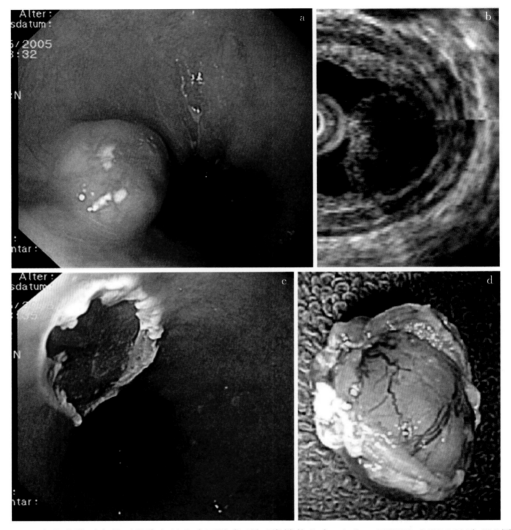

图 5.13　a.白光内镜下食管下段隆起的上皮下肿瘤，覆正常鳞状上皮。b. hr - EUS(20 MHz)显示 SM 层内部回声均匀的低回声肿物，直径约 1 cm，边界清晰，SET 下方 SM 层完整（MM 来源的平滑肌瘤，或不太可能是 GIST）。c.圈套切除后的创面。d. 标本：包膜完整的 SET。组织学：平滑肌瘤

注意　大多数平滑肌瘤位于 PM 层内，符合切除指征时，需要行 STER 术进行切除（图 4.7）！

病例 6：胃体 0 - Ⅱ c 型早期肿瘤

WLI 示胃体后壁红色凹陷病灶。靛胭脂醋酸染色及 NBI 放大均能清楚地检出肿瘤边界。基于 EUS 发现，诊断为黏膜内癌，行 ESD 治疗（图 5.14）。

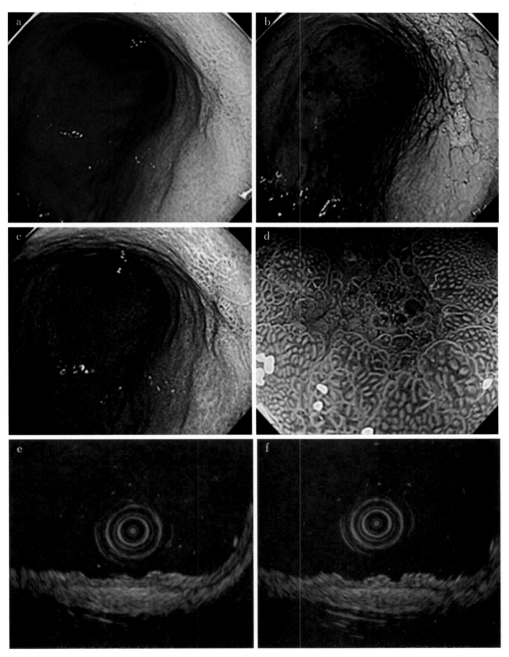

图 5.14　a. 胃体小弯侧红色 0 - Ⅱa 型病变，标准 WLI。b. 醋酸靛胭脂染色。c. NBI。d. 胃底腺黏膜开口形态，边界清晰。病变浸润的判断依据不规则微血管形态 VP（网状）和不规则微结构 SP 改变（M - NBI 50 倍放大）。e、f. Hr - EUS（20 MHz）示第 2 层（LPM）不规则肿物，伴表面（第 1 层）不规整，但第 3 层（SM）无断裂或变窄

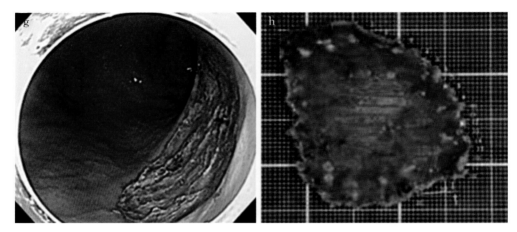

图 5.14(续) g. ESD 创面(WLI)。h. 标本(3.5 cm×4 cm):WDAC T1a - LPM、Ly0，V0，R0 切除，治愈性切除

注意 术前诊断应综合考虑 WLI、放大 NBI、色素内镜，以及 hr - EUS 检查。

参考文献

[1] Yamanaka T. JGES consensus meeting report in DDW-Japan 2000，Kobe：interpretation of the layered structure of gastrointestinal wall with endoscopic ultrasonography. Dig Endosc. 2002;14;39 - 40.
[2] Yoshinaga S，et al. Endoscopic ultrasound using ultrasound probes for the diagnosis of early esophageal and gastric cancers. World J Gastrointest Endosc. 2012;4;218 - 26.
[3] Goda K，et al. Magnifying endoscopy with narrow band imaging for predicting the invasion depth of superficial esophageal squamous cell carcinoma. Dis Esophagus. 2009;22;453 - 60.
[4] He LJ，et al. Endoscopic ultrasonography for staging of T1a and T1b esophageal squamous cell carcinoma. World J Gastroenterol. 2014;20;1340 - 7.
[5] Jung JI，et al. Clinicopathologic factors influencing the accuracy of EUS for superficial esophageal carcinoma. World J Gastroenterol. 2014;20;6322 - 8.
[6] Lee MW，et al. Predicting the invasion depth of esophageal squamous cell carcinoma：comparison of endoscopic ultrasonography and magnifying endoscopy. Scand J Gastroenterol. 2014;49;853 - 61.
[7] Kim GH，et al. Accuracy of high-frequency catheter-based endoscopic ultrasonography according to the indications for endoscopic treatment of early gastric cancer. J Gastroenterol Hepatol. 2010;25;506 - 11.
[8] Yoshida M，et al. Endoscopic assessment of invasion of colorectal tumors with a new high-frequency ultrasound probe. Gastrointest Endosc. 1995;41;587 - 92.
[9] Yoshinaga S，et al. Current status of endoscopic ultrasound for the upper gastrointestinal tract in Asia. Dig Endosc. 2015;27 (Suppl 1)：2 - 10.
[10] Matsumoto Y， et al. Endoscopic ultrasonography for diagnosis of submucosal invasion in early gastric cancer. J Gastroenterol. 2000;35;326 - 31.
[11] Yoshida S，et al. Diagnostic ability of high-frequency ultrasound probe sonography in staging early gastric cancer，especially for submucosal invasion. Abdom Imaging. 2005;30;518 - 23.
[12] Pech O，et al. The impact of endoscopic ultrasound and computed tomography on the TNM staging of early cancer in Barrett's esophagus. Am J Gastroenterol. 2006;101;2223 - 9.
[13] Hasegawa N，et al. Preoperative staging of superficial esophageal carcinoma：comparison of an ultrasound probe and standard endoscopic ultrasonography. Gastrointest Endosc. 1996;44;388 - 93.
[14] Hunerbein M，et al. Endosonography of upper gastrointestinal tract cancer on demand using miniprobes or endoscopic ultrasound. Surg Endosc. 2003;17;615 - 9.
[15] Menzel J，et al. Preoperative staging of esophageal carcinoma：miniprobe sonography versus conventional endoscopic ultrasound in a prospective histopathologically verified study. Endoscopy. 1999;31;291 - 7.
[16] Akashi K，et al. Ulcerous change decreases the accuracy of endoscopic ultrasonography diagnosis for the invasive depth of early gastric cancer. Int J Gastrointest Cancer. 2006;37;133 - 8.
[17] May A，et al. Accuracy of staging in early oesophageal cancer using high resolution endoscopy and high resolution endosonography：a comparative，prospective，and blinded trial. Gut. 2004;53;634 - 40.
[18] Tsung PC，et al. Miniprobe endoscopic ultrasonography has limitations in determining the T stage in early colorectal cancer.

Gut Liver. 2013;7;163 - 8.

[19] Chemaly M, et al. Miniprobe EUS in the pretherapeutic assessment of early esophageal neoplasia. Endoscopy. 2008;40;2 - 6.

[20] Arima M, et al. Diagnostic accuracy of tumor staging and treatment outcomes in patients with superficial esophageal cancer. Dig Endosc. 2007;4;145 - 53.

[21] Hwang JH, et al. A prospective study comparing endoscopy and EUS in the evaluation of GI subepithelial masses. Gastrointest Endosc. 2005;62;202 - 8.

[22] Iwamuro M, et al. Esophageal granular cell tumors can be differentiated from leiomyomas using endoscopic ultrasonography. Intern Med. 2018;57;1509 - 15.

[23] Nishida T, et al. The standard diagnosis, treatment, and follow-up of gastrointestinal stromal tumors based on guidelines. Gastric Cancer. 2016;19;3 - 14.

[24] Nishida T, et al. Submucosal tumors: comprehensive guide for the diagnosis and therapy of gastrointestinal submucosal tumors. Dig Endosc. 2013;25;479 - 89.

[25] Sato Y, et al. Management of gastric and duodenal neuroendocrine tumors. World J Gastroenterol. 2016;22;6817 - 28.

[26] Wiech T, et al. Histopathological classification of nonneoplastic and neoplastic gastrointestinal submucosal lesions. Endoscopy. 2005;37;630 - 4.

[27] Hwang JH, et al. American Gastroenterological Association Institute technical review on the management of gastric subepithelial masses. Gastroenterology. 2006;130;2217 - 28.

[28] Dumonceau JM, et al. Indications, results, and clinical impact of endoscopic ultrasound (EUS) -guided sampling in gastroenterology: European Society of Gastrointestinal Endoscopy (ESGE) Clinical Guideline - Updated January 2017. Endoscopy. 2017;49;695 - 714.

[29] Gao Z, et al. The cut-off value of tumor size and appropriate timing of follow-up for management of minimal EUS-suspected gastric gastrointestinal stromal tumors. BMC Gastroenterol. 2017;17;8.

[30] Yegin EG, et al. Small EUS-suspected gastrointestinal stromal tumors of the stomach: An overview for the current state of management. Endosc Ultrasound. 2016;5;69 - 77.

[31] Soweid AM. Endosonographic features predictive of benign and malignant gastrointestinal stromal cell tumors. Gastrointest Endosc. 2001;53;836 - 8.

[32] Zhao Y, et al. The diagnostic value of endoscopic ultrasonography and contrast-enhanced harmonic endoscopic ultrasonography in gastrointestinal stromal tumors. Endosc Ultrasound. 2016;5;111 - 7.

[33] Ignee A, et al. Contrast-enhanced (endoscopic) ultrasound and endoscopic ultrasound elastography in gastrointestinal stromal tumors. Endosc Ultrasound. 2017;6;55 - 60.

[34] von Mehren M, et al. Soft Tissue Sarcoma, Version 2.2018, NCCN Clinical Practice Guidelines in Oncology. J Natl Compr Canc Netw JNCCN. 2018;16;536 - 63.

[35] Rindi G, et al. TNM staging of foregut (neuro) endocrine tumors: a consensus proposal including a grading system. Virchows Arch. 2006;449;395 - 401.

6 内镜筛查和随访:适应证和标准

Endoscopic Screening and Surveillance:
Indications and Standards

Thierry Ponchon，Frieder Berr，Tsuneo Oyama

（陈琰 译）

6.1 引言

　　胃肠道是肿瘤发病率[$(1.0\sim1.4)\times10^3$·年]和死亡率[$(700\sim900)/10^5$·年]最高的系统。消化道肿瘤的年死亡率与发病率比分别为结直肠癌 43%，胃癌 75%，食管癌 84%，但在日本，胃癌的该比值已降至 40% 以下，而且发现的病例 70% 以上是早期胃癌[1-3]。治愈性根治术切除早期胃癌(EGC≤pT1)伴一、二级淋巴结清扫的 5 年生存率>90%[4,5]。对符合日本胃癌协会标准或东京国立癌症中心(National Cancer Centre，NCC)扩大适应证标准的 EGC 患者[6,7]，内镜下早期胃癌整块切除可以达到同样的生存率(93%/5 年，肿瘤无复发)。

　　在大多数情况下，除了胃癌(只有 60% 为分化型)，早期消化道肿瘤表现为分化型(>95%)，与未分化癌相比，分化型早癌(HGIN，G1，G2)在 3 年内发展为全身性疾病较慢[4,8]。这种疾病发展特性给消化道肿瘤的早期诊断提供了可能性，也为早癌的筛查与随访的必要性提供了依据，这也意味着这段时间的筛查和监测对于早癌的发现十分必要。

6.2 内镜筛查和随访理论依据

　　人群内镜筛查的目的是降低常见消化道肿瘤的死亡率。除了一般人群罹患消化道肿瘤的平均风险外，还有部分高危人群因环境因素(如接触致癌物、吸烟、酗酒)和(或)个体易感性(家族遗传因素、慢性胃肠道炎性)而增加患病风险。这类人群需要针对性的内镜筛查和更频繁的

T. Ponchon (✉)
Department of Digestive Diseases，Hôpital Eduard Herriot，Lyon，France
e-mail：thierry. ponchon@chu-lyon. fr
F. Berr
Department of Internal Medicine I，Paracelsus Medical University，Salzburg，Austria
T. Oyama
Department of Endoscopy，Saku Central Hospital Advanced Care Center，
Saku，Nagano，Japan
© Springer International Publishing 2019
F. Berr et al.（eds.），*Atlas of Early Neoplasias of the Gastrointestinal Tract*，
https://doi. org/10. 1007/978-3-030-01114-7_6

内镜随访[9-11]。然而，即使在专门的结直肠癌筛查中，有39%的患者没有进行风险分析和家族史采集。此外，同样也有55%有明确家族史的患者没有接受恰当的筛查和随访[12]。

注意 记录家族史和致癌危险因素是任何内镜筛查和安排随访计划的必备条件。

CRC是全球第三大癌症相关死亡原因，在西方国家排名第二，在日本排名第三[1,2,13]。年发病率相似，美国为(28~38)/10万·年，西欧为(33~50)/10万·年，日本为(22~58)/10万·年[1,2,13]。在美国国家息肉研究项目中，结肠镜息肉清除术后(切除所有息肉)结直肠癌发病率远低于普通人群中预计值[14]。这一发现为降低结直肠癌的死亡率而开展结肠镜筛查项目提供了理论依据。

胃癌在日本很常见(发病率约为25/10万人·年)，这证明对普通人群进行筛查的必要[3,13,15]。日本人推荐内镜筛查从40岁开始，可以降低癌症相关的死亡率[13,15]。然而，在大多数西方国家，GC比较少见(如美国≤5/10万·年)，因此，几乎不进行胃癌的内镜筛查[2,3,9,16]。但在西方国家，很重视对Barrett食管进行内镜监测和随访，从而发现早期肿瘤[9]。随着内镜对胃肠道肿瘤的筛查和随访深入研究，临床医生应该参考本国指南来制订适当的筛查和随访方案。

6.2.1 结肠镜的筛查可预防结直肠癌

高质量结肠镜检查是发现结肠内肿物的最佳诊断方法[10,17]。对结肠镜检出的腺瘤行切除术(清除性结肠镜检查)可以使10年内患结肠癌风险降低66%~71%[14]。每年一次的便隐血试验(fecal occult blood test，FOBT)筛查方案(当FOBT阳性时，行结肠镜检查并息肉切除术)仅将这种风险降低23%[18,19]。结肠镜检查并发症的风险很低(诊断相关并发症0.39%；治疗相关并发症1.02%；死亡率1/15万)[10,20]。

注意 对无症状、无高危因素个体的筛查建议[10,17]：

- 年龄≥50岁(日本≥40岁)开始行结肠镜筛检，每10年一次；目的是预防和早期发现CRC
- 如果<50岁，年度FOBT筛查，阳性时行结肠镜检查；目的是(早期)发现无症状结肠癌

6.2.2 结直肠癌的高危人群

约75%的CRC散发于普通人群，而25%发生于有结肠腺瘤或结肠癌家族史的人群中，即高风险因素人群[10,21]。不超过10%的CRC患者为单基因常染色体显性遗传家族性癌症综合征，其中1%为家族性腺瘤性息肉病(familial adenomatous polyposis，FAP)，5%为遗传性非息肉病性结肠癌(HNPCC)。另外，15%~20%的CRC患者在家族史中报告有结肠癌或腺瘤病史[10,11]。HNPCC发生CRC的终身风险为60%~80%，而典型FAP(>100结肠腺瘤)患者中，在40~50岁发生CRC的风险可达100%(图6.1)[11]。轻症FAP患者中(腺瘤较少[10-99]且发病较晚)，判断标准为：①至少有2名年龄≥30岁的一级亲属(first-degree relatives，FDRs)有10~99个腺瘤(30岁以下则无)；②1名FDR有10~99个腺瘤，1名FDR有CRC和少量腺瘤。在这类轻症FAP综合征[11]中有25%的病例可检测到APC基因突变。

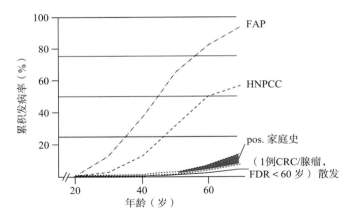

图 6.1　不同危险组 CRC 的年龄累积发病率。（改编自 Winawer 等的文献[21]，经 AGA Institute，W. B. Saunders Co. 许可）

MUTYH 相关性腺瘤性息肉病（MUTYH-associated adenomatous polyposis，MAP）是一种非常罕见的由等位基因 *MUTYH* 突变引起的常染色体隐性遗传病，表现为在 30 岁之前出现多发腺瘤（10～100 个），它可以预测右半结肠癌、十二指肠腺瘤和十二指肠癌[11]。Peutz-Jeghers 综合征（Peutz-Jeghers syndrome，PJS）和家族性幼年性息肉病（familial juvenile polyposis，FJP）患 CRC 的风险分别为 39％和 20％[22]。慢性炎症性肠病患 CRC 的风险也会增加：溃疡性结肠炎 20 年后发生肿瘤的风险为 7％～15％（若合并原发性硬化性胆管炎时风险更高），克罗恩病的风险类似[23-25]。表 6.1 列出了 CRC 高危因素。

表 6.1　罹患 CRC 的高危因素

高危条件	参考文献
结肠腺瘤或结肠癌家族史	[18，21]
遗传性结直肠癌（快速进展，腺瘤→癌）	
遗传性非息肉病性结肠癌，常染色体显性遗传	[18，21]
家族性腺瘤性息肉病，常染色体显性遗传	[11，18]
MUTYH 相关性腺瘤性息肉病，常染色体隐性遗传	[11]
Peutz-Jeghers 综合征	[22]
家族性幼年性（错构瘤性）息肉病（FJP）	[22]
慢性炎症性肠病（溃疡性结肠炎、克罗恩病）	[26]
CRC 术后或结直肠息肉切除术后随访	[27，28]

阳性家族史患者的筛查：没有高危因素的普通人群罹患结肠癌的风险约为 1％；当有一级亲属在 60 岁之前发现结肠腺瘤或结肠癌（即阳性家族史）时，发病风险约为 2％。当有 1 名 FDR 在 50 岁之前患结肠癌或 1 名以上 FDR 患结肠癌时或至少 2 名二级亲属（second-degree relatives，SDR）患有结肠癌时，个体发生结肠癌的风险增加到 3.5％～4％（图 6.1）[11]。而当

有 1 名 FDR 发病年龄＞60 岁,或有 1 名 SDR 患有结肠腺瘤或结肠癌时,个体患结肠癌的风险仅轻度增加(1.5～1.8 倍)[11]。在有阳性家族史和 CRC 重要风险(如阿姆斯特丹阳性标准,见表 6.2)的人群中,他们患 CRC 的高危年龄更加年轻,出现肿瘤综合征风险也更高,如在 60 岁时,HNPCC 和 FAP 发生肿瘤的风险分别为 60% 和 80%～90%(见图 6.1)[10,11,21]。表 6.3 列出结肠镜监测和随访的一些建议。

表 6.2 用于 HNPCC 微卫星不稳定性基因检测临床标准

阿姆斯特丹标准 Ⅱ
　　在下列情况下,至少有 3 个亲属发生 CRC 或 Lynch 综合征相关肿瘤[a]:其中一个患者是其他肿瘤患者的一级亲属;至少连续两代人发生;至少有一个患者确诊年龄＜50 岁;CRC 病例中排除了家族性腺瘤性大肠息肉病;CRC 经组织病理学证实

贝塞斯达指南修订版
　　至少一个 CRC 患者确诊年龄＜50 岁,或
　　MSI-H 阳性 CRC,年龄＜60 岁,和/并
　　同时性或异时性 Lynch 综合征相关肿瘤[a],或
　　1 例 CRC 患者,1 例 FDR 患 Lynch 综合征相关肿瘤[a],1 例确诊年龄＜50 岁
　　1 例 CRC 患者,2 个或以上 FDR 或 SDR 发生 Lynch 综合征相关肿瘤[a]

注:[a] 包括结直肠、子宫内膜、胃、卵巢、胰腺、输尿管、肾盂、胆管和脑肿瘤,皮脂腺腺瘤,角化棘皮瘤,小肠恶性肿瘤。

表 6.3 结直肠癌高危人群的结肠镜筛查指征[10,11,22,24,26][a]

风险因素	结肠镜筛查	
	开始年龄	间隔(年)
只有阳性家族史		
一名 SDR 或三级亲属(表亲)患 CRC	50 岁	10
1 名 FDR 患 CRC/腺瘤,年龄≥60 岁,或 2 名以上 SDR 患 CRC	40 岁	10
1 名 FDR 患 CRC/腺瘤,年龄＜60 岁	40 岁,或比 FDR 发病年龄早 10 年	5
单基因遗传综合征		
FAP(经典型)	12 岁	1 或 2
轻症 FAP(10～100 个腺瘤)	25 岁,或者比 FDR 合并 CRC 发病年龄早 10 年	1 或 2
HNPCC	20 岁或 25 岁,或比 FDR 最早的 CRC 发病年龄早 10 年	1 或 2
Peutz-Jeghers 综合征	18 岁	2
家族性幼年性息肉病(＞10 个息肉)	12 岁	3～5
慢性炎症		
溃疡性结肠炎,克罗恩病	病程 8～10 年	2(一)

注:FDR:一级亲属,SDR:二级亲属。
[a] 参见第 12 章溃疡性结肠炎和节段性结肠炎的监测。

APC,错配修复(mismatch repair,MMR)基因进行突变检测,推荐用于：

- 结肠 FAP(→APC 基因测序)
- 是否满足 HNPCC 的标准(表 6.2)

有极高危家族史的患者需要针对源肿瘤(如果 MSI 阳性)进行基因检测,首先通过免疫组化检测 MMR 蛋白,然后对未表达的 MMR 蛋白进行基因测序,以检测特异性 *MMR* 基因突变。有风险的家庭成员应在专门的基因研究中心[11]针对这个突变的 *MMR* 基因进行筛选。该突变的携带者需要进行 CRC 和其他相关肿瘤的随访监测。

注意 高达 20％的 FAP 病例表现为阴性家族史(可能是新种系 *FAP* 突变或 *MUTYH* 双等位基因常染色体隐性遗传突变)。对于 FAP、HNPCC 患者,行结肠大部/次全切除或全结肠切除并回肠直肠吻合术,甚至回肠肛管吻合术是一种选择,但对溃疡性结肠炎则很少推荐[10,11,22,24,26]。

6.3 胃癌

胃癌是全球第二大癌症相关死亡原因,在美国和西欧居第四位。在过去的 60 年中,美国和西欧胃癌的发病率下降了 75％～85％,降至每年(3～5)/10 万人,但在日本(为其 5 倍)、中国、智利和东欧,胃癌的发病率仍然较高[1-3,13]。在日本,放射成像和内镜筛查已经降低了胃癌死亡率[13,15,16]。而在西方国家,机会筛查和内镜随访是常见的检出方法[9,16]。

胃癌主要有两种类型:肠型和弥漫型胃癌,肠型胃癌形成腺样管状结构;弥漫型胃癌缺乏细胞黏附性,通过单个肿瘤细胞扩散的方式在胃壁浸润生长。肠型胃癌更容易在内镜检查中发现,扩散较慢。表 6.4 列出了胃癌高危人群中需胃镜随访的相关疾病。

肠型胃癌的癌前病变为重度慢性萎缩性胃炎(自身免疫性 A 型胃炎或幽门螺杆菌诱发的 B 型胃炎)伴肠上皮化生(intestinal metaplasia,IM),或部分胃切除术后胆汁反流性慢性胃炎[8,9,16,29,30]。伴有 HGIN 的肠上皮化生发生 GC 的风险为 33％～85％[9]。由于弥漫型胃癌很难被及时发现,而胃镜监测或随访效果尚未被证实,所以,常染色体显性遗传的弥漫型胃癌家族需要进行基因诊断和预防性胃切除术[31]。

6.3.1 咽部和食管鳞状细胞癌

食管鳞状细胞上皮癌相对少见,除中国浑源县、新加坡、伊朗等少数高发地区(发病率高达每年 $140/10^5$)外,大多数国家的发病率为每年 $1.5～5/10^5$[1,9,32]。因此,普通人群一般不推荐内镜下筛查,但对于部分食管及头颈部鳞状细胞癌高危人群,建议进行内镜评分和定期随访[9,32,33]。

虽然有 SCC 和 Barrett 食管[32]呈现家族聚集的报道,但食管癌遗传的证据尚不充足。

男性患食管鳞状细胞癌的风险是女性的 4 倍,尤其是长期吸烟和酗酒患者(约为 25 倍)[32-34]。所以后一组人群即使没有明显的临床症状也建议在 50 岁时开始接受内镜监测[9]。

表 6.4　胃癌高危人群[8,9,16,29,30]

高风险的胃癌类型/胃癌风险增高的病变/癌前病变	内镜随访[9]a	
	开始时间	间隔（年）
肠型胃癌		
B 型萎缩性胃炎伴肠上皮化生（幽门螺杆菌阳性）	内镜评分后个体化监测	根除幽门螺杆菌，间隔 2～3 年
息肉型慢性胃炎伴肠化 IM	个体化监测	1～3 年
慢性 A 型自身免疫性胃炎伴肠化 IM	内镜评分后个体化监测	1～3 年
胃肠上皮化生（IM）		
IM 和低级别上皮内瘤变	3 个月后复查，定位并活检	3 个月至 1 年
IM 和高级别上皮内瘤变	确认→ESD 或外科手术	6 个月至 1 年
毕Ⅱ式部分胃切除术（PGE）（慢性胆汁反流性胃炎）	PGE 15 年后内镜评分	幽门螺杆菌根除
		2～3 年
胃腺瘤（35％含恶性病灶[29]）	EMR 或 ESD	1～3 年
FAP（胃/十二指肠镜检查）和 HNPCC[9]	内镜个性化评分后	6 个月至 3 年
弥漫型胃癌		
遗传性弥漫性胃癌（30％ CDH1 突变）	基因诊断[31]	预防性胃切除术

注：IEN：上皮内瘤变，IM：肠上皮化生。
a 美国胃肠内镜学会（ASGE）的推荐[9,16]。

此外，上消化道部分肿瘤之间彼此密切相关。头颈部鳞状细胞癌同时性或异时性发生食管鳞状细胞癌的风险约为 20％，而后者再发生异时性肠型 GC 的风险约为 10％[34]。约 10％的口咽部鳞状细胞癌患者会发生食管同时性或异时性鳞状细胞癌[34]。因此这些患者在发现或接受治疗的同时需要进行口咽、喉部、食管和胃的内镜监测。

增加了食管鳞状细胞癌患病风险的疾病包括贲门失弛缓症、碱液引起的食管黏膜的长期损伤，或热饮引起的慢性腐蚀性损伤[35,36]。掌部和足底角化过度的胼胝症等一些遗传性鳞状上皮疾病也有很高的食管癌风险[37]。区域性人乳头状瘤病毒（human papillomavirus，HPV）感染食管可增加食管鳞状细胞癌患病的风险[34]。表 6.5 列出了鳞状细胞癌的一些高危分组，在这些患者中每 1～3 年进行一次内镜检查可能是合理的。

6.3.2　食管或胃食管交接处腺癌

近 40 年来，原本罕见的食管和胃食管交界处腺癌的发病率迅速上升，现已成为美国及西欧的主要食管癌类型[1,38,40]。几乎所有这些 AC 都源于 Barrett 食管的肠化上皮，即柱状上皮（含或不含杯状细胞）取代了食管鳞状上皮[40-42]。出现 BE 化生的主要原因是慢性胃食管反流

表 6.5　食管癌高危人群[9,33,34,37-39]

食管癌的高危类型	内镜随访[9,33,38]	
	建议开始时间	间隔(年)
食管鳞状细胞癌		
呼吸道消化道鳞状细胞癌(头颈、肺)	机会筛查	未知
同时性或异时性食管鳞状细胞癌(10%的患者)	个体化	未知
胃癌(患双癌的风险)	机会筛查	未知
贲门失弛缓症(起病 14 年后风险增加 16 倍↑)	发病 15 年后开始	未知
由碱液、辐射或腐蚀性损伤引起的狭窄	损伤后 10～15 年	1～3 年
部分胃切除术后(慢性胆汁反流性食管炎)	PGE 后 15 年	2～3 年
鳞状上皮的遗传性疾病(如胼胝症)	30 岁时	1～3 年
人乳头状瘤病毒感染	高风险病毒迁移	未知
食管或 GEJ 腺癌		
GERD 伴 Barrett 食管	见第 8 章	
酒精和吸烟	机会筛查	见表 6.6
腹型肥胖	—	未知

注:GEJ:胃食管结合部,GERD:胃食管反流病。

病(gastroesophageal reflux disease,GERD)[40-42]。导致 BE 恶性转化(上皮化生→异型增生→AC)的危险因素有控制欠佳的 GERD、BE 程度(长节段 vs. 短节段)、老年、男性、吸烟、BE 或 AC 家族史等[38,40,43]。怀疑有胃食管反流症状的患者应接受内镜检查(机会筛查)。

　　BE 必须通过内镜下活检确诊。由于 BE 来源 AC 较散发食管 CA 可以在更早期(pT≤1)发现并治愈,所以 BE 是内镜下肿瘤监测的适应证之一[44]。社区中心的内镜医生仅在 60%异形增生患者中发现了病变,而 40%的诊断是通过程序性随机活检确诊的。而 BE 专业机构/中心的专家可以在 87%的异形增生的 BE 中发现肉眼可见的 AC 病变,同时在 76%的活检阳性行内镜复查的患者中发现 AC[45]。因此,推荐必要时要活检和转诊 BE 中心治疗异型增生。指南(表 6.6)目前尚不推荐放大或 NBI 内镜[38,46-48]。但在日本,采用了白光和 NBI 内镜观察病灶,联合 NBI 放大内镜和醋酸染色分析,以及靶向活检[49]。

注意　质子泵抑制剂治疗后的 BE 内镜随访的指南推荐[38,46-48]:

- 高清(HD - WLI)内镜和醋酸染色内镜
- 对任何可见病变进行靶向活检,程序性随机活检(每 2 cm 4 象限活检;西雅图协议)
- 由胃肠病理学家进行组织学检查,以及相关病理学家进行异常增生阳性的判断
- 转诊到专业中心切除高级别/重度异型增生(high grade dysplasia,HGD)或 BE - AC

表 6.6　欧洲胃肠内镜学会(ESGE)对 Barrett 食管监测的建议

上皮内瘤变	管理和监视/随访间期
无异形增生 BE(NDBE)	短期 BE 监测每 3～5 年一次
低级别/轻中度异型增生 BE(LGDBE)	可见病变,转诊到专家中心[a、b],当 LGD 阳性,6、12 个月后复查→仍确诊 LGD 阳性→进行 BE 切除或消融[a、c]。2 次证实缓解后,随访如 NDBE(无低级别异型增生)
高级别/重度异型增生 BE(HGDBE)	患者转诊到专业中心
有边界的 HGD 病变	内镜整块切除、BE 消融术/治疗
无边界的 HGD	重复内镜检查并随机活检→证实 HGD→BE 消融[c];HGD 阴性,3 个月后随访
异形增生不明确	经其他胃肠病理学家确认;PPI 治疗,6 月后在 BE 专业中心内镜复查
浅表型 BE - AC(T1a)	内镜下整块切除[a],继以消融治疗[a、c]
>10 cm 长节段 BE	在专门的 BE 中心随访

注:修改自 Weusten 等[46]。
PPI:质子泵抑制剂。
[a]任何内镜治疗(切除;消融)应在专门的 BE 中心进行。[b] 根据美国胃肠病学会(ACG)建议/标准,内镜切除可见的病变[47]。
[c]最好采用射频消融术(RFA)。

(见第 8 章)

除指南的实际内容以外,强烈推荐

- 分析发现的病变时,先采用放大 NBI 内镜(血管),再用放大 CE(表面结构)进行观察

6.4 内镜筛查和随访标准

　　在内镜筛查或随访检查中能否发现小胃癌(<10 mm)和微小胃癌(<5 mm),取决于良好的术前准备和胃肠道清洁,检查技术和内镜设备,以及检查者的经验和对消化道早癌的警觉性。为了确保这些诊断性操作结果的质量,应在每个消化内镜中心对基本标准或核心性能指标(key performance indicators,KPI)进行监控和评估,附上相关标准(表 6.7)。

　　内镜检查报告包括对任何肿瘤性病变的结论性的诊断,并给出分期建议(EUS/MRI/CT)和切除技术建议,是具有法律约束力的文件。对于复杂或恶性病变必须以多张图片显示病变的位置、大小,以及放大内镜下,白光、窄带成像或色素内镜下病变的结构细节。

注意　任何肿瘤性病变的内镜检查报告必须包含以下几方面内容:

- 肉眼类型和特征(如空气变形现象)
- 微表面和微血管结构
- 内镜下对肿瘤类别预测的结论性诊断

表 6.7　内镜检查记录的一般要点

1. 操作前
　（a）符合适应证，包括对不符合适应证的指征的评估
　（b）知情同意（如内镜检查风险等，见表 6.8）
　　　抗凝治疗情况包括治疗方案/调整方案
　（c）术前病史采集和体格检查，进行风险分层
　（d）所需镇静水平
2. 操作中
　（a）患者监护，并提供重要监护参数和用药记录
　（b）内镜标志性部位图像和异常病变的图像记录
3. 操作后
　（a）出院记录（含内镜报告单）
　（b）患者术后注意事项（关于镇静和术后可能出现的并发症）
　（c）病理随访及报告
　（d）内镜中心记录的不良事件和并发症的情况
　（e）与患者（患者满意度）及转诊医生的沟通
　（f）抗凝治疗计划/方案

6.4.1　结肠镜检查

约 8% 的新诊断的结直肠癌患者在过去 3 年内曾行结肠镜检查呈阴性（即间期癌）[51,53,54]。腺瘤检出率（adenoma detection rate，ADR）较低的内镜医师，其患者间期癌发病率相对较高。因此 ADR 是评价诊断性结肠镜质量的关键性指标[20]。漏诊的可能原因包括：没有发现本可检出的腺瘤（约 11%，5～10 mm），忽略了小的扁平腺瘤或小于 5 mm 的癌[53]。

肠道准备对诊断结果至关重要。镜检前应停止进食及服用含铁药物（引起黏膜变色）和带籽水果或面包数天。标准肠道准备方案是：在检查前晚和当日凌晨（检查前 3～4 小时）先服用硫酸钠溶液（10 mL）导泻清空直肠，接着在 60～90 分钟内喝完 2～3 L 聚乙二醇-硫酸钠溶液（polyethylene glycol-sodium sulfate solution，PEG-ELS）。推荐在每升 PEG 溶液中加入 5 mL 的二甲基硅油以清除结肠黏膜表面附着的黏液。最后一次液体摄入与结肠镜检查应至少间隔 3 小时，以确保麻醉镇静前胃处于排空状态。在患者内镜检查之前，应评估肠道准备质量（即排出淡黄色、无渣粪液）。检查应达到 >95% 的清洁度，且波士顿肠道准备评分 ≥7（BBPS 范围 1～9）[55]。

结肠镜检查时使用放大（≥50 倍）结肠镜，通过单人操作无绊插入技术完成全部检查，根据国内指南应用镇静剂（如咪达唑仑 0.7 mg/kg 体重）或异丙酚静脉麻醉。结肠镜报告必须包括回盲部、阑尾开口和回盲瓣的图像，用来确认完成了全结肠的检查。退镜前，静脉可给予解痉药（丁溴东莨菪碱/解痉灵 10～20 mg，青光眼或前列腺肥大患者给予胰高血糖素 1mg）。退镜过程中仔细检查整个黏膜表面包括结肠带的口侧，退镜时间一般不少于 6 分钟。任何一

个内镜中心或内镜医师的所有检查操作,都应记录下来,同时内镜检查操作要符合标准[52]（表6.8 和 6.9）。内镜下肿瘤的检测见第 11 章。

表 6.8　诊断性结肠镜检查的风险[10,51,52]

并发症	风　险
出血	0.01%（套扎息肉切除术后 0.8%）
穿孔	0.01%（套扎息肉切除术后 0.06%）
死亡率	2/30 万例以上结肠镜检查

表 6.9　结肠镜检查的质控指标（KPI,基准）[10,20]

质控指标	参数（结肠镜检查百分比）
肠道准备	>90% 干净（波士顿评分>6；目标>95%,>7）
盲肠的插管率	>95% 健康成人筛查（目标>97%） 所有病例>90%（图文记录）
腺瘤检出率	50 岁以上的男性中>25% 50 岁以上的女性中>15%
适当的息肉切除术	% 分数（圈套息肉切除术/病灶>3 mm）
并发症发生率	暂无基准（例如 7 天内再次入院率）

6.4.2　上消化道内镜检查

为发现肿瘤性病变,上消化道内镜检查应根据国家指南在清醒或深静脉镇静状态下进行。并在检查前 10~20 分钟口服一杯含蛋白酶或乙酰半胱氨酸的水溶液（见下文）,以清除黏膜表面黏液（图 6.2）。必须采用高清晰视频内镜与带放大虚拟色素成像（NBI、BLI、I‐Scan）功能

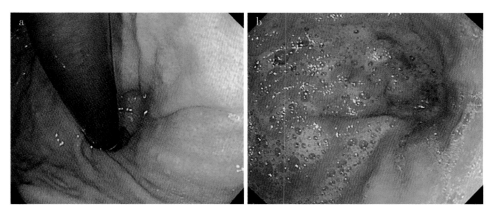

图 6.2　a. 蛋白酶预处理并用附送水装置冲洗胃体。b. 未进行蛋白酶预处理的胃体。尽管用水冲洗黏膜,黏附在胃黏膜皱襞表面的黏液仍形成了一层泡沫凝胶,严重影响了对上皮表面结构的评估（经允许引自 Oyama[56],经 Nankodo Co.，Ltd.，Tokyo,Japan 许可）

的高清内镜作为上消化道内镜检查的必需标准设备,从而加强对黏膜病变的准确诊断。

注意　上消化道诊断内镜检查的基本要求:

- 祛黏液剂和消/祛泡剂制备:(0.25 g 链蛋白酶 Pronase ®/25 mL 水,Kaken Seiyaku Corp.,东京;或 400 mg N-乙酰半胱氨酸和 20 mg 活化二甲硅油/25 mL 水),检查前 15 分钟口服,内镜检查前再喝一杯水
- 胆碱能拮抗剂(丁溴东莨菪碱/解痉灵 Buscopan ® 10~20 mg 静脉注射,或如果有禁忌,胰高血糖素 1 mg 静脉注射)减少分泌和蠕动
- 利多卡因喷洒用于咽部麻醉(及下咽部检查)
- 大多数情况下采取静脉镇静(咪达唑仑 2~5 mg 或哌替啶 20~30 mg 用于清醒镇静,丙泊酚 5~10 mg 用于麻醉镇静)
- 充分黏膜冲洗对于内镜下评估无黏液的胃表面结构和毛细血管形态至关重要
- 避免操作过程中的盲点,特别是可以通过如下方法:

1)胃壁充气膨胀。

2)冲洗(用二甲硅油冲洗)清洗胃黏膜。

3)WLI 系统地检查上消化道所有区域(下咽部、食管、胃、十二指肠 1~3 部),以发现任何病变。

- 检查过程

1)利用传统的 WLI 内镜能敏感地发现小的和微小的肿瘤性病变依赖于检查者的能力(检查技术、知识和诊断经验)及标准化的筛查程序[58]。

2)插入内镜:内镜插入时要检查咽喉部,注意避免直接接触软腭、咽、舌根黏膜。当直视下沿硬腭、软腭和下咽部后壁缓慢推进镜身时,NBI(在足够亮度前提下)比 WLI 模式更有利于发现早期鳞状细胞癌。Muto 等[57]在最近的图集中详细介绍了对口咽和下咽部的完整内镜检查。首先在吸气时将镜头插入至右侧梨状隐窝顶部,同时检查喉咽部,并吸空蓄积的唾液(尤其是 Zenker 憩室内)。在呼气时梨状隐窝和口咽部变宽,此时退镜更容易观察。接下来观察声带以上的杓状软骨、喉部及左侧梨状隐窝,然后从右侧梨状窝底部将内镜插入食管入口。退镜时最容易观察到食管入口(距门齿 15~18 cm)。在插入时 WLI 下观察充分注气展开的食管,在结束退镜时 NBI 模式下仔细观察是否存在微小的褐色病变。

若要精确描述食管任何病变的位置则需要取直镜身,寻找与腹侧相对应的左主支气管隆突(距门齿 25~28 cm,10~12 点方向)。Barrett 食管内镜检查见 6.3.2。

胃:冲洗掉胃黏膜上所有黏液和残渣,首先识别早癌的高危因素(表 6.4 和 6.5),充分注气膨胀胃腔以避免盲点,用标准化的筛查路径来进行检查(图 6.3),并对可疑病变及其位置进行额外拍照。对溃疡病灶和任何可疑肿瘤性病变进行靶向活检[9,29]。日本的食管胃十二指肠早癌内镜筛查方案比西方国家更详尽。对 WLI 观察的基本技术、系统观察和可疑病变的判断等,我们推荐 Kenshi Yao[58]的筛查方案。第 1、7、8、9 和第 10 章给出了肿瘤的识别和内镜

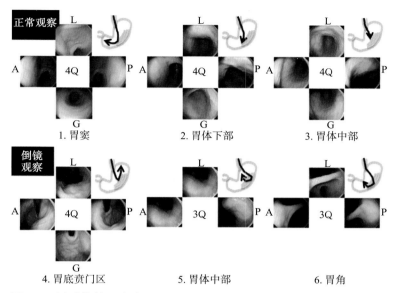

图 6.3　胃系统筛查方案（systematic screening protocol for the stomach，SSS）。内镜进入胃窦后开始 SSS。顺行视野中，可以获得胃窦、胃体下部和中上部四个象限的内镜图像；然后，在反转视图中，可以获得胃底和贲门的四个象限图像，以及胃体中上半部和角切迹/胃角的三个象限的图像。总体而言，SSS 至少包括 22 幅内镜图像。A：前壁，G：大弯，L：小弯，P：后壁，Q：象限（根据知识共享署名 4.0 国际许可条款，经允许引自 Yao[58]）（http://creativecommons.org/licenses/by/4.0/）

下放大观察分析的建议。

　　十二指肠的检查采用与胃相同的处理方式（见表 1.2）。冲洗并吸掉任何胆道液体。正常黏膜呈地毯状的活动绒毛，在水浸时尤为明显。乳糜泻时绒毛萎缩表现为活动绒毛的丧失。肿瘤性病变形成明显边界（参见第 10 章）。

　　上消化道内镜报告应记录并发症和质控参数（表 6.10）。

6.4.3　围手术期预防措施

　　上、下消化道内镜检查不需要预防性使用抗生素，除非患者有严重的免疫缺乏、心脏疾病或瓣膜置换，以及有可能进行高感染风险的操作或治疗［如经皮内镜下胃造口术（percutaneous endoscopic gastrostomy，PEG）、消化道囊性病变的 EUS - FNA、食管静脉曲张套扎术等］。在这些情况下，根据患者耐药情况，建议内镜检查前 30～60 分钟单次剂量静脉注射阿莫西林 2 g、头孢唑林 1 g 或环丙沙星 500 mg[60]。经内镜黏膜下剥离术不推荐预防性使用抗生素，但在高危人群行食管、胃或结肠黏膜下剥离前应进行抗生素预防。表 6.11 列出了活检前抗凝药物的洗脱期。

表 6.10　上消化道内镜(upper GI endoscopy，UGE)[59]的核心
性能指标(key performance measures，KPM)

记录关键指标	指标完成度(在% UGE 报告中)
禁食≥6 小时/固体，2 小时/液体	≥95%(指导性，以同意书形式)
操作时间	≥90%的报告中记录(UGE 筛选≥7 分钟)
图文记录	≥90%的报告中记录(解剖标志 n＝10，病变)
标准术语	≥95%的报告使用[59]
BE 诊断	≥90%的 BE(BE 检查 1 分钟/C＝1 cm)
治疗性 UGE 的并发症	≥95% UGE 治疗报告中要记录并发症发生情况(UGE 穿孔率<2%为标准)

注:C,环周范围/程度。

表 6.11　活检前抗凝药及其洗脱期

药物	洗脱期
血小板聚集抑制剂	
阿司匹林	7 天
盐酸噻氯匹定	7 天
替格雷洛/替格瑞洛	7 天
多烯酸乙酯	7 天或以上
西洛他唑	4 天
阿加曲班	1 天
溶栓剂	
尿激酶	1 天
抗凝剂	
华法林	7 天
伊诺肝素,帕罗肝素	1/2 天
利伐沙班(anti-factor Ⅹa)	1 天
达比加群(anti-factor Ⅱa)	2 天[a]

注:修改自 Anderson 等[61]。
[a]24 小时肾小球滤过率(GFR)>80 mL/min；GFR 30～50 mL/min 4 天。

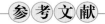

参 考 文 献

[1] GLOBOCAN database，International Agency for Research on Cancer，WHO，http：//globocan. iarc. fr/.

[2] Ferlay J, et al. Cancer incidence and mortality worldwide: sources, methods and major patterns in GLOBOCAN 2012. Int J Cancer. 2015;136: E359 - 86.

[3] Inoue M, et al. Epidemiology of gastric cancer in Japan. Postgrad Med J. 2005;81:419 - 24.

[4] Everett SM, et al. Early gastric cancer in Europe. Gut. 1997;41:142 - 50.

[5] Morita S, et al. Outcome of pylorus-preserving gastrectomy for early gastric cancer. Br J Surg. 2008;95:1131 - 5.

[6] Abe S, et al. Short- and long-term outcomes of endoscopic submucosal dissection for undifferentiated early gastric cancer. Endoscopy. 2013;45:703 - 7.

[7] Gotoda T, et al. Endoscopic resection of early gastric cancer treated by guideline and expanded National Cancer Centre criteria. Br J Surg. 2010;97:868 - 71.

[8] Hamashima C, et al. Optimal interval of endoscopic screening based on stage distributions of detected gastric cancers. BMC Cancer. 2017;17:740.

[9] Hirota WK, et al. ASGE guideline: the role of endoscopy in the surveillance of premalignant conditions of the upper GI tract. Gastrointest Endosc. 2006;63:570 - 80.

[10] Rex DK, et al. Colorectal cancer screening: recommendations for physicians and patients from the U. S. Multi-Society Task Force on Colorectal Cancer. Gastroenterology. 2017;153:307 - 23.

[11] Vasen HF, et al. Familial colorectal cancer risk: ESMO clinical recommendations. Ann Oncol. 2009;20 (Suppl 4): 51 - 3.

[12] Fletcher RH, et al. Screening patients with a family history of colorectal cancer. J Gen Intern Med. 2007;22:508 - 13.

[13] Torre LA, et al. Global cancer incidence and mortality rates and trends — an update. Cancer Epidemiol Biomark Prev. 2016;25:16 - 27.

[14] Zauber AG, et al. Colonoscopic polypectomy and long-term prevention of colorectal-cancer deaths. N Engl J Med. 2012; 366:687 - 96.

[15] Hamashima C, et al. Mortality reduction from gastric cancer by endoscopic and radiographic screening. Cancer Sci. 2015; 106:1744 - 9.

[16] Evans JA, et al. ASGE guideline. The role of endoscopy in the management of premalignant and malignant conditons of the stomach. Gastrointest Endosc. 2015;82:1 - 8.

[17] Ebell MH, et al. Cancer screening recommendations: an international comparison of high income countries. Public Health Rev. 2018;39:7.

[18] Bevan R, Rutter RD. Colorectal cancer screening — who, how, and when? Clin Endosc. 2018;51:37 - 49.

[19] Towler B, et al. A systematic review of the effects of screening for colorectal cancer using the faecal occult blood test, Hemoccult. BMJ. 1998;317:559 - 65.

[20] Kaminski MF, et al. Performance measures for lower gastrointestinal endoscopy: a European Society of Gastrointestinal Endoscopy (ESGE) quality improvement initiative. United European Gastroenterol J. 2017;5:309 - 34.

[21] Winawer SJ, et al. Colorectal cancer screening: clinical guidelines and rationale. Gastroenterology. 1997;112:594 - 642.

[22] Dunlop MG. Guidance on gastrointestinal surveillance for hereditary non-polyposis colorectal cancer, familial adenomatous polyposis, juvenile polyposis, and Peutz-Jeghers syndrome. Gut. 2002;51 (Suppl 5): V21 - 7.

[23] Beaugerie L, et al. Cancers complicating inflammatory bowel disease. N Engl J Med. 2015;373:195.

[24] Farraye FA, et al. AGA technical review on the diagnosis and management of colorectal neoplasia in inflammatory bowel disease. Gastroenterology. 2010;138:746 - 774,774 e741 - 744; quiz e712 - 743.

[25] Soetikno R, et al. Paradigm shift in the surveillance and management of dysplasia in inflammatory bowel disease (West). Dig Endosc. 2016;28:266 - 73.

[26] Laine L, et al. SCENIC international consensus statement on surveillance and management of dysplasia in inflammatory bowel disease. Gastrointest Endosc. 2015;81:489 - 501.

[27] Lieberman DA, et al. Guidelines for colonoscopy surveillance after screening and polypectomy: a consensus update by the US Multi-Society Task Force on Colorectal Cancer. Gastroenterology. 2012;143:844 - 57.

[28] Watanabe T, et al. Japanese Society for Cancer of the Colon and Rectum (JSCCR) guidelines 2016 for the treatment of colorectal cancer. Int J Clin Oncol. 2018;23:1 - 34.

[29] Hamashima C, et al. The Japanese guidelines for gastric cancer screening. Jpn J Clin Oncol. 2008;38:259 - 67.

[30] Leung WK, et al. Screening for gastric cancer in Asia: current evidence and practice. Lancet Oncol. 2008;9:279 - 87.

[31] Huntsman DG, et al. Early gastric cancer in young, asymptomatic carriers of germ-line E-cadherin mutations. N Engl J Med. 2001;344:1904 - 9.

[32] Engel LS, et al. Population attributable risks of esophageal and gastric cancers. J Natl Cancer Inst. 2003;95:1404 - 13.

[33] Kuwano H, et al. Guidelines for diagnosis and treatment of carcinoma of the esophagus April 2012 edited by the Japan Esophageal Society. Esophagus. 2015;12:1 - 30.

[34] Muto M, et al. Early detection of superficial squamous cell carcinoma in the head and neck region and esophagus by narrow band imaging: a multicenter randomized controlled trial. J Clin Oncol. 2010;28:1566 - 72.

[35] Appelqvist P, et al. Lye corrosion carcinoma of the esophagus: a review of 63 cases. Cancer. 1980;45:2655 - 8.

[36] Sandler RS, et al. The risk of esophageal cancer in patients with achalasia. A population-based study. JAMA. 1995;274: 1359 - 62.

[37] Stevens HP, et al. Linkage of an American pedigree with palmoplantar keratoderma and malignancy (palmoplantar ectodermal dysplasia type III) to 17q24. Literature survey and proposed updated classification of the keratodermas. Arch Dermatol. 1996;132:640 - 1.

[38] Spechler SJ, et al. American Gastroenterological Association medical position statement on the management of Barrett's esophagus. Gastroenterology. 2011;140:1084 - 91.

[39] Shuyama K, et al. Human papillomavirus in high- and low-risk areas of oesophageal squamous cell carcinoma in China. Br J Cancer. 2007;96:1554 - 9.

[40] El-Serag HB, et al. Epidemiological differences between adenocarcinoma of the oesophagus and adenocarcinoma of the gastric cardia in the USA. Gut. 2002;50:368 - 72.

[41] Hvid-Jensen F, et al. Incidence of adenocarcinoma among patients with Barrett's esophagus. N Engl J Med. 2011;365:1375 – 83.

[42] Kelty CJ, et al. Barrett's oesophagus: intestinal metaplasia is not essential for cancer risk. Scand J Gastroenterol. 2007;42: 1271 – 4.

[43] Gray MR, et al. The role of smoking and alcohol in metaplasia and cancer risk in Barrett's columnar lined oesophagus. Gut. 1993;34:727 – 31.

[44] Kastelein F, et al. Impact of surveillance for Barrett's oesophagus on tumor stage and survival of patients with neoplastic progression. Gut. 2016;65:548 – 54.

[45] Schölvinck DW, et al. Detection of lesions in dysplastic Barrett's esophhagus by community and expert endoscpists. Endoscopy. 2017;49:113 – 20.

[46] Weusten B, et al. Endoscopic management of Barrett's esophagus: European Society of Gastrointestinal Endoscopy (ESGE) position statement. Endoscopy. 2017;49:191 – 8.

[47] Shaheen NJ, et al. ACG clinical guideline: diagnosis and management of Barrett's esophagus. Am J Gastroenterol. 2016; 111:30 – 50.

[48] Fitzgerald RC, et al. British Society of Gastroenterology guidelines on diagnosis and management of Barrett's esophagus. Gut. 2014:7 – 42.

[49] Oyama T. Diagnostic strategies of superficial Barrett's esophageal cancer for endoscopic submucosal dissection. Dig Endosc. 2013;25 (Suppl 1): 7 – 12.

[50] Faigel DO, et al. Quality indicators for gastrointestinal endoscopic procedures: an introduction. Am J Gastroenterol. 2006; 101:866 – 72.

[51] Kaminski MF, et al. Quality indicators for colonoscopy and the risk of interval cancer. N Engl J Med. 2010;362:1795 – 803.

[52] Lee TJ, et al. Colonoscopy quality measure experience from the NHS bowel cancer screening programme. Gut. 2012;61: 1050 – 7.

[53] Kudo S, et al. The problem of de novo colorectal carcinoma. Eur J Cancer. 1995;31A: 1118 – 20.

[54] Morris EJ, et al. Post-colonoscopy colorectal cancer (PCCRC) rates vary considerably depending on the method used to calculate them: a retrospective observational population-based study of PCCRC in the English National Health Service. Gut. 2015;64:1248 – 56.

[55] Calderwood AH, et al. Boston Bowel Preparation Scale scores provide a standardized definition of adequate for describing bowel cleanliness. Gastrointest Endosc. 2014;80;269 – 76.

[56] Oyama T. Endoscopic diagnosis of gastric adenocarcinoma for ESD. Tokyo: Nankodo Co., Ltd; 2010.

[57] Muto M, Yao K, Sano Y. Atlas of endoscopy with narrow band imaging. Tokyo: SPRINGER Japan; 2015. p. 11 – 30.

[58] Yao K, et al. Development of an e-learning system for teaching endoscopists how to diagnose early gastric cancer: basic principles for improving early detection. Gastric Cancer. 2017;20;28 – 38.

[59] Bisschops R, et al. Performance measures for upper gastrointestinal endoscopy: a European Society of Gastrointestinal Endoscopy quality improvement initiative. United European Gastroenterol J. 2016;4;629 – 56.

[60] Banerjee S, et al. Antibiotic prophylaxis for GI endoscopy. Gastrointest Endosc. 2008;67;791 – 8.

[61] Anderson MA, et al. Management of antithrombotic agents for endoscopic procedures. Gastrointest Endosc. 2009;70;1060 – 70.

第2部分

胃肠道不同部位早期肿瘤的内镜分析

Organ-Specific Endoscopic Analysis of Early Neoplasias

7 被覆鳞状细胞的食管和咽喉部：黏膜肿瘤

Squamous Cell-Lined Esophagus and Hypopharynx：
Mucosal Neoplasias

Tsuneo Oyama

（王敏　刘磊　译）

7.1 引言

高危人群的机会性筛查和高风险状况下的上消化道内镜监测使得早期食管癌或高级别上皮内瘤变（HGIN）的诊出更为频繁[1,2]。早期食管鳞状细胞癌（SCC，PT1m－SM1）经食管癌根治术后几乎 100％可以得到治愈[3]。根据大规模队列研究，对手术切除的肿瘤分期进行分析，结果显示当癌症局限于固有层（M2）时，淋巴结转移的风险为 1％～3％；当癌症累及黏膜肌层（M3）时，转移的风险为 9％；当黏膜下层（SM1）上 1/3（即黏膜肌层下＜200 μm）出现微小浸润时，淋巴结转移风险为 20％[3-5]，而对于符合低危标准（即 SM＜200 μm、G1 或 G2、L0、V0）的 SM1 食管癌而言，淋巴结转移风险仅为 4.2％[5,6]。食管癌早期（HGIN、T0M1、T1M2）的内镜诊断对于治愈性内镜切除术至关重要[7]。

7.2 食管和下咽部鳞状细胞癌的内镜监测

为了获得最佳的可见度，应提前 10 分钟摄入一杯含二甲基硅油和链霉蛋白酶或乙酰半胱氨酸的水，再进行静脉麻醉下上消化道内镜检查。要系统地观察整个咽部，包括声带（参见6.4.2）。

肿瘤性病变的发现需要采用一套程序化的观察方法。进镜后，白光（WLI）模式下仔细观察病变，使用窄带成像（NBI）模式进行分析（放大），同时，撤镜时 NBI 下观察食管和下咽部。通过这样的观察方法，完成以下目的：

（1）观察黏膜颜色变化（白光下为红色或苍白色；NBI 下为棕色）和黏膜下树枝状（即分枝

T. Oyama (✉)
Department of Endoscopy, Saku Central Hospital Advanced Care Center,
Saku, Nagano, Japan
e-mail: oyama@coral.ocn.ne.jp
© Springer International Publishing 2019
F. Berr et al. (eds.), *Atlas of Early Neoplasias of the Gastrointestinal Tract*,
https://doi.org/10.1007/978-3-030-01114-7_7

状)血管网消失。

　　(2) 白光下观察是否存在出血病灶或黏膜表面不规则改变。

　　(3) 食管完整的 NBI 观察并留图。

　　(4) NBI 成像中伴微小血管不规则改变的棕色斑点(放大倍数≥40 倍时)——这种形态是异型增生和肿瘤的高度特异性表现之一[8]。

　　(5) 在高风险人群中，鳞状上皮的任何平坦型病变，使用 0.75％复方碘溶液(卢戈液)进行染色内镜检查(CE)。对于下咽部病变，只有在气管插管后，才可以进行碘染。

7.3　肿瘤性病变的白光镜下表现

　　鳞状上皮型食管白光下呈淡橙色或泛白色，光滑面有反光，白光下内镜检查未见腺体结构，放大内镜(白光成像下放大 60 倍)观察微表面可见微小腺体开口，卢戈液染色后成棕褐色。白光和 NBI 内镜下黏膜下血管形态清晰可见(图 7.1)。

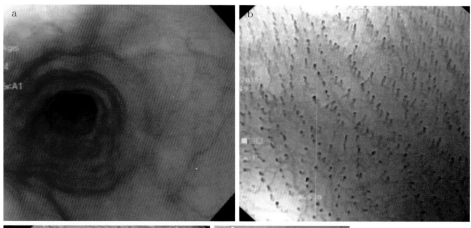

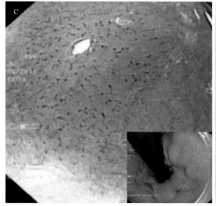
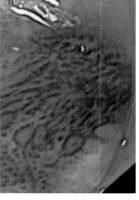

图 7.1　正常鳞状上皮食管。a. 标准白光内镜下见黏膜下树枝状血管模式和非常模糊的乳头内毛细血管襻(IPCL)。b. 图示 NBI 内镜放大 60 倍下见鳞状上皮食管规则直线型 IPCL 形态(日本食管学会 A 环 JES AB 分型；CPI 型，井上)。c. NBI 内镜放大 40 倍下见正常 A 型襻(JES)的 IPCL 模式(井上 Ⅱ 型，IPCL 延长)。70 岁女性患者患有食管裂孔疝和慢性胃食管反流病，进行奥美拉唑治疗后，其鳞状细胞黏膜(下段食管左侧壁)出现食管炎后改变(小图为白光下贲门处倒镜视图)。d. 同一个患者在 NBI 内镜放大 60 倍下 IPCL 形态为 A 型襻(JES)(井上分型 Ⅱ 型和 Ⅲ 型)，伴有延长及部分形态改变

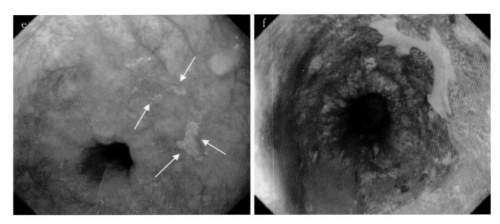

图 7.1(续)　e. 左侧图示白光下早期鳞状细胞癌 0 - Ⅱa 及 Ⅱb 型。注意白光下呈部分红色、部分白色病变(箭头),右上角见白色光滑的糖原棘皮病。f. 右侧图示卢戈液染色的鳞状细胞癌不着色,伴轻度"粉红色体征",糖原棘皮处着色

注意　标准白光内镜检查食管黏膜瘤变表现:

(1) 黏膜呈微发红(与正常黏膜相比)

(2) 表面覆盖微小的白苔(角化型鳞状上皮细胞癌)

(3) 表面结构不平,呈绒毛状到颗粒状

(4) 正常黏膜的反光消失

(5) 黏膜下静脉树枝状血管网消失

局限于 EP(M1)或 LPM(M2)的早期鳞状细胞癌(HGIN, SCC pT1a),其肉眼形态按肿瘤的大体分型主要表现为 0 - Ⅱb 型(见表 1.2)。轻度凹陷的肿瘤(0 - Ⅱc 型)SM2 侵袭的可能性约为 30%,在隆起性病变(0 - Ⅱa 或 0 - Ⅱa + Ⅱc 型)增加至约 50%,同时伴有 IPCL 模式的改变。隆起性(0 - Ⅰs 型)或溃疡型(0 - Ⅲ型)鳞状细胞癌通常为 SM 深层浸润。表 7.1 列出了在进行 NBI 放大内镜分析前已诊断的各种类型的早期 SCC 的患病率和 SM 侵袭性的风险[4],进而解释了在早期鳞状细胞食管癌中 0 - Ⅱb 和 0 - Ⅱa 型的相对比例较低的原因。NBI 的应用可以在非常早期检测出 0 - Ⅱb 和 0 - Ⅱa 型的早癌 SCC,导致这两类肿瘤的患病率升高。

使用 0.75%～1% 碘溶液染色有助于发现和评估浅表鳞状细胞癌的边界:

● 碘染后不着色区域提示鳞状细胞癌(或很少情况下,提示炎症)[9]

● 2～3 分钟后碘染未着色处白光下呈"粉红色征"(或 NBI 下"银色征")是鳞状细胞癌的典型表现[10]

碘染的主要问题是碘液引起的炎症,有时患者感觉胃灼热的不适感,极少数情况下会引起休克。

表 7.1 早期食管鳞状细胞癌:巴黎分型及与肿瘤浸润深度的关系

	类型	患病率 （ESCC%）[a]	肿瘤浸润深度（%类型）		
			M1 和 M2	M3 和 SM1	≥SM2
	0－Ⅰs/p	14	4	**17**	**79**
	0－Ⅱa	16	20	31	**49**
	0－Ⅱb	12	69	16	15
	0－Ⅱc	38	36	35	29
	0－Ⅱa＋c	8	10	**37**	**53**
	0－Ⅲ	4	3	13	**83**

注:ESCC,食管鳞状细胞癌。
[a]对日本在 1990—1994 年 1853 例手术或内镜切除的 ESCC 患者进行的多中心分析[4]。[b] 粗体数字提示深层黏膜下浸润的可能性很高,属经内镜黏膜下剥离术(ESD)治疗的禁忌证。

7.4 NBI 放大内镜下黏膜病变的内镜诊断:基本微血管模式

食管的正常鳞状上皮见乳头内毛细血管襻(IPCL)排列规则,其形态在 NBI 放大内镜观察下能获得更加清晰的成像。NBI 放大内镜检查(放大 60 倍以上)可以清楚显示微血管模式(VP),包括固有层黏膜中纵行排列的细而平直的 IPCLs(VP A 型、JES,即井上 I 型)和黏膜下层中较粗的微动脉和斜行的微静脉的分支形态(图 7.1a、b)。黏膜微血管形态的改变是内镜准确诊断黏膜病变的关键。VP 是根据 IPCL 的四大特点进行分类的:长度(延长)、弯曲度、口径(粗细)和形状(血管襻变形),这 4 种特征的改变同时还反映了上皮内乳头的解剖结构改变,其解剖结构被肿瘤的垂直浸润和血管增生所破坏。日本食管学会(Japan Esophageal Society,JES)最新的分类共识预测恶性或侵袭性肿瘤的准确率极高(总体约 90%)[11](表 7.2、7.3;图 7.2)。关于其与先前的井上分类的比较,参见表 7.4 和图 7.3[12]。非肿瘤性病变表现为正常 JES A 型的多处变异形态,这通常是轻度急性或重度慢性食管炎的典型表现(见图 7.1c、d)。

表 7.2　日本食管学会食管鳞状上皮和肿瘤的 M－NBI 血管分类

图例	直径 (μm)	血管 类型	描述	浸润深度	组织学
		A	IPCL 正常与 延伸和迂曲	无侵袭	正常上皮
	7～10	B1	异常 VP,环 状	T1a－EP, T1a－LPM	HGIN, SCC－Tis
	20	B2	非环状结构	T1a－MM, T1b－SM1	SCC～SM 浸润
	大多数>60	B3	粗大血管(新 生血管形成)	T1b－≥SM2	SCC 深 SM 浸润

表 7.3　食管鳞状上皮 M－NBI 血管分类——次要标准:根据无血管区域(AVA)的直径

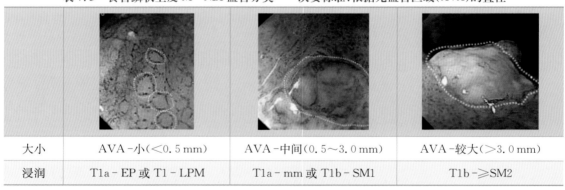

大小	AVA－小(<0.5 mm)	AVA－中间(0.5～3.0 mm)	AVA－较大(>3.0 mm)
浸润	T1a－EP 或 T1－LPM	T1a－mm 或 T1b－SM1	T1b－≥SM2

注:表 7.2 和 7.3 改编自 Oyama 等[11],根据知识共享国际许可 4.0 版(http://creativecommons. org/License/by/4.0/)。

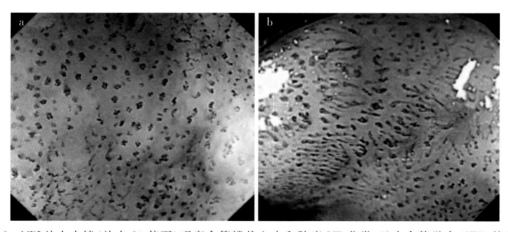

图 7.2　NBI 放大内镜(放大 80 倍下)观察食管鳞状上皮和肿瘤 VP 分类,日本食管学会(JES)的共识。
a. B1 型血管,成袢状。b. B1 型,成袢状

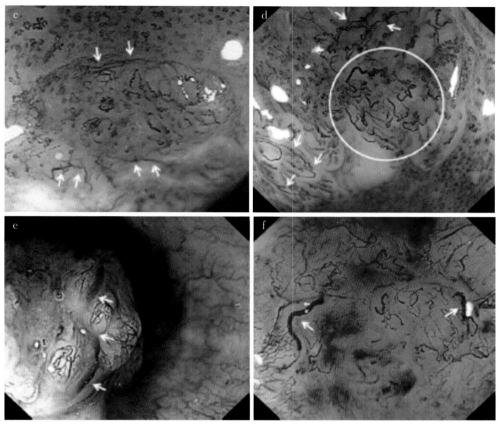

图 7.2(续)　c、d. B2 型血管，无袢状结构（白色箭头和白色圆圈内）。e、f. 高度扩张异常血管的 B3 型（白色箭头）；直径是 B2 血管的 3 倍以上（引自 Oyama 等[11]，根据知识共享国际许可 4.0 版）(http://creativecommons.org/lices/by/4.0/)

表 7.4　鳞状细胞癌食管的 VP 分类比较(M‑NBI)

改良 Inoue/井上分型（改良）[a]		组织病理学		日本食管学会(JES)分型[b]	
VP 类型	IPCL	侵袭	LN+	IPCL 形态	VP 类型
I		非肿瘤性		正常 IPCL 形态	A
II					
III					

（续表）

改良 Inoue/井上分型（改良）[a]		组织病理学		日本食管学会（JES）分型[b]	
VP 类型	IPCL	侵袭	LN+	IPCL 形态	VP 类型
IV		EP	0%～1%		
V-1		M1		异常袢形态	B₁
V-2		M2	2%（1%～9%）		
V-3		M3（MM）/SM1	10%～20%	非袢模式	B₂
Vn		SM2（大面积浸润）	～50%	粗大的（肿瘤）血管	B₃

注：[a] 根据文献[8,12]修正（比较图 7.3f）。[b] 根据日本食管学会（JES）食管鳞状细胞癌分类[11]。[c]Un-/Lugol 染色。

当食管鳞状上皮肿瘤呈平坦型表现时，白光下呈微红或白色（角化）区域卢戈液喷洒后不着色，几分钟后呈"粉红征"（见图 7.1e、f）。其在 NBI 下表现为褐色区域且很容易识别，在放大 NBI 模式下表现为增粗的不规则血管模式，以及黏膜下正常树枝状血管模式的缺失（图 7.2 和 7.3）。NBI 下呈褐色/棕色是由于病变区域血管增多和褐色背景着色增加所致[11]。极少数小的鳞状细胞癌（<5%）表现出完全白色的外观，在 WLI 和 NBI 下很容易漏诊。井上关于被覆鳞状上皮食管的 VP 分类被广泛应用（表 7.3）[12]，但目前已被日本食管学会共识简化为 4 种主要 IPCL 形态 A、B₁、B₂ 和 B₃[11]（见表 7.2 a 和图 7.2 及 7.3）。肿瘤引起 IPCL 的直径和

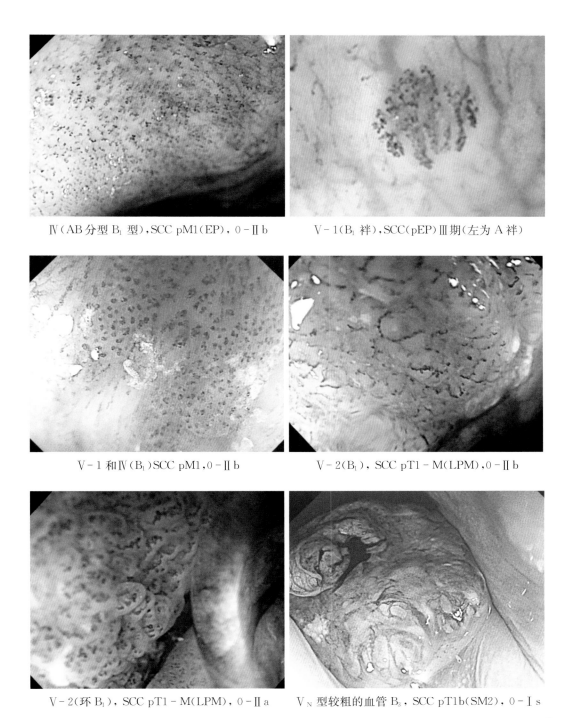

Ⅳ(AB 分型 B₁ 型),SCC pM1(EP),0 - Ⅱ b

V - 1(B₁ 袢),SCC(pEP)Ⅲ期(左为 A 袢)

V - 1 和Ⅳ(B₁)SCC pM1,0 - Ⅱ b

V - 2(B₁), SCC pT1 - M(LPM),0 - Ⅱ b

V - 2(环 B₁), SCC pT1 - M(LPM), 0 - Ⅱ a

Vɴ 型较粗的血管 B₃, SCC pT1b(SM2), 0 - Ⅰ s

图 7.3　鳞状细胞癌微血管模式 VP 分类的井上分型和 JES 分型/AB 分型(括弧内),放大 NBI(60～100 倍),并通过 ESD 获得了相应的组织学证据(与表 7.3 比较:Inoue VP, JES VP)

形状的变化,包括保留头端环状结构、顶部进行性卷曲和轻微扩张,以及 IPCL 延长是异型增生(LGIN 或 HGIN)或黏膜内癌(M1、M2)的典型特征,按照 JES 的 VP 分类为异常血管环 B_1 型。

当 SCC 浸润至黏膜肌层(M3)或轻微浸润到黏膜下层(SM1)时,常表现为某种程度的 IPCL 缺失(由于上皮乳头的破坏)和(或)IPCL 的显著伸长,并和相邻 IPCL 的连接,形成 JES 分类的无祥型 B_2 型 VP(Inoue V-3 型)。明显的无结构 VP 表现出所有四种异常(Inoue 型 V_N),并包括 B_3 型(JES),是伴深部 SM 浸润的 SCC 的特征(见图 7.2e、f 和 7.3e、f)[11,12]。

无血管区(avascular area,AVA)定义为病变局部血管密度降低或无血管的区域,周围以扩张、不规则的异常 IPCL 血管包绕(B_1、B_2 或 B_3 型)。NBI 放大内镜上 AVA 的大小与食管鳞状细胞癌的黏膜下浸润与否或程度直接相关[13](表 7.2b),但这种相关性尚未在前瞻性多中心研究中得到证实[11]。

注意   NBI 模式可以显示鳞状细胞的食管中 IPCL 的微血管形态改变,该改变能够高精度地区分如下情况[11,12,14]:

- 非肿瘤性病变(A 型,JES)*vs.* 肿瘤病变(B 型,JES)
- 黏膜内 HGIN/SM-微浸润癌(B_1/B_2 -/+,AVA-小/中)*vs.* 黏膜下深层浸润癌(B_3 -/+,AVA-大,JES)

7.5 食管非肿瘤性和肿瘤性病变的内镜诊断

鳞状细胞食管的红色扁平病灶可以为各种炎症、非肿瘤性及肿瘤性病变。参照图 1.2A,可以发现病灶的大体分型方法。大多数为不同病因引起的食管炎性病变(糜烂、平坦型溃疡、炎性增生)(如图 7.4a)。这些病变均表现为炎性 IPCL 类型(Ⅱ型或Ⅲ型,Inoue 分型),即 JES 分类的轻度异常血管祥 A 型,边界欠清晰。机械损伤可能导致 IPCL 血肿形成(图 7.4c~e)。严重的缺血性损伤可能会出现灰黑色区域,即所谓的黑色食管祥(IPCL A 型)。这与黑色素沉着病不同(图 7.4f),后者是既往有毒物暴露史,并伴 SCC 高风险[2,15]。类似地,有色素沉着的黏膜下病灶病理活检可能表现为色素痣或恶性黑色素瘤。

食管常见的白色平坦型病变通常为念珠菌性食管炎(图 7.4b)、糖原性棘皮症(光滑的白色斑点伴树枝状 SM 血管形态)(图 7.1e、f),以及少见的泡沫细胞巢伴淡黄色脂质沉积、平坦的乳头状瘤。所有这些改变均表现为接近正常的 JES 分类的 A 型祥状 IPCL 模式(InoueⅠ型或Ⅱ型)。乳头状瘤看起来像 0-Ⅱa 型或 0-Ⅰs 型病变,但表面形态与鳞状细胞癌完全不同。乳头状瘤呈海葵样外形,几乎没有 A 型 IPCL 环状祥(Inoue Ⅱ型或Ⅲ型)和表面反光现象(图 7.4g~k)。约 80% 的乳头状瘤为孤立性;20% 是多发性,可能由病毒诱发。

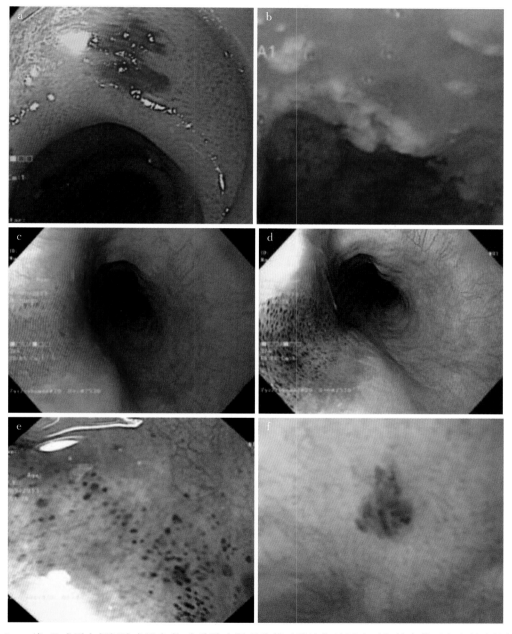

图7.4 a. 毕-Ⅱ式胃大部切除术后患者，在移除小肠引流管后胰液胆汁回流引起的食管下段急性炎性损伤。b. 胃食管交界处念珠菌性食管炎，白光下可见白色真菌斑块。注意白色真菌斑块上皮损伤，未见新生血管形成。c～e. 一名59岁健康女性，环咽部吞咽困难，发现食管0-Ⅱa型病变（14～16 cm p. i.，前壁）。c. WLI下见至食管上括约肌区域机械切应力引起的鳞状上皮损伤（IPCL 小血肿）。d. NBI。e. 内镜 NBI 放大内镜（放大60倍）。组织学：规则上皮乳头和鳞状上皮层，伴有表面上皮细胞层缺失。f. 一名65岁健康女性，NBI放大20倍下见正常鳞状食管中段黑色素沉着

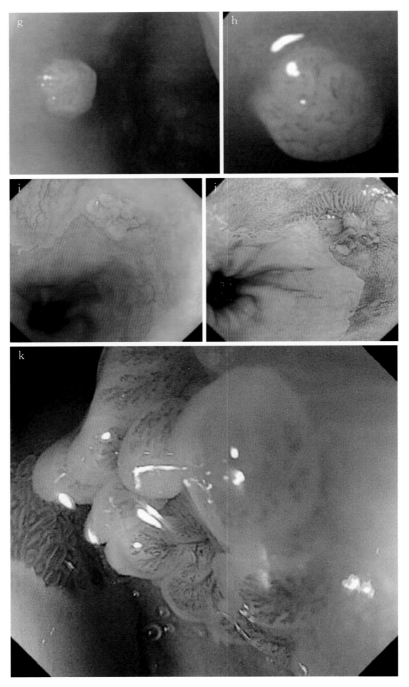

图 7.4(续)　g～k. 鳞状食管乳头状瘤。g. 白光下检查可见：白色的 0-Ⅱa 型病变。h. NBI 放大内镜（40×）：IPCL Ⅱ型。i. 白光下：食管裂孔疝旁乳头状瘤。j. 卢戈液染色：（白光放大 4 倍）见淡染至不染区。k. NBI 放大内镜下放大 100 倍下可见海葵样外观（A 型袢 IPCL，JES）

注意　病灶处黏膜下树枝状血管形态的透见，提示 LPM 无肿瘤浸润（见图 7.4e）。

罕见情况下，食管白色平坦型或平坦隆起型病变（0-Ⅱa/b），没有或很少观察到 $B_1 \sim B_3$ 型血管形态，也可能是角化型鳞状细胞癌（图 7.5）。

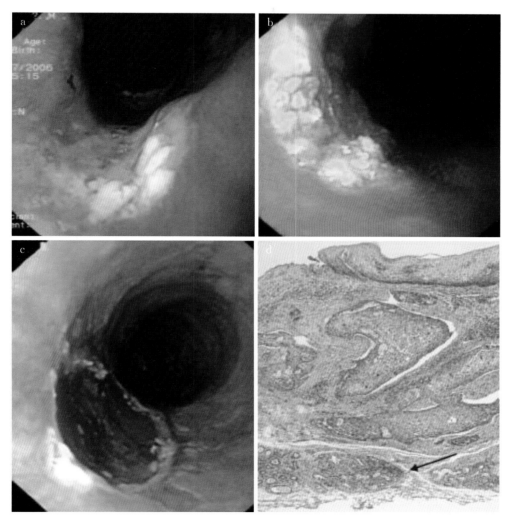

图 7.5　a. 67 岁男性患者，白光下食管中段白色 0-Ⅱa 型肿瘤。活检：角化型鳞状细胞癌 G2。b. 碘染不着色，WLI。c. 内镜下透明帽吸引辅助黏膜切除术（EMR）后创面。d. 角化型鳞状细胞癌 G2，SM 浸润（SM1~2）。基底切缘阳性（R1，箭头）。建议患者追加食管切除术（无残留 SCC，pN0）

而发红隆起型病灶包括：分化良好的鳞癌（非角化型）、炎性息肉、部分黏膜下肿瘤（例如 NET、GIST、颗粒细胞肿瘤），以及罕见的黏膜内转移瘤（如乳腺癌食管转移）。

炎性息肉（0-Ⅰs/sp）覆有典型的鳞状细胞上皮，边界不清楚，且常有炎性糜烂或溃疡；其间质显示纤维化、慢性炎性或肉芽肿性单核细胞浸润，伴或不伴嗜酸性粒细胞增多。在非糜烂部位，鳞状细胞上皮光滑，IPCL 呈正常 A 型（JES）。较大的有症状性炎性息肉可以行内镜下

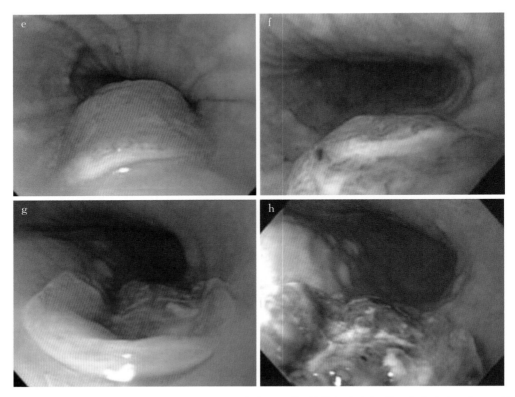

图 7.5(续) e.白光下食管中段鳞状上皮 0 - Ⅰs 型病变。活检:鳞状细胞高级别上皮内瘤变。f.NBI 放大 20 倍模式下,MV 分型呈稀疏的 V_N 型(B_3 型 JES)提示 SM 深部浸润。g.因骨髓增生异常综合征行一个周期化疗,图示 6 周后的同一病灶:病变类型 0 - Ⅱa+Ⅲ(典型的深部 SM 浸润的表现),白光,放大 20 倍。h.0 - Ⅲ溃疡病灶,表面无结构,JES B3 型 VP,NBI 20 倍

息肉切除,同时必须采取措施以防滋养血管大量出血[16]。

　　食管鳞状上皮的肿瘤性病变大多是平坦型的(0 - Ⅱ,79%),少数为隆起型(0 - Ⅰ,16%)或凹陷型(0 - Ⅲ,5%)(表 7.1)。通常情况下,隆起型的肿瘤(0 - Ⅰ)和隆起与凹陷混合型病灶(0 - Ⅱa+c 或 0 - Ⅱa+Ⅲ)均能比较容易发现。当分化良好的鳞状细胞癌表现为隆起型病变时(图 7.5e~h),通常已出现 SM 深层浸润($>200~\mu m$),M - NBI 上 VP 分型为 JES B_3 型(Inoue 型 V_N)。然而,一些罕见的 0 - Ⅰp 病变,通常显示 AID(图 1.2b)及触碰或切除时柔软可活动,可能仅为 M3(MM)或 SM1 侵袭,此时无 JES B_3 型的增粗的血管。使用内镜超声(EUS)等进行分期,以确认病变的可切除性。使用 0.75%~1% 复方碘溶液(卢戈液)进行染色有助于确定浅表鳞状细胞癌的边缘[10,12]。

注意　对于食管和下咽部的不太典型的平坦型肿瘤(0 - Ⅱa~c),需重点关注以下几点:

- 白光下黏膜颜色发红或苍白
- 表面不规则、表面反光消失和 SM 树枝状血管形态消失
- NBI 模式下鳞状上皮出现棕色斑点(白色-角化型肿瘤除外)

须通过 NBI 放大内镜(伴或不伴碘染色)对此类棕色斑点样改变进行分析:

- 微血管形态的异型增生,B_1 - B_2 型(井上Ⅳ-Ⅴ3),提示 HGIN 或黏膜癌[8,11]
- 未染色的病变伴或不伴卢戈液碘染粉红色征

7.6 食管鳞状细胞癌浸润分级的内镜诊断

早期鳞状细胞癌的垂直扩散与肿瘤的大体类型和微血管形态异常密切相关[5,11,12]。在引入放大 NBI 检测前,内镜下发现的早期食管鳞癌和大量手术切除标本的系列分析一致,大多数为平坦型(0-Ⅱ,70%),而隆起型(0-Ⅰ,16%)和凹陷型(0-Ⅲ,5%)相对较少(表 7.1)。早期 0-Ⅰ 型或 0-Ⅲ 型鳞状细胞癌≥80% 发生 SM 深部浸润(SM2～3 或 T2 型),50% 发生淋巴结转移,而 0-Ⅱa 型和 0-Ⅱa+c 型约 50% 出现 SM 深部浸润(图 7.6a～h),并呈不规则的 IPCL 形态(见图 7.2、7.3 和 7.5g, h)。凹陷型 0-Ⅱc 型鳞状细胞癌约 30% 发生 SM2～3 浸润,同时淋巴结转移的风险也较高[4,17]。

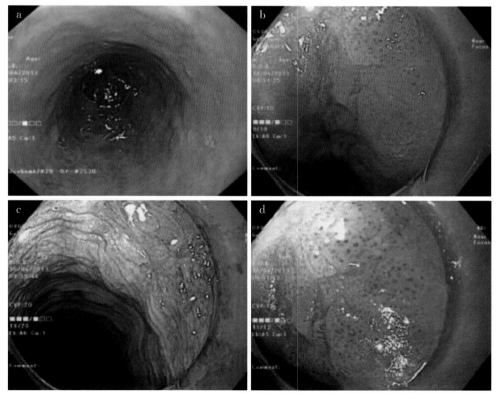

图 7.6 a～d. 食管近端 0-Ⅱb+a 型鳞状细胞癌(SCC)。a. 白光下 0-Ⅱa 型病变(12—4 点位),淡红色、绒毛状表面(光反射缺如、SM - VP 透见消失)。b. 淡红色 0-Ⅱa 型病变(11 - 5 点位),树枝状 SM 血管形态消失(白光,放大 40 倍)。c. 碘染不着色的 0-Ⅱa 型 SCC 病变,呈"榻榻米征"(如"竹地板")。d. 0-Ⅱa 型病变,呈异常的 B_1 型(JES)袢状血管形态(井上 V1～V2),NBI 放大内镜(40×)。ESD(R0);SCC G2、T1a(m2)(原位 Ca)

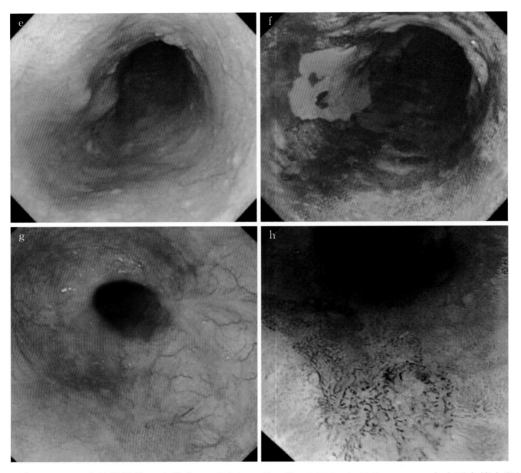

图 7.6(续) e、f. 双病灶性鳞状上皮肿瘤,0-Ⅱb+0-Ⅱa 型(SCC M3 和 SM1～2)。e. 白光下食管中段淡红色病变,伴局部突起,呈 0-Ⅱa+b 型,延及管腔超过半周(8—3 点)。f. 碘染色显示相邻两处不染区(0-Ⅱa+b)和多灶性淡染(很可能为异型增生区域)。g. 白光下,食管中段 0-Ⅱb 型淡红色病变。h. ICPL 模式呈无袢的 JES B₂ 模式(Ⅴ3 型,Inoue)(红色箭头),NBI 放大内镜(40×),组织学:SCC M3 和 SM1(T1b SM1)

　　80% 以上完全平坦的 0-Ⅱb 型肿瘤没有或仅轻度深部浸润,属于 T1a(EP 或 LPM)型(图 7.7a～d)。典型的 0-Ⅱb 型浅表肿瘤表现为卢戈液染色不着色和高度不规则的致密的 B₁ 型 IPCL 形态(图 7.7c、d),内镜可高度怀疑为 HGIN 或浅表浸润的分化型鳞状细胞癌(EP 或 LPM)(所谓的光学活检,特异性>80%)。

　　经验丰富的内镜医师对食管鳞状细胞癌食管的黏膜下浸润程度进行内镜预测准确度可达 84%,相当于高分辨率超声内镜(20 MHz)的准确度[18]。

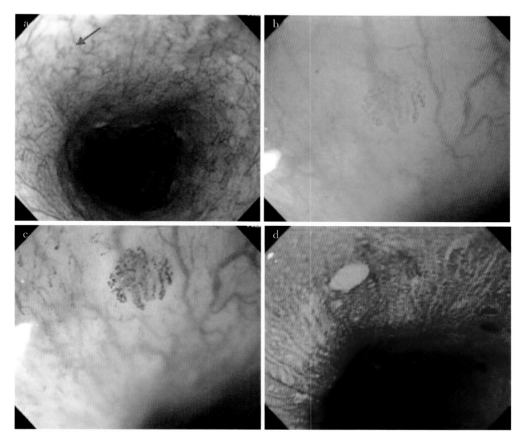

图7.7 黏膜内肿瘤病变 0-Ⅱb。组织学:HGIN。a. 微褐色斑点 0-Ⅱb(红色箭头),食管的标准 NBI 标测。b. 白光下(放大 80 倍)上的微小病变 0-Ⅱb(血管环异常、SM 血管消失)。c. 异常环模式 B₁、NBI 放大内镜(80×)。d. 卢戈液染色后病灶,病变 0-Ⅱb。注意:a~d 显示的病变特点均与黏膜内癌或 HGIN(直径 1 mm)相符

注意 以下为鳞状细胞癌黏膜下深层浸润的内镜下表现:

- 息肉状肿瘤,0-Ⅰp/sp/s 型(少数例外)
- 肿瘤伴溃疡形成(0-Ⅲ型)
- Ⅱa 型肿瘤(约 48%)和 Ⅱa+Ⅱc 型肿瘤(66% 出现 SM2 浸润)
- JES B₃ 型微血管模式(Inoue V_N)

7.7 早期鳞状细胞癌的内镜切除

总的原则,内镜下应整块切除。圈套内镜黏膜切除术(EMR)可切除的病变范围有限:
圈套-EMR 的适应证为:

- 鳞状细胞癌 T0 M1(HGIN)或 T1 M2,直径≤2 cm

　　较大的病变可以采用分片切除技术(如透明帽辅助- EMR/Cap - EMR),使用橡皮圈或圈套器进行 EMR 切除[19,20,21]。对于食管 T1m 型鳞状细胞癌 EMR 的结局与食管切除术相当(5 年生存率分别为 95% vs. 93.5%)[21]。然而,分片 EMR 的复发率高(≥25%)[20],因此不再作为既定术式;类似的病变使用钩刀行 ESD 整块切除,术后无复发[102 例,中位随访时间 21 个月(3~54 个月)][7]。此外,一项对 EMR 与 ESD 的回顾性比较结果显示,ESD 组的整块切除率(100%,97%治愈性切除)优于透明帽-吸引- EMR(87%,71%治愈性切除)和双钳道 EMR组(71%,46%治愈性切除)[19]。对于<15 mm 的肿瘤的透明帽辅助 EMR 可以达到与 ESD同样的整块切除率(100%),但治愈性切除率(86%)低于 ESD(97%;差异无统计学意义)[19]。因此,即使对于较小的黏膜鳞状细胞癌,ESD 也是治疗的选择。

表 7.5　食管早期鳞状细胞癌内镜下整块切除术的指南
适应证(上 1 行)和扩大适应证(下 2 行)[5,7,22]

组织学	深度(所有 L0 和 V0)	类型	大小
HGIN/鳞状细胞癌 G1 或 G2	≤M2	0 - Ⅱ b	任何大小
	M3[a]	0 - Ⅱ a~c、c N0	<50 mm
	SM1<200 μm[b]	无溃疡,c N0	

注:[a, b] LN+的总体风险为 9%(M3)和 20%(SM1)。然而,对于低风险标准(≤G2 时,L0、V0),SM1 的 LN+转移风险仅为 4.2%[6]。

　　ESD 整块切除的适应证是较大(≥20 mm)的 HGIN 或早期 SCC,VP 分型为 JES B₁ 型(井上Ⅴ1 和Ⅴ2 型)。JES B2 型(井上 VP Ⅴ3 型)属 ESD 的扩大适应证,适用于手术风险高的患者(表 7.4)。在 ESD 前要通过靶向活检确认 HGIN 或 SCC G1 或 G2 期。

　　食管鳞状上皮病变 ESD 的绝对适应证是 HGIN 或鳞状细胞癌 G1 或 G2、T0 M1 或 T1 M2,病变侵犯管周小于 2/3[5,7]。ESD 有两个相对适应证:①HGIN 或 SCC G1 或 G2,T0 M1 或 T1a M2 环周;②鳞状细胞癌 G1 或 G2、T1b、SM1(SM 浸润<200 μm,L0 V0),无溃疡,临床分期无淋巴结转移证据。

　　SM 深层浸润(SM2~3)的鳞状细胞癌发生淋巴结转移的风险增高(28%~49%)[3,4,17]。然而,分化型鳞状细胞癌(G1、G2、L0、V0)黏膜下轻度浸润(<黏膜肌层下方 200 μm)时淋巴结转移率仅有 4.2%[6],被视为高风险手术患者 ESD 的相对适应证。鳞状细胞癌的淋巴管浸润是淋巴结转移的重要预测指标,需要追加治疗(食管切除术或放疗、化疗)[5,6]。

　　食管 ESD 的禁忌证:①有证据表明发生 SM 深层浸润(R2 切除的风险)。②明显的出血倾向(例如,抗血小板-抗凝联合治疗)。③技术上可切除性极低或不可能的病变。

　　下咽部鳞状上皮肿瘤的 ESD 适应证[22,23]:HGIN 或 SCC G1 或 G2、T1 a(T0 M1 或 T1 M2),技术上可切除(在气管插管下行全身麻醉情况下)。

　　早期咽部肿瘤。关于淋巴结转移情况与早期咽部肿瘤黏膜下浸润深度的关系,尚无大型手术患者数据。最近的一个病例报道(n=115,中位随访 34 个月)提出肿瘤厚度>1 000 μm 是

LN 转移复发的风险因素[24]。由于结构性差异，不能将食管 ESD 标准扩展至下咽鳞状细胞癌。因此，咽部侵袭性癌的 ESD 适应证有争议[22]。小的、位置合适的癌前病变或上皮癌 T1a（直径<1 cm）可通过 EMR 整块切除，再大的病变可以使用分片 EMR 的方法切除[25]。ESD 在技术上是可行的（图 7.8），且更适于对>10 mm 病变的整块切除。器官保留式有利于保护咽部功能[23,24]。

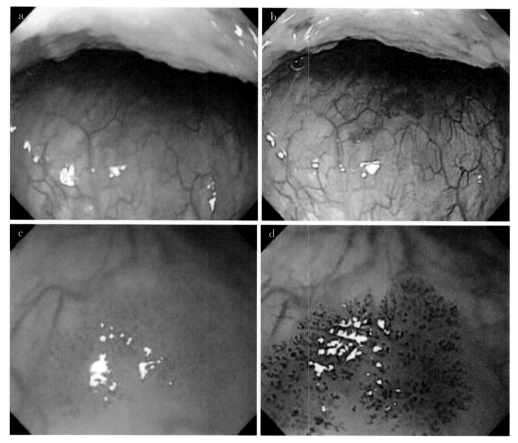

图 7.8　早期咽部鳞状细胞癌，上皮层鳞状细胞癌。a. 下咽后壁小的（6.5 mm×3 mm）淡红色斑片（0-Ⅱb），白光下。b. 褐色区域，NBI（20×）。c. 白光下（Olympus Lucera）难以观察血管模式。d. 异常的 B1 型血管袢，NBI 放大内镜（80×）。ESD（R0）后病理证实 SCC pT1a（EP），Ly0，V0

7.8　病例：食管和下咽部鳞状上皮的高级别上皮内瘤变与早癌

病例 1：微小的食管红斑

72 岁男性行胃镜筛查。进镜后观察到一处小红斑，NBI 下呈褐色外观（图 7.9）。

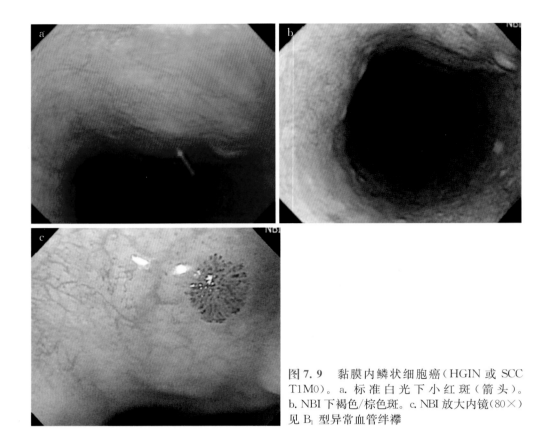

图 7.9　黏膜内鳞状细胞癌（HGIN 或 SCC T1M0）。a. 标准白光下小红斑（箭头）。b. NBI 下褐色/棕色斑。c. NBI 放大内镜（80×）见 B_1 型异常血管绊襻

注意　在食管的 NBI 成像过程中注意寻找有无褐色区域。

病例 2:胃食管结合部口侧的平坦发红区域

一名 65 岁男性吸烟者胃食管结合部（GE）口侧见红色凹陷型病变。多种内镜技术分析，行 ESD 治疗（图 7.10）。

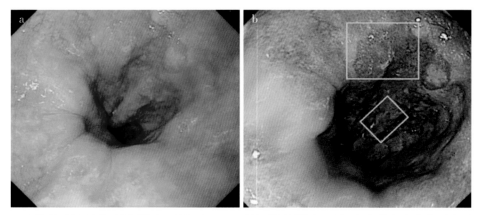

图 7.10　a. 食管前壁浅凹陷不规则发红区域。b. NBI 下呈不规则褐色区域（大小黄色方块分别表示 d 和 e 中所示区域）

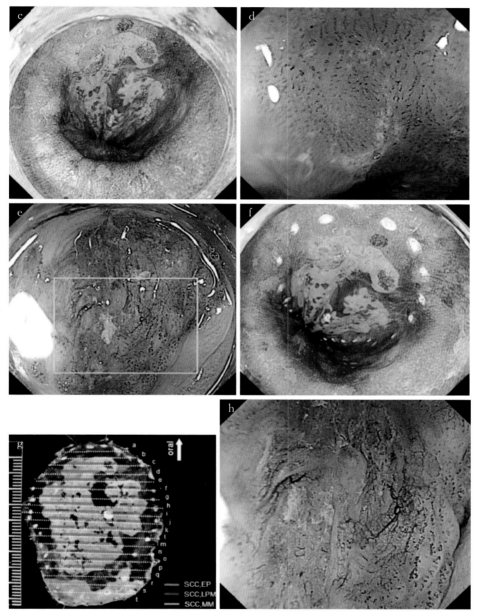

图 7.10(续)　c.碘染不着色,伴浓染的岛状鳞状上皮。d.对碘染后未着色的口侧部分采用 NBI 放大内镜
(80×)观察,见到树枝状 SM 血管形态消失,IPCL 延长,部分伴扩张和卷曲。e.病变远端见树枝状 SM 血管消
失,伴非环状/祥状 IPCL 模式(方框右下)和增粗血管(左中侧)形成,SM 血管仍存在。临床诊断:cT1(MM 或
SM1)。NBI 放大内镜分析的解释:d 病变的口侧部分呈现 B₁ 型(JES)异常血管袢。f.病变碘染不着色,距边
缘 5 mm(安全距离)进行 ESD 标记。g.碘染标本连续切片上,以颜色代码进行肿瘤浸润深度的标记。定位如
内镜图像。f 病理诊断:鳞状细胞癌 0 - Ⅱ c,38 mm×28 mm(完整标本 52 mm×40 mm),pT1a(d 1.5 mm),Ly
(—),V(—),pHM0,pVM0。切除边缘 R0,治愈性切除。h、e.黄色方框放大视图,显示鳞状细胞癌区域在
右侧:树枝状 SM 血管和非环形 B₂(JES)形态消失;但在中心和左侧,GE 连接处可见"粗"的树枝状 SM 血管
(注意,此处不是 JES B₃!),但观察不到 IPCL,特别是在肿瘤外区域(比较 g 贲门处 GE 交界处远端边缘显示碘
染不着色的柱状上皮)

注意 不可将黏膜下树枝状的血管误认为肿瘤的增粗血管！

鳞状下斑癌诊断的关键为以下两点：

- SM 血管形态消失
- 肿瘤性的 IPCL 型为内镜诊断鳞状细胞癌的必要因素

病例3：下咽部的红色0-Ⅱb型病变

一名58岁男性长期吸烟患者，胃镜示右侧梨状窝发现一处平坦的红色病变。镜下表现提示黏膜鳞状细胞癌，可通过 ESD 切除（图7.11）。

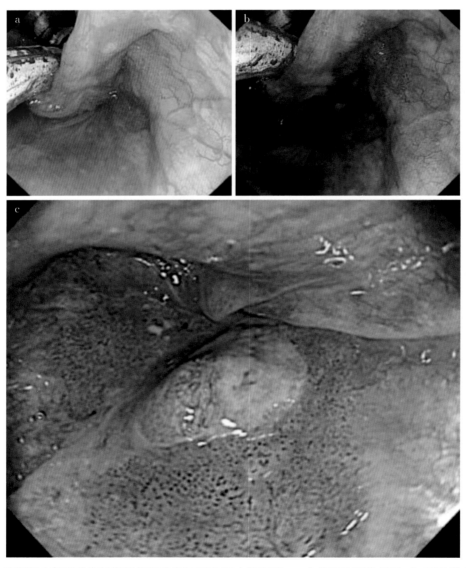

图7.11 下咽部右侧梨状窝早期鳞状细胞癌行 ESD 时内镜表现。a. 白光下的影像表现。b. NBI 模式下（气管插管）的影像表现。c. NBI（40×）0-Ⅱab 型病变，见异常的 B₁ 型血管袢

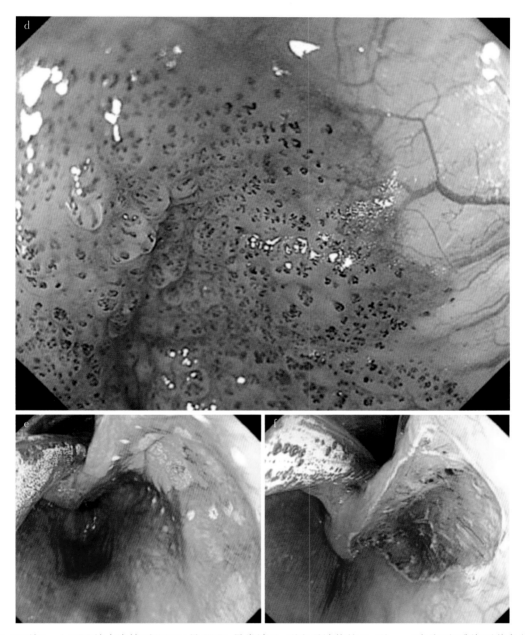

图 7.11(续)　d. NBI 放大内镜下(80×)见 IPCL 异常裆 B_1 型和无裆状的 B_2 型。e.(白光下)碘染不着色的鳞状细胞癌及安全界限标记。f.(白光下)使用钩刀进行食管下 ESD 术后创面

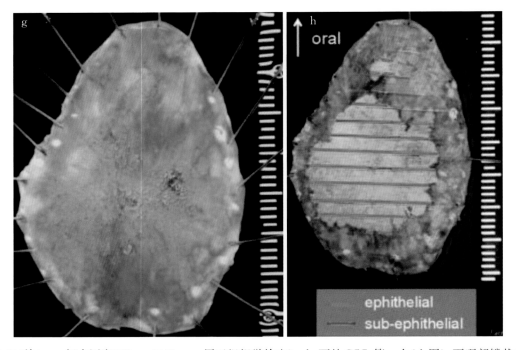

图7.11(续) g. 标本固定（50 mm×39 mm，用于组织学检查）。h. 两处 SCC：第一个（上图），下咽部鳞状细胞癌，上皮下浸润（深度1 000 μm，宽度 2.5 mm）；第二个（较大），下咽部上皮鳞状细胞癌，Ly0、V0、HM0、VM0、0-Ⅱa+b，22 mm×19 mm。SCC 编号 2，下咽部鳞状细胞癌、上皮细胞癌、Ly0、V0、HM0、VM0、0-Ⅱb、4 mm×3 mm

注意 在具备专家和设备的情况下，下咽部（声门）早期鳞状细胞癌的 ESD 或许可以在保留器官情况下达到治愈性切除（尽管标准仍需要前瞻性评估）。

致谢 我们感谢 Dr. Hans-Peter Allgaier，Freiburg，Germany；Dr. Gerhard Kleber，Aalen，Germany；and Dr. Daniel Neureiter and Dr. FriederBerr，Salzburg，Austria 对病例的贡献。

参考文献

[1] Muto M，et al. Early detection of superficial squamous cell carcinoma in the head and neck region and esophagus by narrow band imaging：a multicenter randomized controlled trial. J Clin Oncol. 2010；28：1566-72.

[2] Yokoyama A，et al. Risk appraisal and endoscopic screening for esophageal squamous cell carcinoma in Japanese populations. Esophagus. 2007；4：135-43.

[3] Takubo K，et al. Early squamous cell carcinoma of the oesophagus：the Japanese viewpoint. Histopathology. 2007；51：733-42.

[4] Kodama M，et al. Treatment of superficial cancer of the esophagus：a summary of responses to a questionnaire on superficial cancer of the esophagus in Japan. Surgery. 1998；123：432-9.

[5] Kuwano H，et al. Guidelines for diagnosis and treatment of carcinoma of the esophagus April 2012 edited by the Japan Esophageal Society. Esophagus，2015；12：1-30.

[6] Oyama T，et al. Diagnosis and long-term results and prognosis of m3 and sm1 Esophageal Cancer. Lymph nodal metastasis of m3，sm1 esophageal cancer. Stomach Intestine. 2002；37：71-4.

[7] Oyama T，et al. Endoscopic submucosal dissection of early esophageal cancer. Clin Gastroenterol Hepatol. 2005；3：S67-70.

［8］ Ishihara R，et al. Significance of each narrow-band imaging finding in diagnosing squamous mucosal high-grade neoplasia of the esophagus. J Gastroenterol Hepatol. 2010;25;1410－5.

［9］ Inoue H，et al. Lugol chromoendoscopy for esophageal squamous cell cancer. Endoscopy. 2001;33;75－9.

［10］ Ishihara R，et al. Quantitative analysis of the color change after iodine staining for diagnosing esophageal high-grade intraepithelial neoplasia and invasive cancer. Gastrointest Endosc. 2009;69;213－8.

［11］ Oyama T，et al. Prediction of the invasion depth of superficial squamous cell carcinoma based on microvessel morphology: magnifying endoscopic classification of the Japan Esophageal Society. Esophagus. 2017;14;105－12.

［12］ Inoue H，et al. Magnification endoscopy in esophagela squamous cell carcinoma: a review of the intrapapillary capillary loop classification. Ann Gastroenterol. 2015;28;41－8.

［13］ Arima M，et al. Evaluation of microvascular patterns of superficial esophageal cancers by magnifying endoscopy. Esophagus. 2005;2;191－7.

［14］ Yoshida T，et al. Narrow-band imaging system with magnifying endoscopy for superficial esophageal lesions. Gastrointest Endosc. 2004;59;288－95.

［15］ Yokoyama A，et al. Esophageal melanosis，an endoscopic finding associated with squamous cell neoplasms of the upper aerodigestive tract，and inactive aldehyde dehydrogenase-2 in alcoholic Japanese men. J Gastroenterol. 2005;40;676－84.

［16］ Pham AM，et al. Endoscopic removal of a giant fibrovascular polyp of the esophagus. Ann Otol Rhinol Laryngol. 2008;117; 587－90.

［17］ The Paris endoscopic classification of superficial neoplastic lesions: esophagus，stomach，and colon: November 30 to December 1,2002. Gastrointest Endosc. 2003;58; S3－43.

［18］ May A，et al. Accuracy of staging in early oesophageal cancer using high resolution endoscopy and high resolution endosonography: a comparative，prospective，and blinded trial. Gut. 2004;53;634－40.

［19］ Ishihara R，et al. Comparison of EMR and endoscopic submucosal dissection for en bloc resection of early esophageal cancers in Japan. Gastrointest Endosc. 2008;68;1066－72.

［20］ Pech O，et al. Curative endoscopic therapy in patients with early esophageal squamous-cell carcinoma or high-grade intraepithelial neoplasia. Endoscopy. 2007;39;30－5.

［21］ Shimizu Y，et al. Long-term outcome after endoscopic mucosal resection in patients with esophageal squamous cell carcinoma invading the muscularis mucosae or deeper. Gastrointest Endosc. 2002;56;387－90.

［22］ Fujishiro M. Perspective on the practical indications of endoscopic submucosal dissection of gastrointestinal neoplasms. World J Gastroenterol. 2008;14;4289－95.

［23］ Shimizu Y，et al. Endoscopic submucosal dissection for treatment of early stage hypopharyngeal carcinoma. Gastrointest Endosc. 2006;64;255－9; discussion 260－252.

［24］ Kinjo Y，et al. The short-term and long-term outcomes of the endoscopic resection for the superficial pharyngeal squamous cell carcinoma. Endosc Int Open. 2015;3; E266－73.

［25］ Fujishiro M，et al. Application of endoscopic mucosal resection for hypopharyngeal cancer. Dig Endosc. 2001;13;220－4.

8 被覆柱状上皮的食管(Barrett 食管):黏膜肿瘤

Columnar Epithelium-Lined (Barrett's) Esophagus:Mucosal Neoplasias

Pierre H. Deprez and Takashi Toyonaga

（刘磊　译）

在过去的 50 年中,西方工业化国家食管胃交界处(结合部)(EGJ)和食管下段腺癌的发病率在持续升高,可能是由慢性胃食管反流病(GERD)患病率升高所致[1]。EGJ 的联结部上皮对慢性炎症刺激的适应性反应可形成柱状上皮,可导致局域性癌变[2]。Barrett 食管(BE)恶变为腺癌(BE－AC)的年风险率为 0.12%～0.5%[3]。虽然在日本和东亚,EGJ 处腺癌发生率比西方低 5～10 倍,但也在持续上升,BE 正成为肿瘤生存监测的一项指标[4]。慢性 GERD 患者在内镜监测检查前应接受质子泵抑制剂治疗 4 周,以消除平坦的炎性病变,提高肿瘤的检出率。通过 BE 监测,BE－AC 患者经常在早期的 0 期(66%)或 1 期(26%)被确诊,这类患者的总体生存期正常[5]。关于筛查和监测的推荐详见第 6 章。

注意　Barrett 肿瘤可通过切除和烧灼治疗,具体取决于所及病变的表现。因此,在灼除 Barrett 病变之前,内镜成像发现需要进行内镜下黏膜切除或内镜黏膜下剥离的细微黏膜异常至关重要。

8.1 Barrett 食管的检查和诊断

内镜检查确定 Barrett 食管的范围采用色素内镜 Prague 分型的标准来界定[6-8]。当食管远端被覆柱状上皮,长度≥1 cm(呈舌状或环周),并包含特殊的肠上皮化生(组织病理学证实;参见第 2 章)(图 8.1),可以诊断为 BE[8]。

(1) 在白光内镜下,BE 黏膜与贲门的柱状上皮和食管鳞状上皮不同,呈柱状黏膜,淡红色。

P. H. Deprez (✉)
Department of Hepato-Gastroenterologie, Cliniques Universitaires Saint-Luc,
Université Catholique de Louvain, Brussels, Belgium
e-mail: pdeprez@uclouvain.be
T. Toyonaga
Department of Endoscopy, Kobe University Hospital, Kobe, Japan
© Springer International Publishing 2019
F. Berr et al. (eds.), *Atlas of Early Neoplasias of the Gastrointestinal Tract*,
https://doi.org/10.1007/978-3-030-01114-7_8

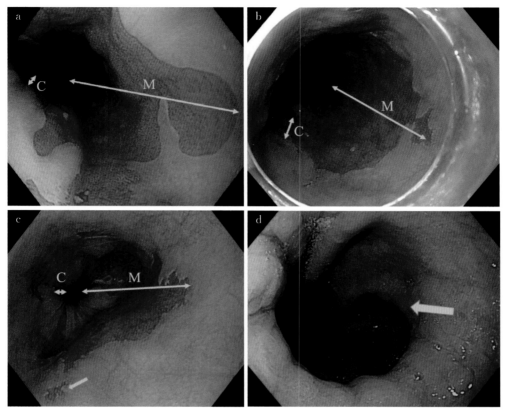

图 8.1 在白光内镜下,采用布拉格分类检查 BE 病例。a. C1M5。b. C1M4。c. C0M3。小箭头显示最大范围 BE 以上的一个小 BE 病变。d. 大箭头显示食管胃括约肌部位附近的胃褶皱顶部

(2) 在胃黏膜皱襞隆起末端(西方定义)或食管栅栏血管远端(东亚定义)确定 EGJ[2]。

(3) 如果存在食管裂孔疝时,不要误将膈肌压迹认作为 EGJ。

(4) 对于环周的柱状黏膜,以 EGJ 上方的长度定义其范围(单位为 cm),记作 C 值。

(5) 对于柱状黏膜上出现的任何舌状延伸,以 cm 为单位记录舌状黏膜顶部至 EGJ 的最大距离,报告为 M 值。

(6) 最大范围外的岛状 BE 要单独报告。

BE 的黏膜表面和血管模式可能存在很大差异。使用放大内镜和光学色素内镜技术能很好地鉴定这些病变。使用乙酸喷洒结合光学色素内镜和放大内镜能更好地显示黏膜表面。检查技术主要包括用水或生理盐水冲洗黏膜,必要时使用透明帽,描述血管模式和表面形态(SP)。最后,使用放大内镜在乙酸染色前(VP 和 SP)和染色后(只有 SP 而 VP 消失)进行观察。示例如图 8.2 所示。日本学者提出了各种分类,例如包含 5 种不同 SP 及对应 VP 的放大 NBI(M - NBI)分类方法。简言之,黏膜模式可以是平坦和萎缩的,也可以是"富含"微管状、绒毛状和脊样结构的。肠上皮化生与胃内表现相同,可以有亮蓝嵴(LBC)形成。血管在萎缩型黏膜中更容易观察到,可见棕褐色树枝状的毛细血管和更粗的绿色的黏膜下静脉,但绒毛型黏膜中也可见到规则的毛细血管。图 8.2 显示了一部分示例。对于成像示例,在本章附录中给

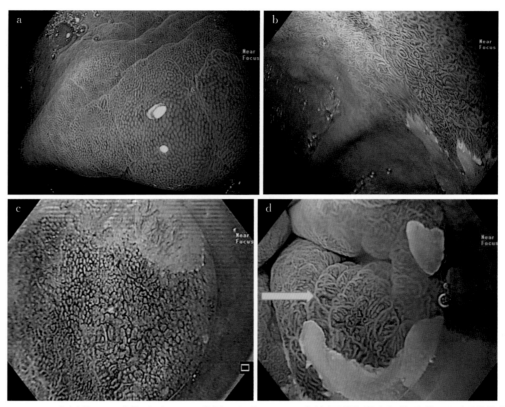

图 8.2 Barrett 病例的 NBI 成像显示。a. 正常胃(凹)和 Barrett 食管规则的脊之间的连接。b. 规则的黏膜表面(脊)和血管模式。c. 正常黏膜表面(绒毛状,一些凹陷)和血管模式。d. 绒毛黏膜表面更丰富,亮蓝嵴是肠化生的典型表现(箭头所示)

出了诺丁汉(Nottingham)分类(未验证)。

注意 醋酸可放大表面结构,但会引起血管模式消失,如图 8.3 所示。

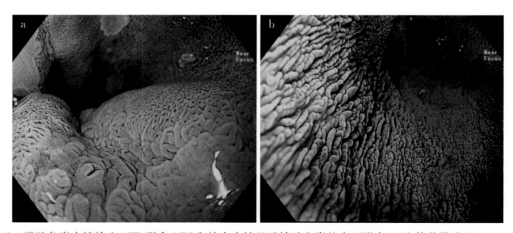

图 8.3 醋酸色素内镜检查(CE)联合 NBI 和放大内镜显示绒毛和脊的表面形态(a)和管状模式(b)

8.2　发现与分析 Barrett 食管的流程

　　食管腺癌的诊断几乎总是与内镜下可见病变相关,需要内镜下切除以进行分期和治疗。检测这些病变,应从 WLI 开始检查,然后在放大或非放大情况下进行光学色素内镜检查,最后进行醋酸染色色素内镜检查。静止图像的最大放大倍率和清晰度可以通过使用头端放大帽结合水浸法实现(比较见 1.5.1、1.5.2、1.7.3、2.5.1)。左侧卧位时肿瘤性病变多见于视野的右上象限和右下象限。内镜检查的目的是发现任何颜色(WLI 呈红色)或表面起伏的微小变化,并根据巴黎分类(见图 1.2),描述所见病变的位置、颜色、大小和类型[9-11]。观察到的病变多表现为颜色变化(大多数为淡红色或光滑的苍白色;NBI 下呈褐色)、隆起或凹陷型[0 - Ⅱa 或 0 - Ⅱc;少数情况下呈 0 - Ⅰ s/p 或 0 - Ⅲ 型(15%)],以及表面不规则的 0 - Ⅱb 型(图 8.4)。

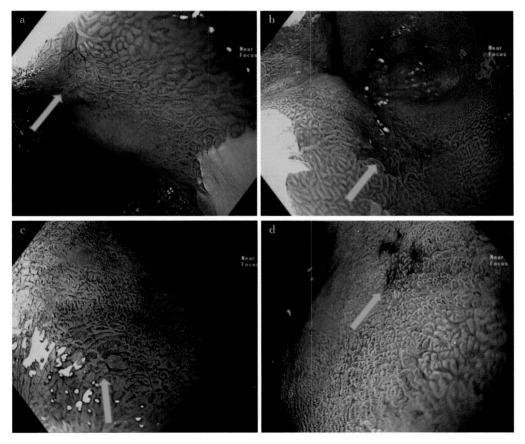

图 8.4　M - NBI 内镜(靠近病灶,Olympus HQ 190)显示可见局灶性病变(箭头)。a、b. 巴黎分型 0 - Ⅱ b/c,黏膜不规则。c. 毛细血管不规则。d. 醋酸 CE 查见小出血部位

　　大多数早期恶性 Barrett 肿瘤(85%)表现为小而平坦的病变(0 - Ⅱa～c),通常难以发现[12,13]。当用 WLI 或放大 NBI 内镜观察无可见病变时,2.5%乙酸染色或能揭示隐藏的病变,表现为标准 WLI 下局灶性醋酸白化缺失,即在白色规则的 Barrett 黏膜中呈现出轻微红色斑点。朴茨茅斯醋酸分类(Portsmouth acetic acid classification,PREDICT)以局灶性醋酸白化缺失检测到 Barrett 瘤变的灵敏度为 98%,阴性预测值为 97%[14](见图 8.11b)。

注意　任何疑似 Barrett 恶变的病变必须行 M - NBI 下 VP 分型,然后以 2.5%乙酸染色进行 SP 分型。该方法对于明确不规则 VP、SP,以及 Barrett 肿瘤的边界至关重要(类似于早期胃癌[15])(图 8.5)。

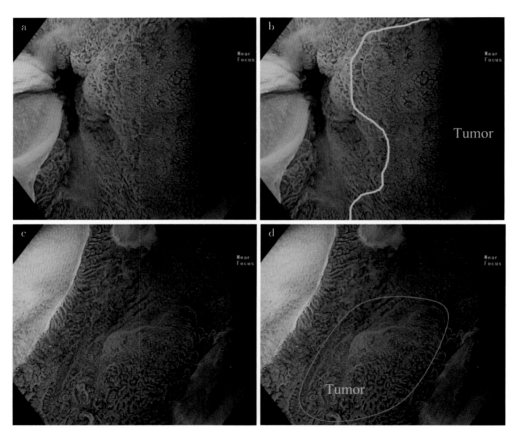

图 8.5　M - NBI 模式用水浸法在标界可见病变方面的作用图示(在插管麻醉患者中)。a、b. 巴黎分型 0 - Ⅱb 高级别瘤变。c、d. 巴黎分型 0 - Ⅱa, pT1M2 腺癌

　　图 8.6 图解说明了规则/不规则血管模式和表面模式的不同,并附以西方学者常用的一种简化分类标准(BING)。无论是专家或非专家,利用该分类标准区分规则/不规则两类情况都有非常高的敏感性(90%～95%)和准确性(93%～97%)。这种鉴别诊断基本上是可行的,但现实中,因 Barrett 病变需准确诊断,所以关于 V/S 分型的前瞻性研究仍未进行。

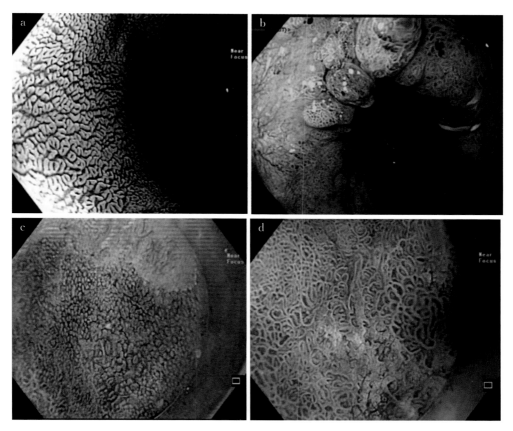

图 8.6 a. 规则的黏膜模式。b. 不规则和结节（pT1M3 腺癌）。c. 规则的血管网络。d. 与局灶性高级别上皮内瘤变相对应的、呈不规则血管模式的小病变区域

8.3 Barrett 食管黏膜下层浸润癌的内镜诊断

由于肌成纤维细胞在黏膜固有层（LPM）深处的黏膜肌层（deeper muscularis mucosae，DMM）上方形成一层薄的肌层（superficial muscularis mucosae，SMM），所以大多数 BE 黏膜样本 MM 层显示为复层或多层。SM 浸润深度是从 DMM 的下端开始测量。pT1a 期 Barrett 肿瘤转移风险低（95% 无转移）。然而，pT1b 期 BE－AC 已符合高转移风险标准：出芽数 Bd≥2；G3 级；L（＋），V（＋），此时出现转移的情况比较常见（约 30%），当进展到 T1b－SM2～3 时，LN 转移风险升高至 30%～50%[20]。

肿瘤病变的肉眼形态与其黏膜下浸润风险密切相关[12]（表 8.1）。在一项针对 380 例早期 Barrett 肿瘤的大型前瞻性研究中，大多数高级别上皮内瘤变为 0-Ⅱb 型（70%）和 0-Ⅱa 型（17%）。0-Ⅱb 型早癌黏膜下浸润的可能性最低（3%）；其后依次为 0-Ⅰ型（10%）、0-Ⅱa 型（14%）、Ⅱa＋c 型（18%）和 0-Ⅱc 型（24%）[12]。尽管 0-Ⅰs 隆起型早癌深部 SM 侵犯的风险较高，但触之柔软和充气扩张时病变变平（air insufflation，AID＋）时提示可能为黏膜肿瘤，无

或仅浅表 SM 浸润,适用于诊断性 ESD。由于 EGJ 处定位困难,高频 EUS($20\sim30\,MHz$)不能很好地检测该部位 Barrett 肿瘤的黏膜下浸润程度(敏感性仅为 27%)。

表 8.1　早期 Barrett 肿瘤的肉眼类型分布,以及黏膜下浸润和每种类型的低分化程度分级[a]

	病变,n	肉眼类型					
		Ⅰ	Ⅱa	Ⅱb	Ⅱc	Ⅱa+c	Ⅲ
早期 Barrett 肿瘤	380	13%	37%	28%	5%	16%	2%[b]
黏膜下层侵袭($n=42$)	每类型	10%	14%	3%	24%	18%	(0)[b]
G3 级肿瘤($n=21$)	每类型	10%	6%	2%	(0)[b]	8%	(0)[b]
按照肉眼形态的肿瘤分类							
高级别上皮内瘤变	30	7%	17%	70%	3%	0	3%
T1a 期	308	14%	37%	27%	4%	17%	2%
T1b 期	42	12%	45%	7%	10%	26%	(0)[b]

注:[a] 引自 Pech 等[12]。[b] 0－Ⅲ型病变和 G3 容易出现参照偏倚(低估)。

简化 M－NBI 分类(BING 分类)未给出 BE 腺癌 SM 浸润时任何关于 SP/VP 变化特征的信息[16]。与 BING 分类相反,之前的 Nottingham 分类使用类似的简化术语描述非肿瘤性病变;肿瘤性病变的描述包括"不规则 SP 和不规则 VP"或"SP 缺失和不规则 VP",以及 SM 浸润癌时"严重不规则 SP 和 VP",且附带具体的细节描述和清晰的 NBI 放大图像[22](图 8.18)。Goda 等对与 SP 类型相对应的 VP 类型进行了详细描述[23]。因此,辅以 Goda 的 VP 分型的诺丁汉分类(参见第 8.6 节,表 8.2)能更好地尝试确定浅表 Barrett 肿瘤是否适合内镜切除,已经显示出黏膜下深浸润征象是 ESD 的禁忌证[22-24]。创建一种类似分化型胃癌的内镜下诊断体系,进行前瞻性临床研究至关重要[15](对照图 9.9a)。

疑似黏膜下浸润的征象总结如图 8.7、8.8 及 8.9,以及第 8.5 部分的病例。所有的病例都提供了与组织学特征相对应的内镜征象。这些征象类似于早期胃腺癌的内镜诊断[15,25],但在 Barrett 肿瘤尚未进行前瞻性评估。

注意　黏膜下浅浸润可能表现为:

- 肉眼形态 0－Ⅰs 型(质地柔软),0－Ⅱa/c/a+c 型
- 绒毛表面高度不规则(密度高、大小不等、绒毛融合)
- 不规则致密的血管模式

深部 SM 浸润可能表现为:

- 0－Ⅰs 型(质地坚硬),0－Ⅱa/c/a+c(结节－/＋)或 0－Ⅲ型
- 高度不规则的血管模式(形态各异、稀疏、拉伸延长和血管粗大)
- 表面形态不规则或缺失

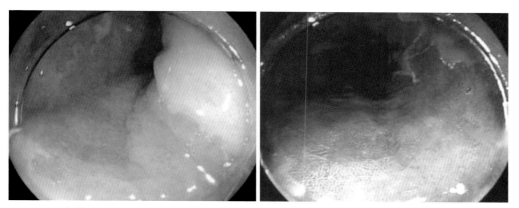

图 8.7　Barrett 食管,0 - Ⅱc 型凹陷型病变,黏膜下层微浸润,不规则凹陷模式[Pentax WLI(左)和 Ⅰ - Scan(右),约 20 倍](感谢德国 Ralf Kiesslich 医生供图)

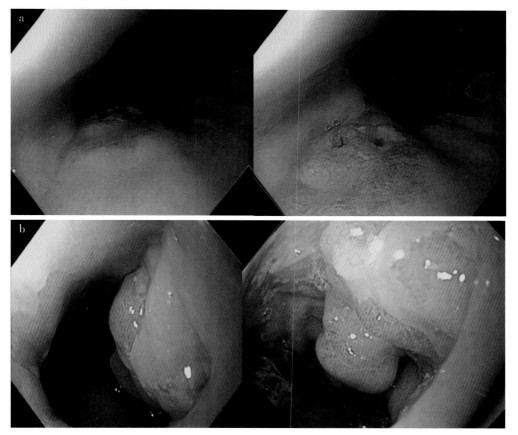

图 8.8　Barrett 食管。a. pT1SM1、G3、LV -腺癌(巴黎分型 0 - Ⅱa,柔软的一致性,不规则血管。b. pT1SM2、G2、L+腺癌(巴黎分型 0 - Ⅰs,坚硬的适应性,血管不规则)

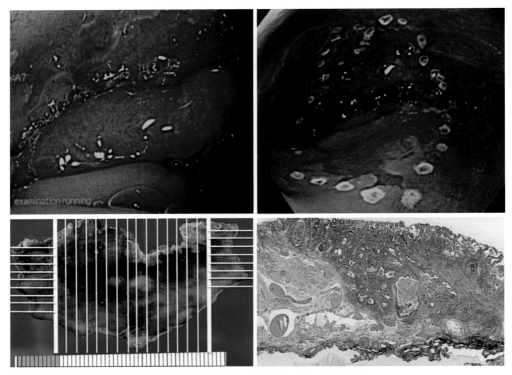

图 8.9 一名 60 岁患者的 C2M3 Barrett 食管，2 cm 隆起病变，巴黎分型为 0 - Ⅱs，治愈性 ESD 整块切除标本。肉眼见整块标本直径为 5.6 cm×3.6 cm，中央有两个褐色病灶；白线表示切割轴。组织学表现为食管腺癌，黏膜下层局灶浸润，且垂直和水平切缘无肿瘤浸润。最终诊断和分期：pT1SM1、G1、L(−)、V(−)

毗邻鳞状上皮(squamous epithelium，SCE)的 BE - AC 病变常见(50%~80%)，腺瘤组织在 SCE 下方延伸达 5 mm；有时甚至可以在 M - NBI 下识别，可见有轻微的隆起、浅褐色改变，以及 SCE 下方半透明状的 VP 等征象[26]。因此，可靠的切除是在 BE 肿瘤周围扩大 10 mm 的安全距离，尤其是对于 ESD 而言[11]。

8.4 早期 Barrett 食管肿瘤的内镜切除

由欧洲胃肠内镜学会(ESGE)(由许多西方国家赞助)发布的关于 BE - AC 完整内镜下切除的指南，仍推荐 EMR，甚至分片切除 EMR(piecemeal-EMR)的方式[27]。当然这也是有证据支持的，在一个黏膜 BE - AC 的大型队列(n=1000)的研究中，EMR 治疗效果良好，完全切除率为 96%，局部或异时复发率为 14%，无瘤生存率(disease-free survival，DFS)为 86%，术后 5 年时完全缓解率为 94%[28]。假设黏膜 BE - AC 的诊断准确，那么，EMR 术后 5 年的完全缓解率与 ESD 后的 DFS 率相似，且手术成本较低，工作量较少，并发症风险较低(见表 3.2)。ESGE 建议仅对大于 15 mm 且有浅表 SM 侵犯征象的 Barrett 病变或隆起型不适合 EMR 的病变(例如，既往由于切除而导致 SM 纤维化或瘢痕)，才优先考虑 ESD[27]。

事实上，因为 T1b - SM1(<500 μm)的 BE - AC 中仅有约 1.4% 存在 LN 转移，故 Manner

等人提出将 EMR 适应证标准从低风险的 BE - AC(G1、G2、L0、V0)扩展至 T1b - SM1(<500 μm)亚组[29]。但在同时,8 项主要来自西方医疗中心的 431 例患者的前瞻性研究报道了对浅表型 BE - AC 行 ESD 的结果,平均整块切除率为 91%,3 年时的 DFS 为 99%,穿孔、死亡或复发率为零(见表 3.2)。因此,ESD 达到了治愈性切除,复发率接近零,并且可以避免 PM - EMR 术后频繁的内镜随访(第一年四次和之后每年一次)。除内镜随访外,通常建议对 HGIN 或肿瘤在内镜下切除后残留的任何 Barrett 黏膜进行彻底地热灼除,如射频消融[6,8,27,30]。对于 ESD 的疗效和并发症(尤其是食管狭窄),见第 3 章。

Barrett 腺癌在日本较为罕见,日本食管学会推荐的内镜下整块切除的指南标准是基于文献报道的 LN 转移风险[4]:

ESD——一般适应证[a, c]

● Barrett AC 0 - Ⅱ 型(HGIN、G1、G2),黏膜内癌(M1、LPM),无溃疡。

ESD——扩大适应证[b, c]

● Barrett AC 0 - Ⅱ 型(HGIN、G1、G2),黏膜癌(MM),临床证据 N0。

[a]适应证患者 LNM 风险<1%

[b]适应证患者 LNM 或全身 M 风险<4%

[c]当 ESD 范围≥70%食管全周时,狭窄形成的风险增加

在两组早期 BE - AC 行食管切除术的患者中观察到,在 pT1a 型患者中,淋巴结转移率分别为 1.9%(26/1350)[31]和 1.3%(1/75),后者因存在 1 例未分化型 AC G3 pT1a - MM 患者,而在 T1b 型患者中有 22%存在 LN 转移[32]。关于 LN 转移的风险因素(肿瘤组织学、大小、溃疡),到目前为止尚未详细阐明,因此 JES 建立了这些 ESD 标准(LPM/MM)[4]。相比之下,巴黎研讨会采纳的共识与胃癌相似,即黏膜深肌层下方侵犯≤500 μm 的 T1b SM1,属于低风险 BE - AC(G1 或 G2、L0、V0、Bd≤1),类似于胃癌处理[10]。此外,关于淋巴结切除术切除的,SM 浸润性 Barrett 腺癌的基础数据太少,无法提供任何可支持根治性内镜 R0 切除的有效 SM 浸润深度的数据[11]。

最近,在进行重大根治性手术决策之前,尤其是在高龄或共病患者中,对于食管和 EGJ 部位早期的黏膜下浅浸润癌,建议将 ESD 作为诊断性治疗。ESD 是一种低风险、微创切除技术,即使在手术风险极高/条件极差的患者中也是如此,ESD 越来越成为一种新的辅助治疗甚至姑息性抗癌治疗方案的重要组成部分[33,34]。然而,关于 EGJ 和 BE 处腺癌 ESD 治疗的基础数据有限,尚不足以发布强有力的指南建议;所以,无论是为了明确内镜下适合 ESD 病变的诊断和适应证,还是了解诊断性或治愈性 ESD 的结果,仍需进行前瞻性临床研究。

内镜切除的禁忌证:

● 未分化癌 G3>1 cm

● 深部 SM 浸润的证据(>SM1)

相对禁忌证(取决于操作者的经验):

● 手术可切除性较低(例如难以处理的食管静脉曲张)

- 明显的出血倾向（如，联合抗血小板和抗凝剂治疗）

诊断性 ESD 后食管切除术和淋巴结清扫的适应证：

- 分化型 AC G1 或 G2 伴黏膜下深浸润（≥500 μm）
- 淋巴或血管侵犯（L1 或 V1）
- 低分化 AC G3＞10 mm
- 垂直切缘呈 R1 切除（但水平侧切缘呈 R1 则进行随访）

8.5 病例：Barrett 食管异型增生和早期癌症

病例 1：0－Ⅰs 型早期 Barrett 肿瘤

72 岁健康男性（ASA Ⅱ级），食管裂孔疝内的短段 Barrett 食管可见一个 0－Ⅰs 型无蒂肿瘤病灶（图 8.10）。SP/VP 不规则（局部稀疏、粗大的血管→提示 SM 浸润），但注射时较软且

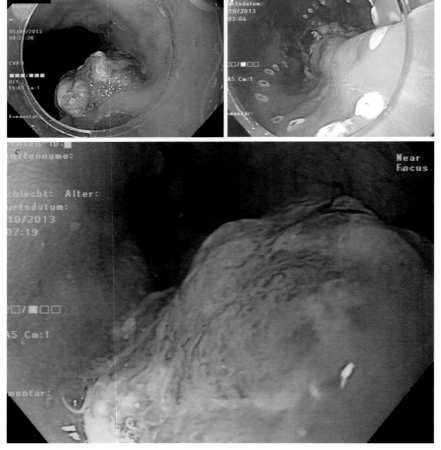

图 8.10　a. 短段 BE（C0M4）发现 0－Ⅰs 型肿瘤（WLI）。b. 电刀标记 ESD 的安全边界。c、d. 典型的肿瘤性不规则 SP 和 VP，VP 伴少量稀疏的大血管（诊断：cT1b－SM1/SM2；SM1 交界性侵袭？）（M－WLI 和 M－NBI）

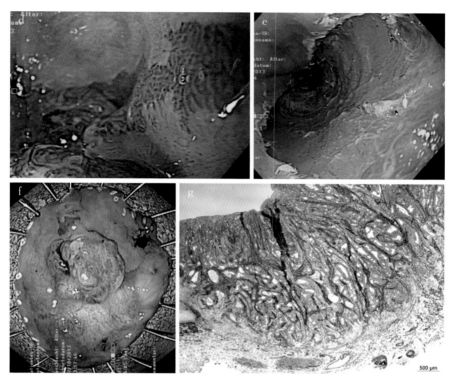

图 8.10(续) d. M－NBI 下 BE 界限。e. 诊断性 ESD,无可见的深部 SM 浸润:创面。f. 标本(6.3 cm×4.3 cm)(白光下)。g. 腺癌 G2,pT1b(SM 729 μm),L0,V0,R0 切除。深部 SM2-浸润是远端食管切除术的适应证

能很好地隆起。诊断性 ESD 整块切除后提示 BE－AC pT1b－SM2(723 μm)。推荐患者进行食管切除术。

注意 如果有 SM 侵袭的边界征象,应避免 R2 切除! 诊断性 ESD 整块切除是合理的,并且能提供足够的标本进行组织病理学检查,以作出治疗决策。

病例 2:0－Ⅱa 型 Barrett 病变

69 岁健康男性,短节段 BE 中发现 0－Ⅱa 型病变(C0M4,5 点钟方向),大小 14 mm×10 mm(图 8.11)。EUS 未显示局部淋巴结肿大,管壁 SM 回声连续。

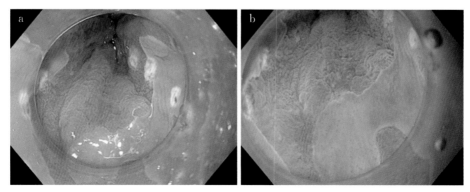

图 8.11 a. 短段舌形 BE 黏膜口侧端 5 点位(后壁)的 0－Ⅱa 型病变。b. 标准 WLI 下,乙酸 CE 无酸染/醋酸白化现象(发红/红色变)

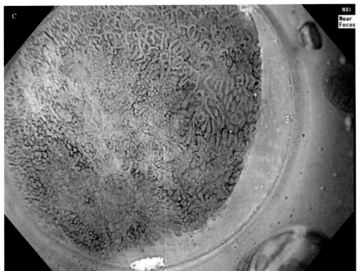

图 8.11(续)　c. M‐NBI(60×)，不规则 VP 网。d. M‐NBI 和醋酸显示绒毛稀疏不规则，个别变大(融合? 中间靠右)；伴模糊的 VP 网。诊断：表浅癌，无侵袭。→拟 ESD 整块切除达到根治性治疗：标本大小为 63 mm×43 mm；安全边界标记完好无损。组织学：中等分化的 AC G2，pT1a‐LPM，L0，V0，R0 切除(感谢 Dr. Hans Allgaier 和 Dr. Tsuneo Oyama)。d. M‐NBI 下乙酸染色。e. ESD 整块切除后创面。f. 标本中心可见微血管口径变化和清晰的不规则 VP 网(无侵袭)(M‐NBI 下)

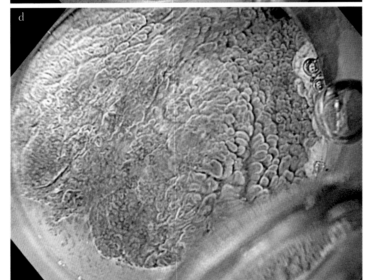

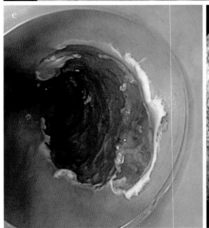

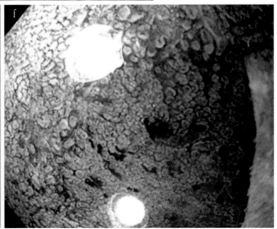

注意　小而隐匿的 0-Ⅱb 型病变,却是中分化腺癌(pT1a,G2)。

病例 3:胃食管结合部环周 0-Ⅰp/s+Ⅱa 型 Barrett 癌

82 岁女性(ASA Ⅲ级),间歇性固体咽下困难 1 个月。上消化道内镜检查显示一个长达 4.5 cm 的环形病变,从鳞/柱状上皮交界处延伸至 EGJ 末端(图 8.12)。

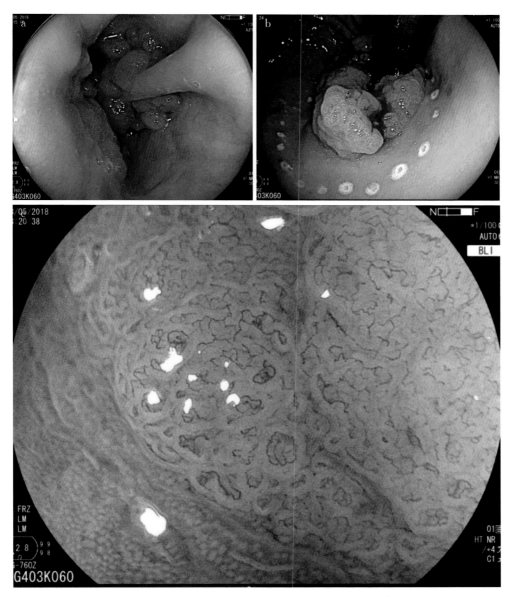

图 8.12　a、b. 质地柔软的 0-Ⅱa+Ⅰs/p 型病变,在穹窿部褶皱上形成息肉样隆起。c. M-BLI(120×)显示不规则绒毛[不规则 SP(ISP),密度和大小不均匀,甚至形成白色区(WZ)],伴有迂曲、致密的血管(IVP 与 V/S 分型对应)和清晰的分界线(DL、BLI 或正常模式下)。EUS 没有发现增大的淋巴结,SM 回声带似乎正常保留。活检示高分化腺癌(WDAC)。临床诊断:早期 WDAC,无 SM 侵袭证据

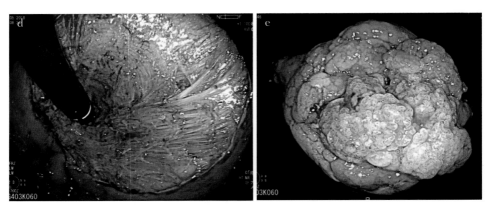

图8.12(续)　d. 诊断性 ESD,圆形创面以及整块切除(注水电切刀)。e. 完整标本沿纵轴切开,大小约 11.6 cm×6.0 cm,病变部分 7.7 cm×2.4 cm×0.8 cm。组织学:WDAC G1,pT1a‐DMM,Bd 1,Ly0,V0,pN0;R0 切除,治愈性 ESD

注意　较大的 BE‐AC 往往是相对明显的内镜征象→诊断性 ESD。

病例4:多灶性巴黎分型 0‐Ⅰs 型病变

65 岁男性,长节段 Barrett 食管(C4M5),见多个柔软的巴黎分型 0‐Ⅰs/Ⅱa 型病变(5～12 mm)。通过 ESD 整块切除,切除范围达食管全周约 80%。病理分期:多灶性腺癌 pT1a‐M2,G1,LV(－),R0。认为是根治性切除,残留 Barrett 黏膜 Halo 90 射频消融(radiofrequency ablation,RFA)灼除(图 8.13)。

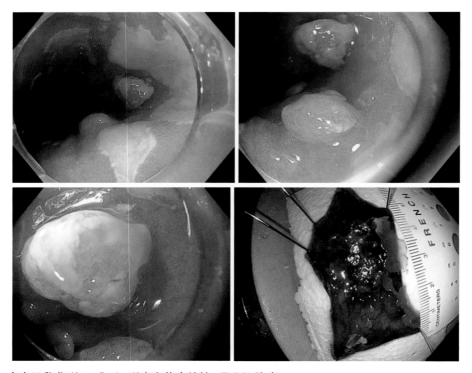

图8.13　多个巴黎分型 0‐Ⅰs/p 型病变伴多灶性 pT1M2 腺癌

病例 5：Barrett 食管和黏膜下病变

60 岁男性患者因长节段 BE(C4M6)接受内镜随访,镜下发现巴黎分型 0 - Ⅱa 型病变,ESD 整块切除。最终病理结果为 pT1SM1 腺癌,R0 切除,G2 中分化,但 D2 - 40＋so L(＋)。切除是非根治性的,患者被转诊追加手术(图 8.14)。

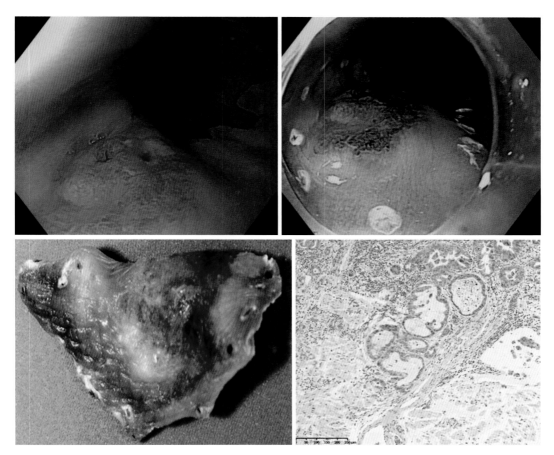

图 8.14　巴黎分型 0 - Ⅱa 型病变,伴有不规则的表面模式和血管模式,周围抬高提示黏膜下浸润。病理证实 SM1 浸润

病例 6：使用水浸法和乙酸染色法确定黏膜腺癌的边界

82 岁男性患者,Prague C1M5 长节段型 Barrett 食管。发现巴黎分型 0 - Ⅱa 型病变,ESD 整块切除,最终病理分期为 pT1M3 腺癌,高分化 G1,无淋巴血管侵犯;认为是治愈性 R0 切除(图 8.15)。

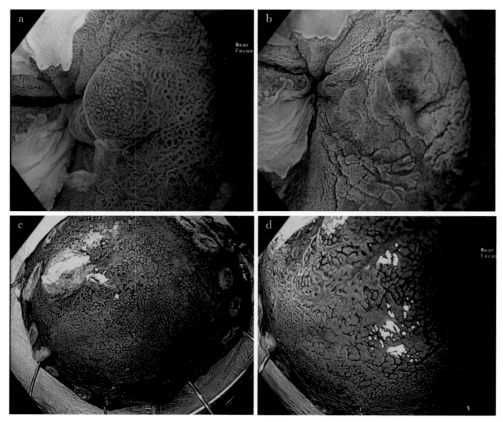

图 8.15　a、b. 巴黎分型 0‑Ⅱa 型病变,浸水法乙酸 CE 观察。c、d. ESD 术后标本确认侧缘干净,可观察到黏膜肿瘤典型的不规则网状血管模式(pT1M3)

病例 7:Barrett 食管伴巴黎分型 0‑Ⅰs 型黏膜下病变

患者新发 Barrett 食管(C5M6)并一处 2 cm 大小的巴黎分型 0‑Ⅰs/p 型病变,可疑 SM 浸润(瘤体膨隆,大而不规则的血管)(图 8.16)。

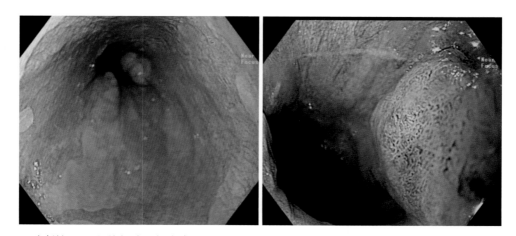

图 8.16　诊断性 ESD 整块切除。标本病理证实为 pT1SM1 腺癌,G1～2,LV(−),R0,认为是根治性切除

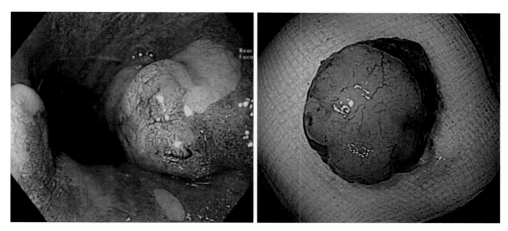

图 8.16（续） 诊断性 ESD 整块切除。标本病理证实为 pT1SM1 腺癌，G1～2，LV（－），R0，认为是根治性切除

注意 具有诊断意义的 ESD 对于判断 SM 浸润的 Barrett AC 的组织学诊断和进一步追加治疗具有重要意义；在某些情况下，它可以防止过度治疗。

病例 8：长节段 BE 伴黏膜肿瘤（白色隆起和粗大不规则血管）及淋巴管侵犯

82 岁男性，患有长节段 BE（C11M12），发现两处巴黎分型 0－Ⅱa 型结节状隆起。ESD 整块切除，标本大小为 3.4 cm×2.7 cm，pT1M2，Vienna 分类 5.1，G2，淋巴管浸润阳性，免疫组化证实 D2－40 阳性。切除是非根治性的，但患者拒绝行"辅助"手术（图 8.17）。

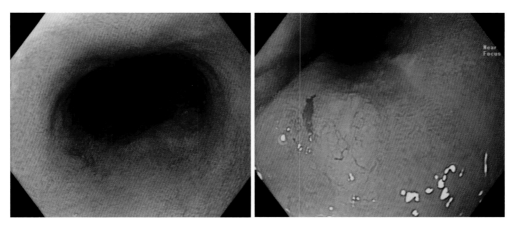

图 8.17 轻微隆起，发白的病变，对应于巴黎分型 0－Ⅱa 型病变，可见不规则的表面形态和血管模式，以及一些增粗的血管

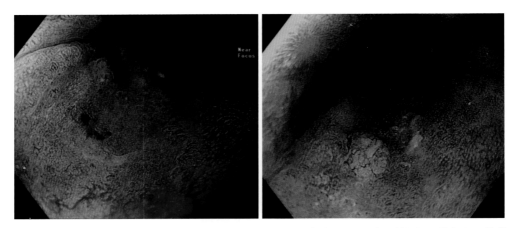

图 8.17(续) 轻微隆起,发白的病变,对应于巴黎分型 0 - Ⅱa 型病变,可见不规则的表面形态和血管模式,以及一些增粗的血管

　　致 谢　我们非常感谢 Dr. Tsuneo Oyama，Nagano，Japan；Dr. Hans P. Allgaier，Freiburg and Dr. Micheal Anzinger，Munich，Germany；and Dr. Frieder Berr and Dr. Daniel Neureiter，Salzburg，Austria 对 ESD 病例的贡献。

8.6 附

　　Kara[35]、Goda[23,24]、Anagnostopoulos[22]、Sharma[16,17]等多位学者分析了 Barrett 上皮和 BE 肿瘤的表面和血管模式。诺丁汉分类法结合 Goda 的 VP 分类(表 8.2),试图明确浅表性 Barrett 癌的诊断和内镜切除的适应证,或者深部 SM 侵犯的征象,以及外科食管切除术的适应证[22-24](参见表 8.2 和图 8.18)。BE - AC 的毛细血管和表面模式与早期胃癌相似,但尚未进行前瞻性验证。

表 8.2　食管柱状上皮的表面模式(M - NBI)

SP 形态	表面模式	可能的组织病理学	血管 VP 类型	图号
规则	均匀的凹陷	被覆柱状上皮的黏膜:		8.18a
	小凹陷,圆形	"胃底"型	Ⅰ型　网状	
	～,裂隙状椭圆形	"胃体"型		
规则	均匀的管状	正常柱状上皮 LBC＝肠化(IM)[b]	Ⅱ型　卷曲,卷发样	8.18b
	管状			

（续表）

SP 形态	表面模式	可能的组织病理学	血管 VP 类型	图号
规则	均匀的褶皱,绒毛	正常柱状上皮		
	线性/嵴样（顶部）	"贲门"型	Ⅲ型　爬藤状	
	绒毛（底部）	"胃窦"型	Ⅳ型　DNA 螺旋样	8.18c、d
	在 NBI 上呈 −/+ LBC	LBC ≈ 顶端刷状缘（肠化细胞）(IM)[b]		
萎缩-规则	SP 缺失（萎缩的 CL 黏膜）,有分叉的 VP 和 SMV[c] 可见,无分界形成	"平坦的肠化生"（SIM)[c]	0 分叉的 VP & 青色的 SM-静脉	8.18e、f
不规则（不规则 V）	不规则的 SP 绒毛变细小/脑回状,光滑的 WZ/白色区,清晰的分界线[a]	HGIN/T1a 癌	Ⅴ型,不规则（口径、迂曲、拥挤、V/S 一致）	8.18g
重度不规则	重度不规则 SP 伴小凹形态破坏、小凹融合和清晰分界线(DL)	癌,SM 深部浸润可能性大	严重不规则（螺旋、非网状、稀疏、血管粗大和 V/S 不一致）	8.18h
缺失（不规则 V）	无 SP,锐利的 DL[a]	癌,SM-侵袭或低分化 AC(G3 级)	严重不规则（如上所述）,难观察到 SM 静脉,清晰的 DL	8.18h

注:修改自文献[10,16,19,22,23,35];经 Blackwell 出版有限公司许可[22]。
[a] 依据 Goda[23] 分类确定 VP 的 Ⅰ～Ⅴ 型,依据 Kara 标准确定 SP 缺失[35]。[b] "亮蓝嵴"(=顶端刷状缘),M-NBI 下 IM 的 SP[23]。[c] 约 20% 的柱状黏膜肠上皮化生时可以见到黏膜表面平坦光滑,无腺管开口、绒毛或褶皱,但可以看到分叉状的黏膜下血管模式（平坦型 IM)[35]。

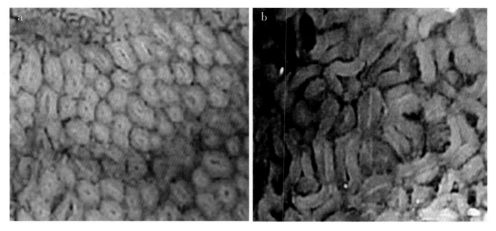

图 8.18　食管柱状上皮（M-NBI）的表面模式。a. 常规胃底型柱状内衬黏膜（均匀圆形凹陷）。b. 具有亮蓝嵴的均匀管状 Barrett 上皮,提示平坦型肠上皮化生（SIM）

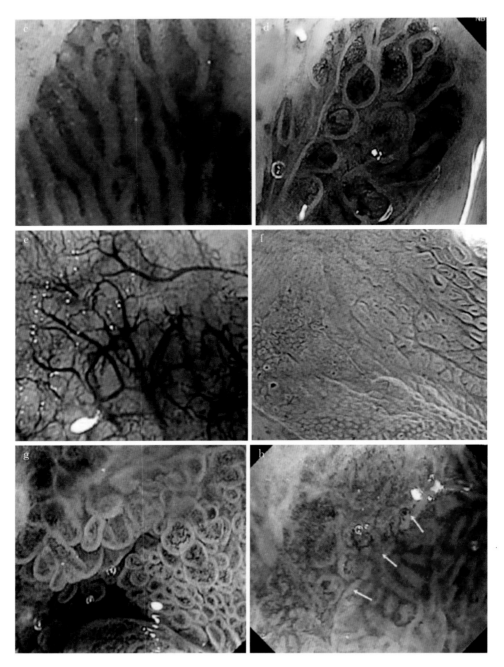

图 8.18(续) c. 具有 LBC 的均匀贲门型柱状上皮（Barrett 黏膜）。d. 具有 LBC 的均匀绒毛状柱状上皮（Barrett 黏膜）。e. 微表面模式（MSP）缺失的柱状上皮，分叉状黏膜下静脉（SMV）。f. 使用乙酸表面模式增强（右下缘：凹和绒毛）（M - NBI，60×，Olympus Excera Ⅲ）查见表面模式缺失（ASP）（中间偏左）。g. 不规则微绒毛 MSP 伴不规则的不透明白色物质（white opaque substance，WOS），典型的 HGIN/M2 癌。h. 重度不规则 SP（irregular SP，ISP）和 IVP（或 M - CE 上 SP 缺失），绒毛融合提示 SM - 侵袭性腺癌；箭头表示分界线（Olympus Lucera，M - NBI，100×）。经 Blackwell 出版有限公司许可[22]（f 部分由 Tsuneo Oyama 医生提供）

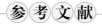

［1］ van Blankenstein M, et al. The incidence of adenocarcinoma and squamous cell carcinoma of the esophagus: Barrett's esophagus makes a difference. Am J Gastroenterol. 2005;100:766-74.

［2］ Spechler SJ, et al. American Gastroenterological Association medical position statement on the management of Barrett's esophagus. Gastroenterology. 2011;140:1084-91.

［3］ Kelty CJ, et al. Barrett's oesophagus: intestinal metaplasia is not essential for cancer risk. Scand J Gastroenterol. 2007;42: 1271-4.

［4］ Kuwano H, et al. Guidelines for diagnosis and treatment of carcinoma of the esophagus April 2012 edited by the Japan Esophageal Society. Esophagus. 2015;12:1-30.

［5］ Kastelein F, et al. Impact of surveillance for Barrett's oesophagus on tumor stage and survival of patients with neoplastic progression. Gut. 2016;65:548-54.

［6］ Shaheen NJ, et al. ACG clinical guideline: diagnosis and management of Barrett's esophagus. Am J Gastroenterol. 2016; 111:30-50.

［7］ Sharma P, et al. The development and validation of an endoscopic grading system for Barrett's esophagus: the Prague C&M criteria. Gastroenterology. 2006;131:1392-9.

［8］ Weusten B, et al. Endoscopic management of Barrett's esophagus: European Society of Gastrointestinal Endoscopy (ESGE) position statement. Endoscopy. 2017;49:191-8.

［9］ Lambert R. The Paris endoscopic classification of superficial neoplastic lesions: esophagus, stomach, and colon: November 30 to December 1,2002. Gastrointest Endosc. 2003;58: S3-43.

［10］ Paris Workshop on columnar metaplasia in the esophagus and the esophagogastric junction, Paris, France, December 11-12 2004. Endoscopy. 2005;37:879-920.

［11］ Oyama T. Diagnostic strategies of superficial Barrett's esophageal cancer for endoscopic submucosal dissection. Dig Endosc. 2013;25 (Suppl 1): 7-12.

［12］ Pech O, et al. Prospective evaluation of the macroscopic types and location of early Barrett's neoplasia in 380 lesions. Endoscopy. 2007;39:588-93.

［13］ Theisen J, et al. Preferred location for the development of esophageal adenocarcinoma within a segment of intestinal metaplasia. Surg Endosc. 2006;20:235-8.

［14］ Kandiah K, et al. International development and validation of a classification system for the identification of Barrett's neoplasia using acetic acid chromoendoscopy: the Portsmouth acetic acid classification (PREDICT). Gut 2018;67:2085-91.

［15］ Muto M, et al. Magnifying endoscopy simple diagnostic algorithm for early gastric cancer (MESDA-G). Dig Endosc. 2016; 28:379-93.

［16］ Sharma P, et al. Development and validation of a classification system to identify high-grade dysplasia and esophageal adenocarcinoma in Barrett's esophagus using narrow-band imaging. Gastroenterology. 2016;150:591-8.

［17］ Sharma P, et al. Standard endoscopy with random biopsies versus narrow band imaging targeted biopsies in Barrett's oesophagus: a prospective, international, randomised controlled trial. Gut. 2013;62:15-21.

［18］ Singh M, et al. Observer agreement in the assessment of narrowband imaging system surface patterns in Barrett's esophagus: a multicenter study. Endoscopy. 2011;43:745-51.

［19］ Kato M, et al. Image assessment of Barrett's esophagus using the simplified narrow band imaging classification. J Gastroenterol. 2017;52:466-75.

［20］ Zemler B, et al. Early Barrett's carcinoma: the depth of infiltration of the tumour correlates with the degree of differentiation, the incidence of lymphatic vessel and venous invasion. Virchows Arch. 2010;456:609-14.

［21］ Pech O, et al. The impact of endoscopic ultrasound and computed tomography on the TNM staging of early cancer in Barrett's esophagus. Am J Gastroenterol. 2006;101:2223-9.

［22］ Anagnostopoulos GK, et al. Novel endoscopic observation in Barrett's oesophagus using high resolution magnification endoscopy and narrow band imaging. Aliment Pharmacol Ther. 2007;26:501-7.

［23］ Goda K, et al. Usefulness of magnifying endoscopy with narrow band imaging for the detection of specialized intestinal metaplasia in columnar-lined esophagus and Barrett's adenocarcinoma. Gastrointest Endosc. 2007;65:36-46.

［24］ Goda K, et al. Current status of endoscopic diagnosis and treatment of superficial Barrett's adenocarcinoma in Asia-Pacific region. Dig Endosc. 2013;25 (Suppl 2): 146-50.

［25］ Oyama T. Diagnosis of gastric adenocarcinoma with magnified endoscopy. In: Oyama T, editor. Endoscopic diagnosis of superficial gastric cancer for ESD. Tokyo, Japan: Springer; 2016. p. 39-51.

［26］ Yamagata T, et al. Efficacy of acetic acid-spraying method in diagnosing extension of Barrett's cancer under the squamous epithelium. Dig Endosc. 2012;24:309-14.

［27］ Pimentel-Nunes P, et al. Endoscopic submucosal dissection: European Society of Gastrointestinal Endoscopy (ESGE) guideline. Endoscopy. 2015;47:829-54.

［28］ Pech O, et al. Long-term efficacy and safety of endoscopic resection for patients with mucosal adenocarcinoma of the esophagus. Gastroenterology. 2014;146:652-660. e651.

［29］ Manner H, et al. Early Barrett's carcinoma with "low-risk" submucosal invasion: long-term results of endoscopic resection with a curative intent. Am J Gastroenterol. 2008;103:2589-97.

［30］ Phoa KN, et al. Multimodality endoscopic eradication for neoplastic Barrett oesophagus: results of an European multicentre study (EURO-II). Gut. 2016;65:555-62.

［31］ Dunbar KB, et al. The risk of lymph-node metastases in patients with high-grade dysplasia or intramucosal carcinoma in Barrett's esophagus: a systematic review. Am J Gastroenterol. 2012;107:850-62; quiz 863.

［32］ Leers JM, et al. The prevalence of lymph node metastases in patients with T1 esophageal adenocarcinoma a retrospective review of esophagectomy specimens. Ann Surg. 2011;253:271-8.

［33］ Kawaguchi G, et al. The effectiveness of endoscopic submucosal dissection followed by chemoradiotherapy for superficial esophageal cancer. Radiat Oncol. 2015;10:31.

［34］ Takeuchi M, et al. Technical feasibility and oncological safety of diagnostic endoscopic resection for superficial esophageal cancer. Gastrointest Endosc. 2018;88:456－65.

［35］ Kara MA, et al. Detection and classification of the mucosal and vascular patterns (mucosal morphology) in Barrett's esophagus by using narrow band imaging. Gastrointest Endosc. 2006;64:155－66.

9 胃：黏膜肿瘤

Stomach：Mucosal Neoplasias

Tsuneo Oyama

（刘磊　译）

9.1 引言

在日本,高危型慢性胃炎和胃癌的高患病率使胃癌筛查性检查更加频繁地诊断出早期胃癌[1]。在西方国家,如第 6 章所阐述,高危患者的胃镜机会性筛查及高危状况的监测使胃部高级别上皮内瘤变和早期胃癌诊出率增高[2]。在日本,微小胃癌或平坦型小胃肿瘤(0 - Ⅱa - c)的漏诊率也是较高的[3]。因此,需将小胃癌和微小型胃肿瘤(HGIN 和 T1m 肿瘤)的内镜检测和诊断作为目标——参见最近的图谱以更详细地解释和分析病例[4]。

胃癌风险增加的患者

高危人群[2,5]合并下列情况需进行内镜监测(见第 6 章)：

- 慢性萎缩性胃炎伴幽门螺杆菌(helicobacter pylori，Hp)感染
- 慢性萎缩性自身免疫性胃炎
- 毕Ⅱ式胃切除术后的慢性残胃炎
- 家族性腺瘤样息肉病(FAP)或遗传性非息肉病性结直肠癌(HNPCC)患者出现隆起或平坦型的瘤变

9.2 早期胃癌的胃镜检查

术前准备至关重要(见第 6.4.2),患者接受静脉镇静和抗胆碱能药物。当内镜通过贲门

T. Oyama (✉)
Department of Endoscopy，Saku Central Hospital Advanced Care Center，
Saku，Nagano，Japan
e-mail：oyama@coral. ocn. ne. jp
© Springer International Publishing 2019
F. Berr et al. （eds.），*Atlas of Early Neoplasias of the Gastrointestinal Tract*，
https://doi. org/10. 1007/978-3-030-01114-7_9

时，就要开始评估胃的整体状况——正常黏膜或慢性胃炎（伴/不伴萎缩），后者提示患胃癌的风险增加。必须把黏膜冲洗干净。在通过注气/吸气改变充气量的同时，寻找表面结构或颜色的微小变化。按照以下步骤操作：

——诊断高风险慢性胃炎时，标准白光下对胃内所有解剖区域观察并拍照（图6.3）

——寻找表面变化（平坦、溃疡或隆起的病变）和颜色变化（发红或发白）[6]

——对任何可疑病变进行表面形态和微血管模式的放大NBI，当病灶仍难以区分时，采用乙酸-靛胭脂色素内镜放大观察[7-9]

——对可疑病灶进行活检，但仅进行少数的靶向活检，原因在于（活检造成的）瘢痕会在之后干扰ESD

大多数早期胃癌是在慢性胃炎的背景上发展而来的，因此检测微小胃早癌就更加困难。因此，一定要熟悉标准WLI和M-NBI下胃黏膜的结构及其变化。此外，有传统WLI内镜下识别EGC特征的经验能增加检出率[6]。

9.2.1 胃黏膜的基本结构

胃黏膜由柱状上皮细胞构成，其上存在三种类型的腺体，包括贲门腺、胃底腺和幽门腺。并且，贲门处的贲门腺体黏膜长度仅约为5mm，因此，大多数胃黏膜由胃底腺或幽门腺组成（图9.1c、d）。通常情况下，胃皱襞仅可在胃底腺区观察到。因此，可通过黏膜皱襞来辨识胃底腺区域（图9.1a）。

有时，幽门螺杆菌感染可以引起萎缩性胃炎，出现胃皱襞消失。通常胃萎缩会从小弯侧开始。因此，当内镜进入胃内时，必须注意观察小弯侧的胃皱襞。如果发现小弯皱襞存在，则发生胃癌的风险较低（图9.1a）。而如果胃皱襞消失，则意味着萎缩性胃炎发生（图9.1e～h），发生胃癌的风险较高。

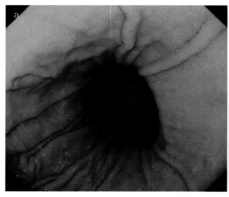
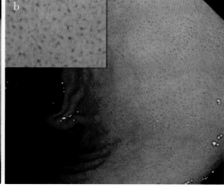

图9.1 a、b. 正常胃底腺黏膜延伸至胃皱襞区，WLI下胃小弯见细小的红色斑点，即插图中海星状、规则排列的致密汇集小静脉（RAC，20×，WLI），是未感染Hp，不存在慢性胃炎时胃底（胃体腺）的特征性表现

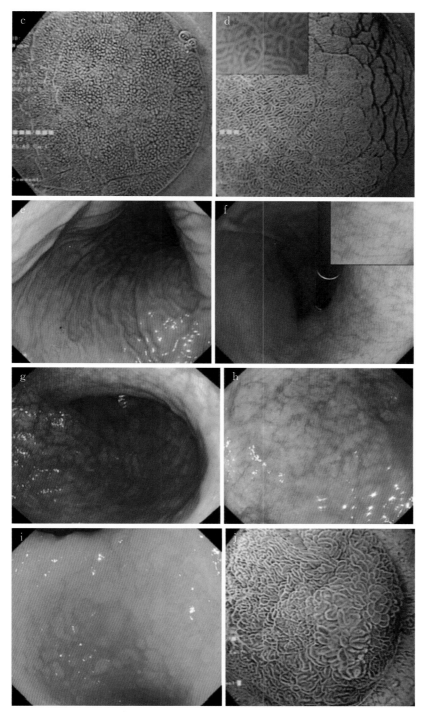

图 9.1(续)　c. M - NBI 内镜（40×）下胃底腺黏膜处可见界限清楚的圆形、坑洞样的表面形态和规则的网络状血管模式。d. 放大 60 倍下，胃窦处的幽门腺黏膜处见绒毛状表面形态伴螺旋式微血管形态及均匀的白色带状边缘隐窝上皮（MCE，即白色区域，WZ）。e、f. 慢性萎缩性胃炎表现为黏膜皱襞减少和消失。f. 在标准 WLI 内镜下，由于黏膜腺体萎缩导致排列规则的粗大黏膜下集合静脉的透见。g、h. 幽门螺杆菌感染引起的慢性胃炎可导致典型改变，如 g 所示的胃皱襞消失和 h 所示的 RAC 形态消失（在小弯侧最为突出）。i. 慢性胃炎时特异性肠上皮化生（IM）白光上表现为白色隆起区域，边界模糊。j. 幽门型黏膜处的特异性肠上皮化生表现为绒毛状表面形态伴"亮蓝嵴（LBC）"（LBC＝增强 WZ），M - NBI 内镜下可见规则的螺旋式微血管形态减少

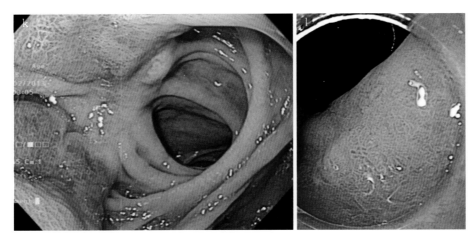

图 9.1(续) k. 远端胃大部切除术采用毕Ⅱ式吻合术后 30 年,慢性残胃炎。l. 吻合口慢性胃炎伴白色肠化生,且边界不清(M－NBI 见图 9.1j)

另一个重要的危险因素是幽门螺杆菌感染。通常情况下,可以用在胃体小弯处观察一种特殊的"红点"(图 9.1a)来判断 Hp 感染的情况。K Yagi 将其命名为集合静脉的规则排列(regular arrangement of collecting venules,RAC)[10]。如果观察到 RAC,则幽门螺杆菌感染的可能性较小,这意味着患胃癌的风险也较低。但如果无法观察到 RAC(图 9.1h),则意味着幽门螺杆菌感染,且发生胃癌的风险较高。

注意 胃体皱襞、集合静脉规则排列。

慢性萎缩性胃炎(幽门螺杆菌、胆道反流、自身免疫性疾病导致)伴树枝状黏膜下静脉透见,通常表现为肠上皮化生,在 WLI 下为边界模糊的轻度隆起的白色区域,M－NBI 时表面结果伴有"亮蓝嵴"(LBC,即上皮内刷状缘)(图 9.1i~l)。LBC 预测肠上皮化生的准确率约达 90%。萎缩性胃炎伴肠上皮化生的年患癌风险约为 1%[11]。

9.2.2 早期胃肿瘤内镜下基本结构(参见第 1.6.2)

非肿瘤性息肉表现为与周边黏膜表面形态相同(图 9.3a~f)。

胃腺瘤通常表现如下[9,12](图 9.4):

- 隆起型病灶(0-Ⅰs;0-Ⅰsp)或平坦隆起型、隆起型(0-Ⅱa)的病变
- WLI 下颜色发白
- 靛胭脂染色表面呈结节状
- M－NBI 内镜观察见规则的绒毛样结构

分化型腺癌[4,8,13,14](图 1.8、1.9、9.5d 和 9.6)通常表现为:

- 可以表现为任何 0 型病变(Ⅰs、Ⅱa/b/c、Ⅲ),边界清楚
- WLI 下表面多发红

- M-NBI 可见分界缘［分界线（demarcation line，DL）］
- 表面形态呈不规则腺凹或绒毛状形态
- 清晰的网格状微血管模式

小的未分化型胃癌（PDAC）表现为[4,14,15]（图 1.11 和 9.8）：

- 绝大多数为 0-Ⅱc 和 0-Ⅱb 型病变
- WLI 内镜下观察呈白色
- 胃底腺区边界清晰
- 在幽门腺区域则边界不清（DL 不确定或缺失）
- 表面形态不确定，M-NBI 下微血管呈螺旋状

9.3 传统 WLI 内镜观察

在 WLI 内镜检查时，任何病灶均可使用颜色、大体形态和外侧缘（边缘）来定义。红色反映了增强的黏膜和黏膜下微血管的颜色。病变首先的区别是隆起型（Ⅰs、Ⅰsp）或溃疡型（Ⅲ）和平坦型（Ⅱa、Ⅱb、Ⅱc）。平坦型癌性病变需要与胃炎样改变（即肿瘤与非肿瘤）准确区分，可根据以下两个特征：分界（DL，分界线），颜色、表面形态的不规则性。然而，未分化弥漫型 EGC 在 WLI 或甚至 M-NBI 下通常仅表现为颜色改变（发白）而无 DL[4,14,15]。

9.3.1　WLI 下隆起性病变的鉴别诊断

隆起病灶为红色且界限不清时，多为炎性病灶（图 9.3a、b）。红色的隆起病变边界清晰强烈支持增生性息肉（非肿瘤）（图 9.3b）或高分化的腺癌（推演示意图，图 9.2a）。因为增生性息肉显示规则的微表面和微血管模式（图 9.3b），可通过活检和 M-NBI 进行诊断。

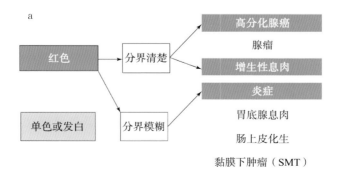

图 9.2　常规 WLI 下诊断流程。a.胃红色凸起性病变的鉴别诊断

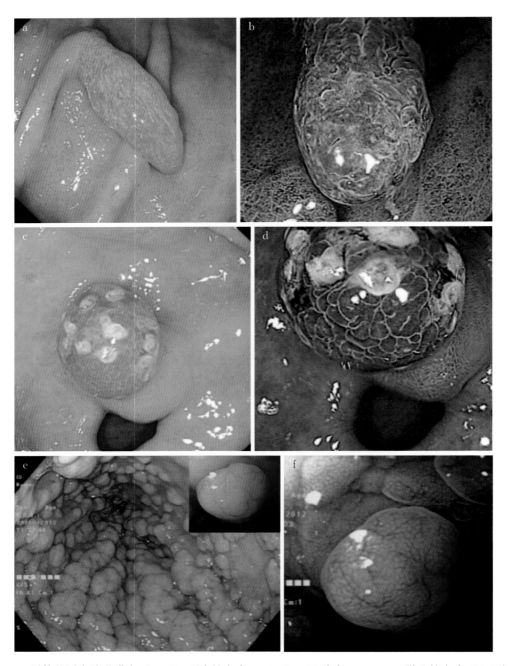

图9.3 a.胃体的胃底腺黏膜表面0-Ⅰp型炎性息肉WLI。b.NBI放大(40×)。c.增生性息肉(WLI发红)。d.NBI内镜(20×)上呈明显的幽门型腺体。e.多发胃底腺息肉,FAP患者,WLI(20×)。f.胃底腺息肉,NBI(20×)

　　白色隆起性病变边界清晰支持胃底腺息肉(图9.3e、f)、腺瘤(图9.4a～k)或较小概率是高分化腺癌(WDAC)(图9.6c)的诊断。白色或等色隆起病变边界不明确的最有可能是肠化生(图9.1i～l)或黏膜下肿瘤[16](图9.3g、h,图9.2b)。

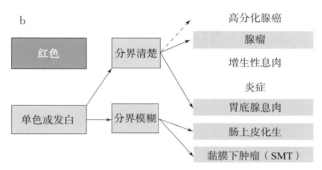

图 9.2(续)　b. 胃 0-Ⅰs 型或 0-Ⅱa 型发白(等色/同色)凸起性病变的鉴别诊断

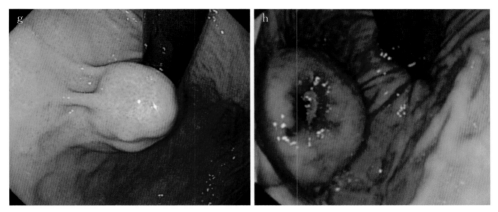

图 9.3(续)　g. 胃黏膜下肿瘤-桥形皱襞和规则的胃底腺黏膜。h. 黏膜下胃肠道间质瘤(GIST)伴黏膜浸润和溃疡(通过 EUS 和溃疡处活检确诊)

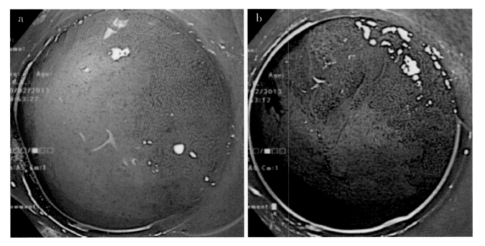

图 9.4　幽门腺型胃腺瘤。a. WLI 显示平坦的白色腺瘤(0-Ⅱb)与幽门型黏膜形成明显的边界。b. NBI 下发白腺瘤组织与伴慢性胃炎的幽门型黏膜之间的明显边界

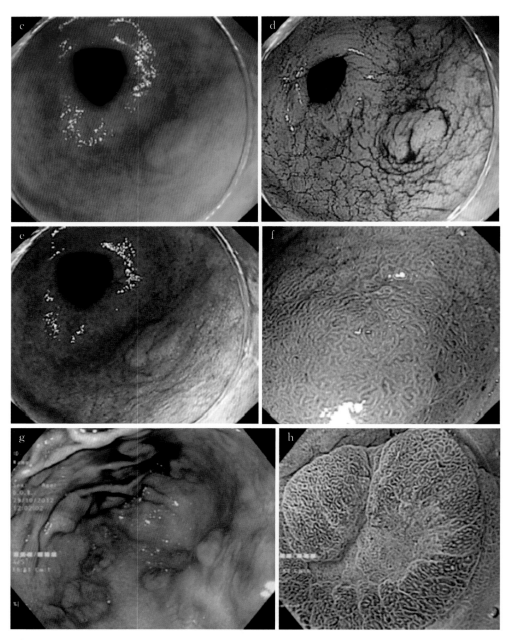

图 9.4(续)　c.慢性胃炎(幽门型黏膜)中发白的腺瘤(0-Ⅱa)。d.靛蓝胭脂红-乙酸 CE。e.标准 NBI 成像。f.腺瘤(顶部)的绒毛状表面和平坦的发白不透明区域(即 MCE,边缘隐窝上皮),且与 SIM(40×放大 NBI)的胃窦黏膜(底部)边界清晰。g.FAP 患者胃窦多发腺瘤(0-Ⅰs/a/a+c),WLI 下靛蓝胭脂 CE。h.0-Ⅱa+c 病变,微绒毛状黏膜(胃腺瘤),边界清晰,伴增生的边缘黏膜(幽门型黏膜),M-NBI(60×,水浸)

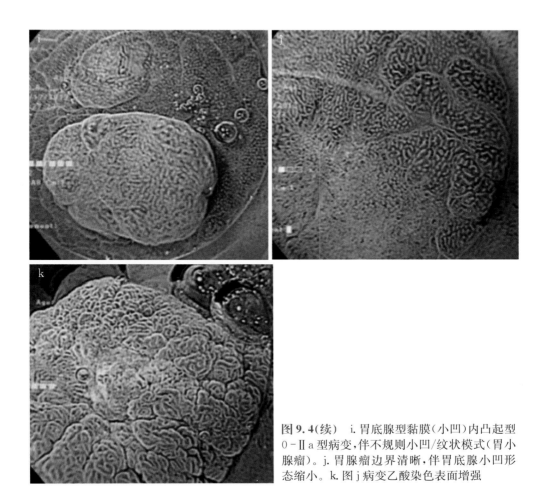

图 9.4(续)　i. 胃底腺型黏膜(小凹)内凸起型0-Ⅱa 型病变,伴不规则小凹/纹状模式(胃小腺瘤)。j. 胃腺瘤边界清晰,伴胃底腺小凹形态缩小。k. 图 j 病变乙酸染色表面增强

9.3.2　WLI 内镜下凹陷型病变的鉴别诊断

淡红色的凹陷型病变具有清晰的边界时,很可能提示高分化腺癌(图 9.5d 和 9.6d、g),少数情况下为血管发育不良(图 9.5a、b)。当边界不明确时,红色病变通常为糜烂,少数情况下为 MALT 淋巴瘤(图 9.5e、f),偶见低分化腺癌(PDAC)或腺瘤(图 9.2c)。

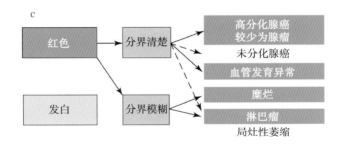

图 9.2(续)　c. 常规 WLI 诊断流程。0-Ⅱc 型发红凹陷型病变的鉴别诊断

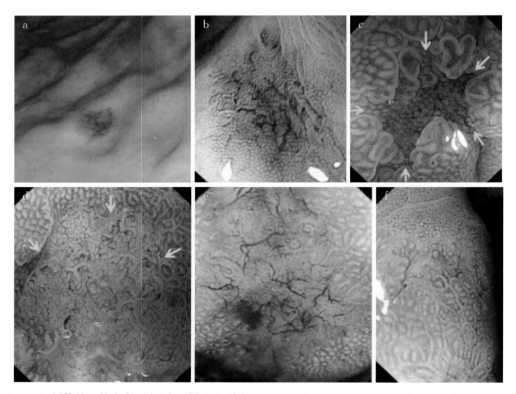

图 9.5 a、b. 胃体的血管发育不良(小凹样 SP)、常规 WLI 和 M - NBI(40×)。c、d. 0 - Ⅱ c 凹陷型病变(3～3.2 mm)、M - NBI(100×)、分界线(边界)(箭头)。c. 慢性胃炎伴局灶性萎缩,可见规则的胃底腺型 SP(小凹)和 VP(蜂窝状上皮下毛细血管网,SCN)。d. 凹陷型的分化型早期胃癌,边界清晰(DL),表面模式模糊和微血管模式不规则[14]。e. 胃体黏膜的淋巴瘤,伴有表面结构缺失、边缘不清晰和树状异常血管(M - NBI, 80×)(WLI:多发轻微发红的 0 - Ⅱ a 和 0 - Ⅰ s 病变;活检:鞘细胞淋巴瘤)。f. 同一部位,6 个疗程化疗后部分缓解(e和 f 引自 Nonaka 等[17],经 Thieme 许可)

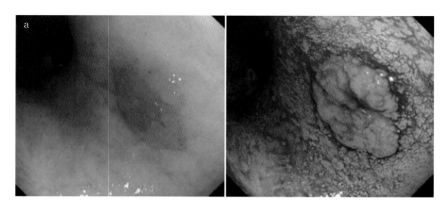

图 9.6 a～d. 分化型腺癌黏膜内浸润的征象。癌(腺癌)黏膜内扩散常见于明显的均质性凸起型病变如(a)0 -Ⅱ a 型

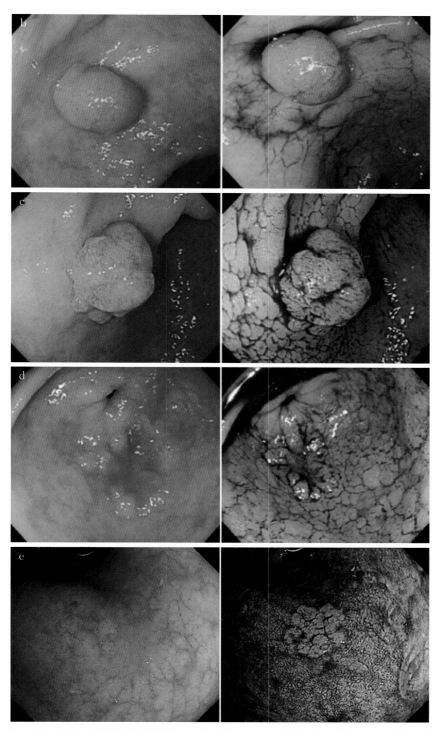

图 9.6(续)　b.0 - Ⅰs 型,表面光滑,质地相同。c.分叶的 0 - Ⅱc 型病变,表面光滑。d.红色凹陷的 0 - Ⅱc 型。左图,标准 WLI;右图,醋酸-靛胭脂 CE(AIM)。e~g.平坦型高分化胃腺癌。标准 WLI(左)显示发红病变,靛胭脂 CE(右)显示 WDAC 的肉眼形态和边缘:e. 0 - Ⅱa 型

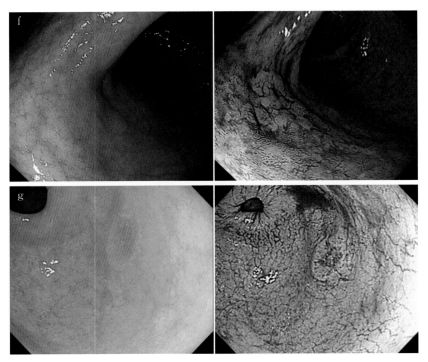

图 9.6(续) f. 0-Ⅱb 型。g. 0-Ⅱc 型。Ⅱa 型和Ⅱb 型黏膜下层浸润的可能性较低；Ⅱc 型具有较高/潜在的 SM 侵袭风险（尤其是＞2 cm 时）。必须对平坦型早期胃癌进行 M-NBI 的微血管模式分析

  苍白（发白/褪色）的平坦或凹陷型病变边界清晰时，应高度怀疑胃癌，通常为未分化（或）低分化腺癌（图 9.8），少数情况下为高分化腺癌（图 9.7a～e）或腺瘤，但在组织学上可能显示为局灶性萎缩（图 9.5c）或 MALT 淋巴瘤（图 9.5e、f）。边界不清楚的苍白色凹陷型病变可能代表局灶性萎缩，很少为未分化腺癌（AC）[14-17]（流程图 9.2d）。放大内镜分析有助于鉴别诊断（见下文）。

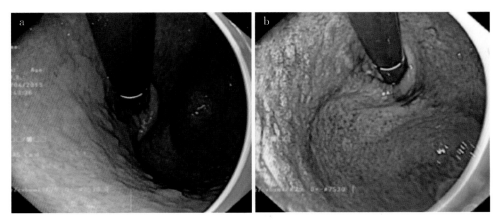

图 9.7 a～e. 分化型 AC 黏膜内浸润的表现。在典型的均质性 0-Ⅱb 型病变，肿瘤（WDAC、HGIN）的黏膜内扩散非常常见。a. 幽门螺杆菌引起的慢性胃炎中发白的 0-Ⅱb 型病变（WLI）。b. 单独靛胭脂染色

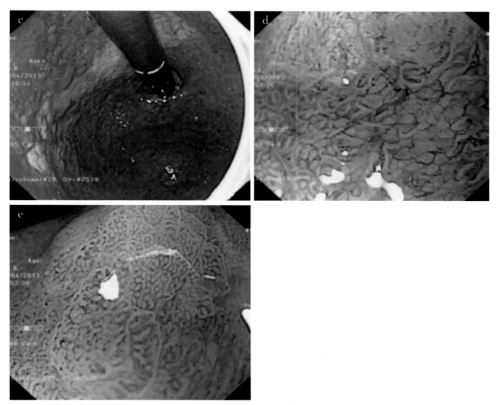

图 9.7（续） c.醋酸-靛胭脂染色（AIM）。d.病变中央见不规则网格状 VP（M－NBI，80×）。e.边界清晰（左侧，HGIN）。ESD 切除整块组织：WDAC（G1 pT0m1），R₀切除

注意 幽门螺杆菌引起的慢性胃炎中苍白色（褪色）的 0－Ⅱb 病变（HGIN）：单独靛胭脂染色病变边缘显示不清（b），醋酸-靛胭脂染色能清晰显示（c）。必须进行放大内镜分析。

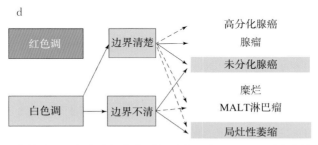

图 9.2（续） d.常规 WLI 诊断流程。发白或褪色的平坦型或凹陷型 0－Ⅱc 型病变的鉴别诊断

9.4 WLI 下早期胃癌浸润（扩散程度）的诊断

9.4.1 从病变形状判断浸润深度

肿瘤黏膜内扩散常见于平坦型、隆起型和凹陷型中的明显均匀病变，具有结构化的区域表

面模式[原理见图 9.2e、图 9.6 和 9.7a～e]。当平坦型 0-Ⅱa 或Ⅱb 型病变在 WLI 和靛胭脂 CE 下表现为表面光滑,细小颗粒状伴有结构化区域模式时,最有可能是黏膜内癌。而当平坦 凹陷型 0-Ⅱc 病变,伴有光滑发红和规则的变小的表面模式,或不规则的表面结构,通常为黏 膜内或浅表黏膜下层浸润的 AC,最可能是已分化的 AC(图 9.5d 和 9.6g)。

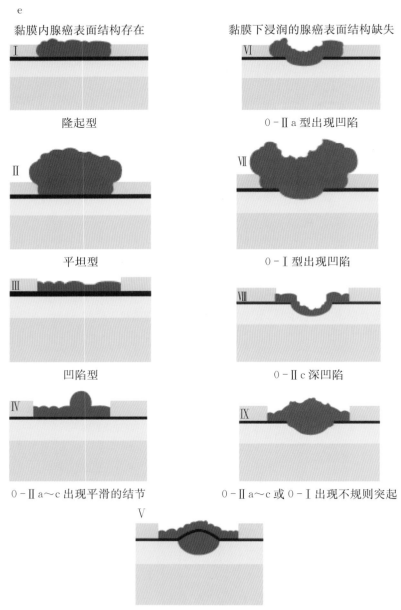

图 9.2(续)　e.常规 WLI-CE 下 WDAC 侵犯黏膜与 SM 的表现。Ⅰ～Ⅳ.T1a 型黏膜 AC 表现为表面规则, 并保留区域模式。Ⅵ～Ⅸ.当病变表现出不规则升高或凹陷说明出现了连续的 SM 浸润性生长,提示黏膜区域 模式被破坏。Ⅴ.AC 非连续性的 SM 浸润有时能保留黏膜肌的 MM 层和区域模式,但 0-Ⅱc 型 AC 出现明显 隆起仍高度怀疑 AC 的 SM 浸润(经允许引自 Oyama 等[16],经 Nankodo Ltd., Tokyo,JP 许可)

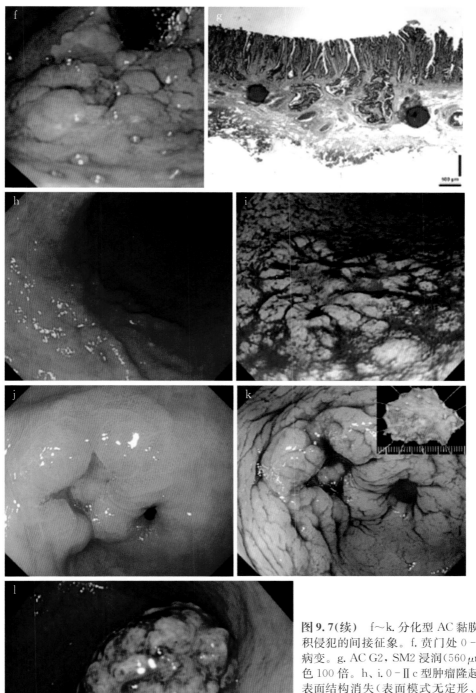

图 9.7(续)　f～k. 分化型 AC 黏膜下层大面积侵犯的间接征象。f. 贲门处 0-Ⅱa+c 型病变。g. AC G2, SM2 浸润(560 μm), HE 染色 100 倍。h、i. 0-Ⅱc 型肿瘤隆起伴规则的表面结构消失(表面模式无定形、消失)。j、k. 0-Ⅱc 型病变(0-Ⅱc+Ⅲ)凹陷处溃疡形成(j. WLI; k. IC/靛胭脂- CE)。与 f 相似,无蒂 0-Ⅰs 型病变具有无定形表面结构/消失溃疡的意义同样重要。l. 分化型 AC 的黏膜下层大面积侵犯的间接征象(可能性＞80%):在 0-Ⅰs 或 0-Ⅱ病变中,不规则隆起,结节呈膨胀性生长,"茎部/颈部饱满"

当早期癌性病变合并出现隆起或凹陷、溃疡，伴区域模式丧失（通过破坏 MM 层），通常预示大面积黏膜下层侵犯的可能性＞80%（图 9.2e 和 9.7f～l），如[18]：

（1）0-Ⅰs 或 0-Ⅱa 病变中的凹陷或溃疡

（2）在 0-Ⅱc 病变中隆起伴不定形的小凹

（3）0-Ⅱc 病变中的不规则凸起、隆起区域或结节

（4）0-Ⅱc 病变中溃疡形成（0-Ⅱc＋Ⅲ）

（5）无蒂的 0-Ⅰs 或 0-Ⅱa 病变中出现不规则膨胀性凸起

在存在 SM 深浸润时，病变最可疑的区域通常是结构模式区域消失，表现为无定形、无结构的表面模式。

9.4.2　根据黏膜皱襞形状判断浸润深度

另一个判断早期胃癌浸润深度的线索是胃黏膜皱襞形态的改变。

黏膜内癌(T1a)通常显示病变中黏膜皱襞僵硬、缩窄、变细或突然中断[图 9.2f(Ⅰ～Ⅲ)]。肿瘤黏膜下浸润表现为中断处皱襞增厚，甚至在病变处出现皱襞融合[图 9.2f(Ⅲ、Ⅳ)，9.7m 和 9.8e、f]

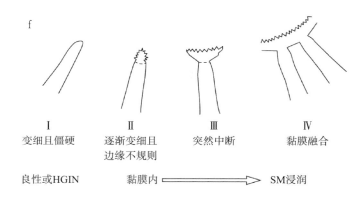

图 9.2(续)　f.标准 WLI 征象：平坦凹陷或溃疡病变处的黏膜皱襞(0-Ⅱc＋Ⅲ)。从皱襞形状中可以获得的早期胃 AC 可能垂直扩散的信息：Ⅰ.良性溃疡或黏膜内 AC(EP，LPM)；Ⅱ.黏膜内 AC(EP，LPM)；Ⅲ.轻微侵袭 AC(MM，SM1)；Ⅳ.深部 SM-侵袭 AC(≥SM2)(经允许引自 Oyama[16])

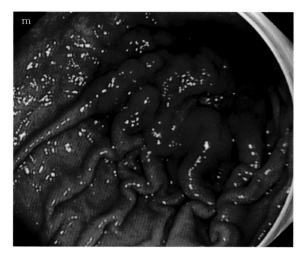

图 9.7(续)　m.浸润性未分化腺癌常见厚而不规则的皱襞，部分皱襞在病变中心融合，高度怀疑是大范围 SM 浸润的一种镜下改变

　　黏膜下隆起性病变,无黏膜侵犯时,表现为从黏膜水平到病变顶部的桥形皱襞(图9.3g)。然而,侵袭到SM的肿瘤可能显示黏膜侵犯和溃疡形成(图9.3h)。

9.4.3　胃黏膜早癌侧向延伸的诊断

　　高分化腺癌在标准WLI下通常表现为在慢性胃炎背景上发红的平坦型0-Ⅱb、隆起型0-Ⅱa或凹陷型0-Ⅱc型病变,并有清晰边界(图9.6e~g)。相比之下,未分化腺癌通常显示为胃底腺区域发白的凹陷型0-Ⅱc型病变,边界清晰(图9.8a~g)。靛胭脂色素内镜检查可提高正常胃黏膜中凹陷型病变的边界,或慢性胃炎背景中发白的平坦隆起型病变边界的确定(图9.6e、f)。但在慢性结节性胃炎的背景下,平坦的0-Ⅱb型病变的边界靛胭脂染色可能显示不清。使用新鲜制备的0.6%乙酸和0.4%靛胭脂(AIM)混合液进行色素内镜检查,能更好地强调胃黏膜中平坦的白色(褪色)0-Ⅱb病变上皮表面微结构的差异[19],因为醋酸可固定表面黏蛋白,从而提高靛胭脂的对比度。相比之下,单用靛胭脂就不会增加这种表面结构的差异(图9.7a~e和9.8f、g)。

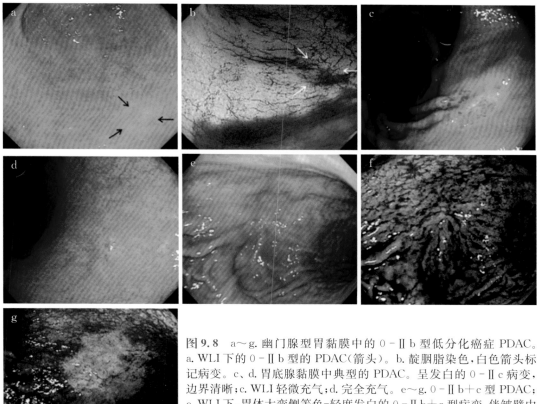

图9.8　a~g. 幽门腺型胃黏膜中的0-Ⅱb型低分化癌症PDAC。a. WLI下的0-Ⅱb型的PDAC(箭头)。b. 靛胭脂染色,白色箭头标记病变。c、d. 胃底腺黏膜中典型的PDAC。呈发白的0-Ⅱc病变,边界清晰;c. WLI轻微充气;d. 完全充气。e~g. 0-Ⅱb+c型PDAC;e. WLI下,胃体大弯侧等色-轻度发白的0-Ⅱb+c型病变,伴皱襞中断及部分融合,是慢性胃炎基础上SM浸润性PDAC的典型特征;f. 靛胭脂染色病变模糊;g. 醋酸-靛胭脂染色(AIM)真实显示PDAC横向扩散

9.5 采用放大 NBI 和表面增强内镜分析胃腺癌

必须使用放大内镜（ME,放大倍数≥60 倍）观察可疑病变,先用 NBI 模式观察 VP,然后醋酸染色表面增强后观察 SP,根据日本消化内镜学会的最新指南（图 9.9a）进行分析[8]。ME 60~100 倍的放大倍数与光学显微镜的放大效果相当,可以实现对微表面结构和微血管结构的观察与分析。早期的肠型胃 AC 的特征是癌和非癌黏膜之间存在明确的分界线,并且 DL 内的病变存在不规则 SP 和（或）不规则 VP（诊断准确性 95%）。与之相反,弥散型 PDAC 在上皮下 LPM 和 SM 中扩散时,可表现出规则 SP 而无 DL 形成[4,15]。

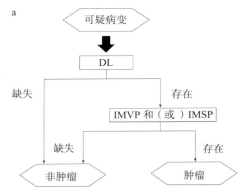

图 9.9　a.胃癌的放大内镜诊断流程（MESDA‐g）。DL:分界线;IMVP,不规则微血管模式;IMSP,不规则微表面模式（经允许引自 Muto 等[8],经 John Wiley & Sons 许可）

临床上一定要分别分析 VP 和 SP。胃部有两种基本的 SP‐胃窦和胃体下部的绒毛样 SP,以及胃底体的凹陷样、小凹样、腺管开口样 SP。SP 的改变显示了癌症表面结构的变化,而不规则 VP 则代表了癌症引起的血管走行的改变。两者均与 EGC 的组织学类型及肿瘤类别（T1a、T1b）相关。但结合微表面和微血管变化可预测早期胃癌可能的组织学类型[4,8,13,15]。

9.5.1　绒毛模式

绒毛模式意思是黏膜的结构成分像指状凸出/突起。非肿瘤性绒毛是规则而均匀的,且绒毛之间有足够的间隔。白色区域/带（即边界上皮细胞）的宽度也很均匀一致（图 9.10a）。

另一方面,癌绒毛的形态不规则且凹凸不平。绒毛数增加,变得拥挤,密度更高,白色区域（带）宽度变得宽窄不等（图 9.10b）。高分化腺癌完全表现为致密的微化绒毛形态。然而,高度不规则 SP 模式下出现绒毛融合（即侵袭性生长破坏）在中分化腺癌（moderately differentiated adenocarcinoma，MDAC）中非常常见,并可能预测 MDAC（图 9.10c、d）。WDAC 和 MDAC 都表现为与非肿瘤性黏膜之间存在非常清晰的界限。

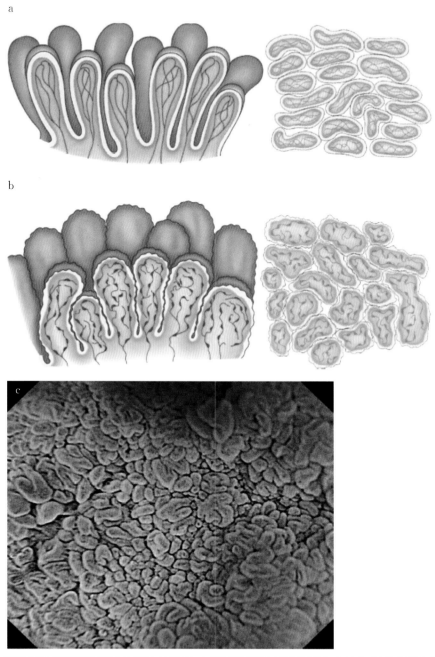

图 9.10 a. 正常幽门腺型胃黏膜绒毛结构示意图，左图示黏膜固有层（LPM）中的上皮下毛细血管（SEC）和绒毛边缘上皮的白色区域（带）（WZ）。M - NBI 内镜检查的俯视图（右）显示 SEC 呈耳廓样螺旋结构，周围包绕白色区域（带）。正常绒毛的形状、大小、VP（SEC）和 WZ 相当均匀一致。b. 肿瘤绒毛示意图显示绒毛密度高（拥挤）、大小和形状分布不均、白色区域（带）厚度不均，以及毛细血管模式不规则（大小、密度、口径、扭曲）（经允许引自 Oyama[16]，经 Nankodo Co., Ltd. Tokyo, JP 许可）。c. 中分化腺癌（MDAC）的表面模式，在乙酸表面增强后的 M - NBI（100×）上显示致密的绒毛表面模式，绒毛的大小和形状因绒毛融合而发生广泛变化

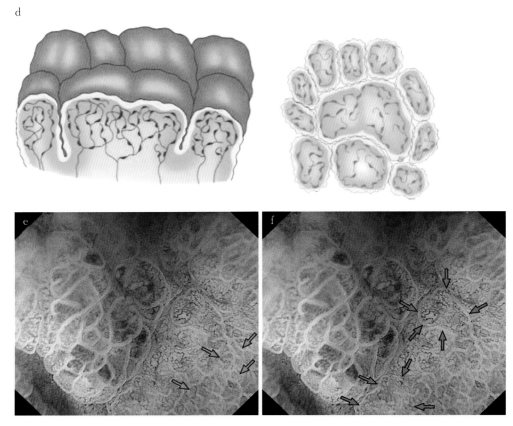

图 9.10(续)   d. MDAC 中绒毛融合的示意图。由于绒毛融合,绒毛大小和形状各异,绒毛 VP 模式不规则。e、f. 绒毛融合(M - NBI)。e. 绒毛大小不等,形状不规则(红色箭头);f. 观察到绒毛融合(蓝色箭头),融合的绒毛环周更长,伴非螺旋形不规则的 VP

绒毛模式判读的要点:

- 形状
- 尺寸
- 密度
- 白色区域(带)的宽度

9.5.2   腺凹形态

腺管开口(pit),指被边缘隐窝上皮(即 marginal crypt epithelium,MCE)包绕的小孔状结构。非肿瘤性小凹/腺管开口为圆形,周围包绕规则的上皮下毛细血管(subepithlial capillaries,SEC)网。孔凹应该被看到是一个黑色的圆洞,但由于腺管开口孔洞的直径太小以至于无法通过中度程度的放大而识别出来。同时,由于腺管开口周围 MCE 反射光呈白色。因此,胃底腺黏膜中的非肿瘤性 pit 看起来像大小均匀的白色圆点,周围被规则的 SEC 网包绕(图 9.10g)。

肿瘤 pit 不规则且凹凸不平,高度密集(图 9.10h、i)。在小凹间的间质中可以观察到不规则的微血管(图 9.10j)。

pit 模式判读的要点:

- 形状
- 尺寸
- 密度

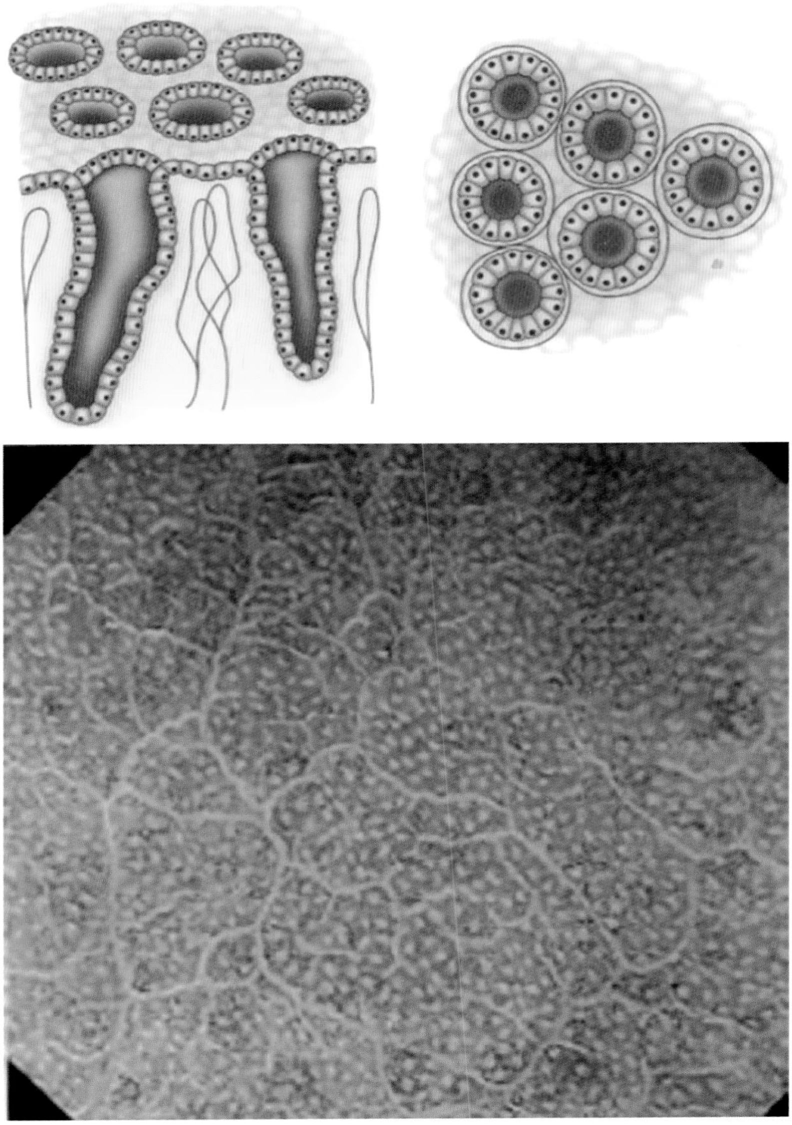

图 9.10(续) g. 非肿瘤性 pit 的结构。非肿瘤性 pit 呈规则的圆形,围绕着规则的微血管网

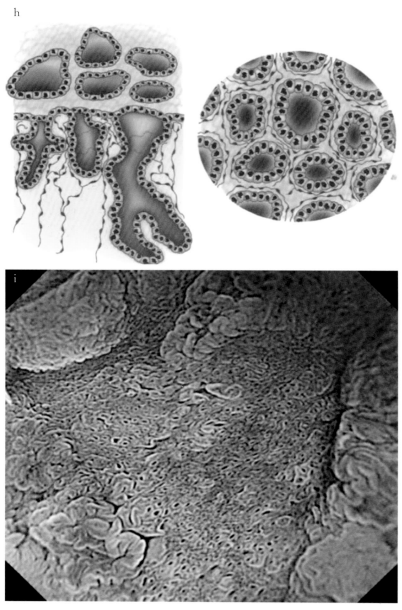

图 9.10(续) h. 胃底 WDAC 的示意图(顶部):肿瘤 pit 的结构不规则且凹凸不平,伴不规则的毛细血管(不规则网格状)存在于 pit 之间。i. 胃底腺黏膜中小的 0 - Ⅱ c 型 WDAC,乙酸表面增强后 M - NBI(100×)显示微小且致密的 pit 模式和锐利的边缘(清晰的边界)

9.5.3　血管模式

　　管径变化、扭曲和网状结构是观察毛细血管的重要指标。口径变化是指直径的变化。当微血管直径突然变粗或变细 2 倍时,判定为有口径变化。网格状结构的出现意味着微血管运行的封闭。当基本结构为 pit 时，毛细血管围绕 pit 走行，形成网状 VP。Nakayoshi 提出网格状结构模式是 WDAC[13]的征象/之一（图 9.10j）。

另一方面，低分化腺癌可侵袭播散到整个实质，破坏腺体结构和微血管。因此，微血管无法形成网格状结构，而是形成复杂的分枝状和严重的扭曲。Nakayoshi 将这些不规则微血管命名为螺旋血管[13]。但是，因形状与螺旋状不同，作者使用"非网络/Non-network"一词来描述此类不规则微血管[4]（图 9.10k）。

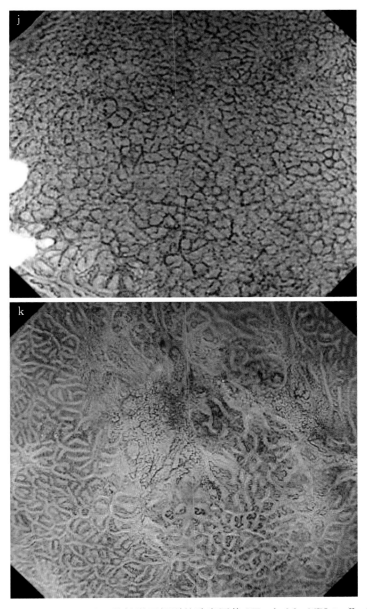

图 9.10（续） j. M－NBI（100×）WDAC 的轻微不规则的致密网状 VP。k. M－NBI 0－Ⅱc 型未分化 AC（印戒细胞癌）的非网络 VP

血管模式的关键点：

- 迂曲
- 口径变化
- 网络 *vs.* 非网络 VP，短螺旋 *vs.* 长走行（拉长）的 VP

9.5.4　表面形态与血管模式之间的关系

当胃 AC 中绒毛结构尚存在时（图 9.10b），其绒毛中的 SEC 仅显示较短距离（即仅显示为短螺旋），伴不规则口径，无复杂分支或明显的迂曲。这种类型的短而不规则螺旋 VP 提示绒毛状 SP，支持 WDAC 的诊断。然而，一些绒毛融合会导致非常不规则的、大小各异的绒毛 SP，且在融合绒毛内有长走行的不规则毛细血管（中度异型，伴有复杂的分支、迂曲和口径改变）（图 9.10d、f）。在乙酸染色增强确认绒毛融合后，这种中度血管异型提示 MDAC（图 9.10c）。

在 ME 视野（目镜）下，pit 样结构的毛细血管走行更长，并可以显示出背景网状结构中血管走行的不规则和直径变化（图 9.10h）。因此，当基本 VP 网络结构得到保留时，即使在醋酸增强后表面模式不清晰的情况下，我们也可以假定是 pit 样 SP 结构。这使得内镜可以预测 WDAC。相反，MDAC 形成具有不规则分支的 pit 样腺体和不规则的细胞复合体，即 pit 的 SP 形态各异（不定形），此时血管结构显示为复杂、破坏的网状结构，以及严重的不规则和口径变化（中度至重度血管异型性）。有时，难以区分 MDAC（残留不规则 SP）与 PDAC（SP 不确定或缺失）。然而，是否存在网格状结构对于鉴别和预测 WDAC 和（或）MDAC、PDAC 的病理诊断很重要[4,13]。

9.5.5　放大内镜预测早期胃癌的组织学类型

ME 分析表面模式有助于预测浅表的胃腺癌可能的组织学类型（图 9.9b）。

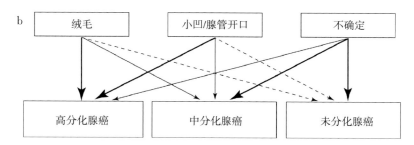

图 9.9（续）　b. 放大内镜诊断流程。早期胃癌表面模式 SP 与组织学类型的关系。箭头粗度表示概率（改编自 Oyama[16]，经 Nankodo Co.，Ltd. Tokyo，JP. 允许使用）

黏膜 WDAC 在 EP 和 LPM 层中呈膨胀性生长，保留了区域模式（局部）黏膜表面形态和原始幽门腺或胃底腺黏膜的绒毛状形态或 pit 样基本结构，伴有局部 SP 不规则（微型化、大小和形状的变化、密集分布）。WDAC 可表现为明显的不规则绒毛状 SP 伴短的不规则螺旋状 VP，或不规则 pit 样 SP（形状、密度、大小）伴不规则网格状 VP（此时没有异型）（图 9.9c、d 和 9.10b、h～j）。

MDAC 表面增强后显示血管走行较长，伴有非网格状 VP 区域和绒毛融合（图 9.10c、f），或 pit 样稀少或 SP 显示不清。融合的绒毛结构甚至也具有复杂的非网格状毛细血管模式（图 9.10d～f）。

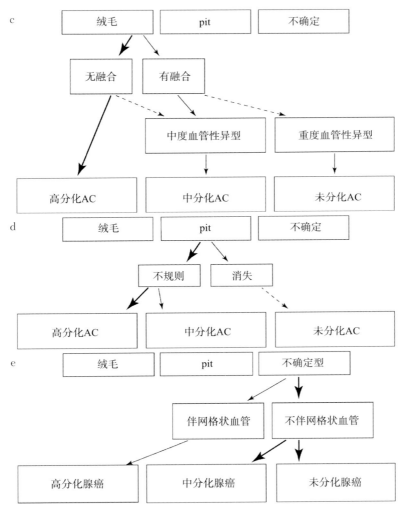

图 9.9(续)　c. 放大内镜诊断流程。绒毛模式与 AC 组织学类型的关系。d. 放大诊断诊断流程。pit 形态与胃 AC 分级的关系。e. 放大内镜诊断流程。不确定的表面模式与 AC 组织学分级的关系（改编自 Oyama[16]，经 Nankodo Co.，Ltd. Tokyo，JP. 允许使用）

联合分析绒毛和血管的变化能试验性诊断胃窦和远端胃体早癌的病理类型（见图 9.9c）。

在胃体-胃底区早期胃癌 pit 形态的改变能在一定程度上诊断病理分级（图 9.9d 和 9.10h～k）。M－NBI 下仔细观察是否存在网格状 VP，以及醋酸表面增强后是否存在不规则的 pit 样伴 SP 形态的改变,对于准确预测 AC 的组织学类型至关重要(图 9.10j、k)。

早期 PDAC(限于 M 或 SM 层)在大多数情况下表现为 SP 不确定或缺失,并有明显的非网格状 VP(螺旋锥样)(图 9.10l)。然而,当肿瘤在腺体颈部以下的 LPM 或 SM 层内弥漫扩散时,PDAC 可能表现为保留了病变表面正常的 pit 样 SP 伴边界不清,即无清晰的分界线形成。在这些小的扁平的发白病变中,PDAC 的诊断必须经过靶向活检和边缘无癌浸润,后者需在超过疑似边缘 1 cm 以上的四周活检来确认。

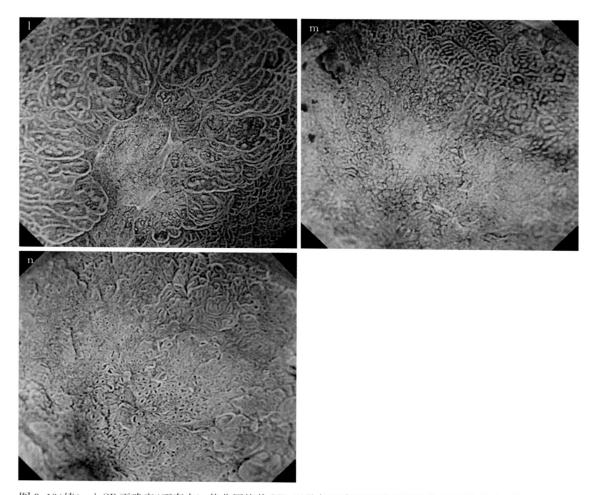

图 9.10(续) l. SP 不确定(不存在),伴非网格状 VP,以及与正常胃底腺型胃黏膜之间形成明显分界,是微小中分化 AC 或未分化 AC/MDAC 或 UDAC 的典型表现。m、n. 乙酸表面增强可能改变内镜分级诊断。m. 单独 M - NBI,不确定的 SP 和非网格状血管模式提示 MDAC 或 PDAC 可能。n. 使用醋酸清楚地显示不规则的 pit 样 SP,是胃底型黏膜中高分化 AC 的典型表现。M - NBI(100×)(m)和乙酸表面增强(n)

当表面模式不确定时,要注意鉴别 WDAC、MDAC 和 PDAC(图 9.9E)。NBI 放大观察 VP 和 SP 结合乙酸染色是有价值的观察方法(图 9.10f、j、m、n)。

9.6　HGIN 或表浅 SM 浸润癌与深层 SM 浸润癌的内镜诊断

内镜下早癌诊断的关键是明确病变边界,以及区分肿瘤是浅表或深层 SM 浸润(SM2~3)。通过对边缘隆起和肿瘤大小≥3 cm(2 分),以及明显发红和表面不平(1 分)指标对非隆起型分化型胃早癌进行评价,浸润深度预测评分≥3 分提示存在 SM2~3 浸润[20]。

注意　黏膜下深部浸润(≥SM‐2)的预测因素[4,9,13,20]:

- 0‐Ⅱa~c 病变伴 SP 构型紊乱
- 不规则 VP,致密(密度↑)或稀疏(密度↓)
- 直径>2 cm 的 0‐Ⅱc 型病变
- 平坦或隆起型病变中的膨出性结节,皱褶或隆起

凹陷或溃疡型平坦型病变(0‐Ⅱa~c)伴不规则的 SP 和 VP

9.7　早期胃肿瘤的内镜切除

早期胃癌内镜治疗的总体原则是实现整块完全切除。显然,按照 EMR 技术切除的标准适应证,套扎器‐EMR 方法对≤20 mm 的 0‐Ⅱa 或Ⅱb 型病变,以及≤10 mm 的 0‐Ⅱc 型病变实现了近 100% 的整块完全切(比较图 3.1)。

对于因体积太大而不能进行 EMR 切除的胃早癌,建议行 ESD 切除技术。对于超过 20 mm 的Ⅱa、Ⅱb 病变或大于 10 mm 的Ⅱc 型病变,ESD 的扩大适应证标准(表 3.2)意味着形成淋巴结转移的风险几乎为零——切除的样本未显示出任何符合高风险标准的情况,如肿瘤分级高(G3 或 G4)、淋巴血管浸润(L1 或 V1)、癌细胞在侵袭前沿出芽明显(Bd2、Bd3),或黏膜下层浸润超过黏膜肌层下 500 μm[21]。此外,用内镜超声或 CT 进行临床分期必须符合可疑的区域淋巴结阴性。EMR/ESD 的指南标准、ESD 的扩大适应证和手术切除的指南标准总结见表 9.1[21-23]。对于符合标准适应证和扩大适应证标准的切除[21,22,24-26],形成淋巴结转移的概率接近零(95% 可信区间为 0~3%)。

表 9.1　内镜下切除的标准适应证/内镜黏膜下剥离的扩大适应证标准[a](由基于[25,29]的[23]修改)

组织学 ＼ 深度	黏膜癌				黏膜下癌	
	无溃疡形成		溃疡形成		SM1	SM2
	≤20 mm	>20 mm	≤30 mm	>30 mm	≤30 mm	任何深度
肠型胃癌	a	b	b	d	b	d
弥漫型胃癌	c	d	d	d	d	d

注:[a]EMR 或 ESD 指南标准。[b]ESD 的扩大适应证标准。[c]对 11~20 mm 的 0‐Ⅱc 型病变考虑手术。[d]手术(胃切除+淋巴结清扫)。[e]与现行指南一致[22,26]。

注意　早期胃癌 ESD 疗效良好[24,27,28]：

- 疾病特异性 5 年总生存率：99%
- 出血：8%
- 穿孔：0%～6%
- 局部复发：0%～2%

9.8　病例：胃的肿瘤性病变

病例 1：位于胃体远端的发白病变 0-Ⅱc 型（～1 cm）

对患有 B 型慢性萎缩性胃炎（幽门螺杆菌导致）的 56 岁女性行内镜随访／监测检查时发现一处小的苍白的 0-Ⅱc 型病变（图 9.11）。

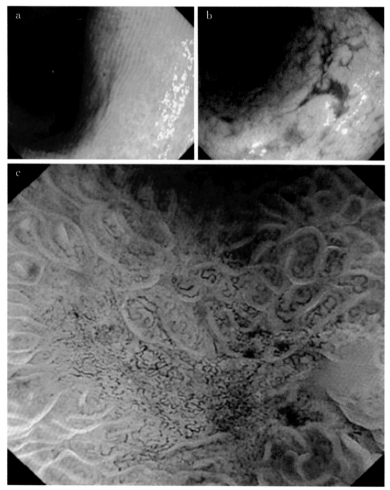

图 9.11　a. <1 cm 的发白的 0-Ⅱc 型病变（WLI）。b. 靛胭脂染色显示边界。c. NBI 放大显示很小一处呈高度不规则的 CP（非网格状）和表面模式缺失。ESD 整块切除标本：小型印戒细胞癌 0-Ⅱc，pT1 a（M），sig.，8 mm × 4 mm，Ly0，V0，无溃疡。R0 切除，治愈性切除（对比表格 3.2）

注意　血管模式和表面结构分析至关重要。

病例2:位于胃窦的红色0-Ⅱa+b型病变

86岁女性上腹痛患者,胃镜检查发现胃体上部前壁小病变,并进行评估(图9.12)。

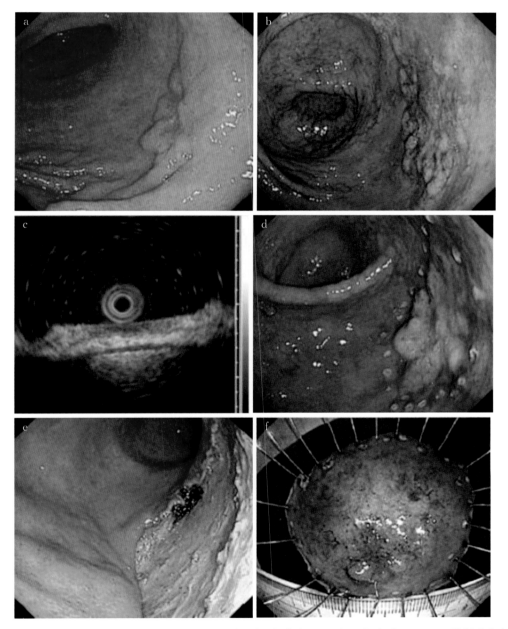

图9.12　a. 发红的0-Ⅱa+b病变,WLI。b. 在充分充气时,病变可展平(空气变形/AID+),靛胭脂染色病变边缘清晰可见。c. 高分辨率见hr-EUS(20 MHz)显示黏膜下层的高回声带连续。d. 病变0-Ⅱa+b,安全切除范围标记(靛胭脂染色)。e. 使用dual knife行ESD后的创面。f. 用针固定用于病理检查的标本(靛胭脂染色):腺癌,肠型,pT1a-M, tub2, 42 mm×33 mm, Ly0, V0, R0切除,治愈性切除R0(指南标准见表9.1和3.2)

注意　0-Ⅱa+b病变,AID/空气变形和完整的SM回声提示黏膜内癌。

病例3:胃体上部红色的 0-Ⅱa+c 型病变(1.5 cm)

86 岁,女性,上腹痛。胃镜检查发现胃体上部前壁存在 0-Ⅱa+c 病变(图 9.13)。

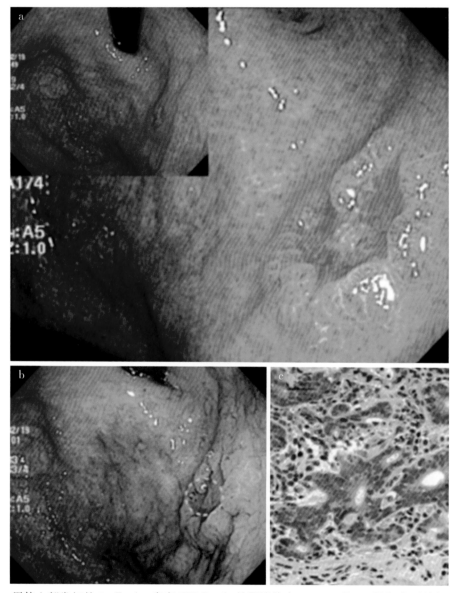

图 9.13　a.胃体上部发红的 0-Ⅱa+c 病变(WLI)。b.靛胭脂染色。c. 0-Ⅱc 区域靶向活检提示中分化腺癌,肠型(HE)。高度考虑 SM 侵犯可能

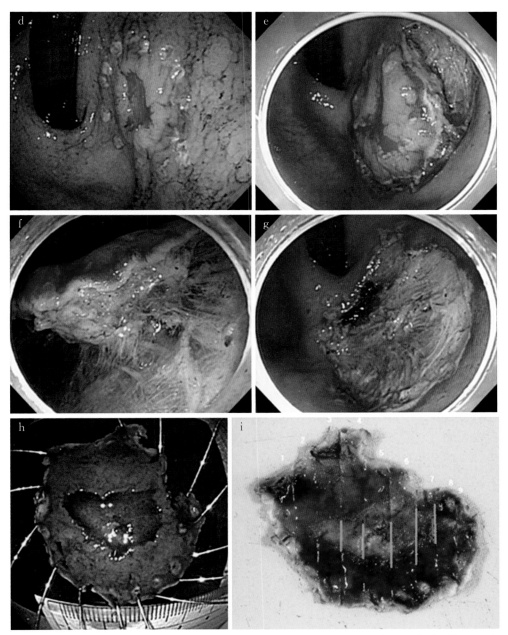

图 9.13(续) d~g. 使用 dual knife 实施 ESD 整块切除作为姑息性治疗。h. 细针固定标本,拍照记录(0-Ⅱc 中的可疑区域进行标记),转送进行组织学评估(连续切片)。i. 组织学标本/复原图:青色线标记表示黏膜内癌,红色线标记表示 SM 浸润。组织学:中分化腺癌 G2,pT1b SM1(300 μm)

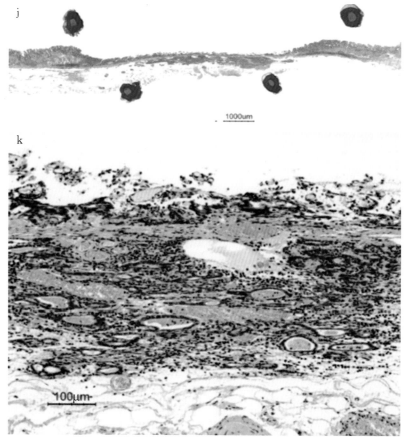

图 9.13(续) j、k.组织病理学(HE 染色)显示中分化腺癌(肠型),并(k)轻微小范围 SM1 侵袭(HE,100×)

组织病理学诊断:P0－Ⅱc、22 mm×10 mm、tub2、SM1(300 μm)、Ly0、V0、LM(－)、VM(－)、Ul(－),游离切缘 R0。治愈性 ESD 切除。

注意 根据指南标准,ESD 为治愈性(见表 3.2)

● 多学科合作可提高诊断准确性。

病例 4:萎缩性胃炎伴小片发红的 0－Ⅱb 型区域

75 岁男性,因萎缩性全胃炎的年度检查行 EGD。胃小弯发现小片发红区域,进一步进行详细评估和 ESD(图 9.14a～m)。

临床诊断:

病变 1:c0－Ⅱc,5 mm,中高分化腺癌,黏膜癌。

病变 2:c0－Ⅱc,5 mm,高分化腺癌,黏膜癌。

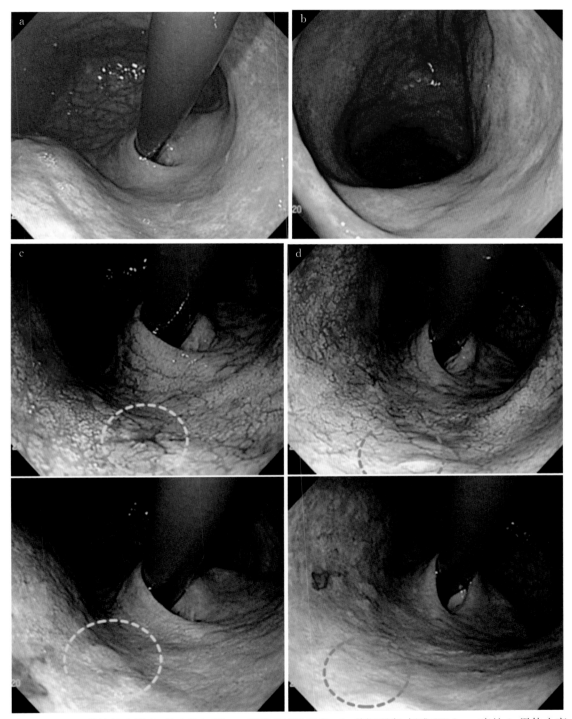

图 9.14　a、b. 萎缩性全胃炎，伴小片红斑。a. 倒镜（反转）观察。b. 前视观察，标准 WLI。c. 病灶 1：胃体小弯上 1/3 处 0 - Ⅱc 型病变（黄色圆圈，上图 IC，下图 AIM）。d. 病灶 2：0 - Ⅱb 型病变（绿色圆圈、上图 IC，下图 AIM）。靶向活检的组织学结果见 e，f

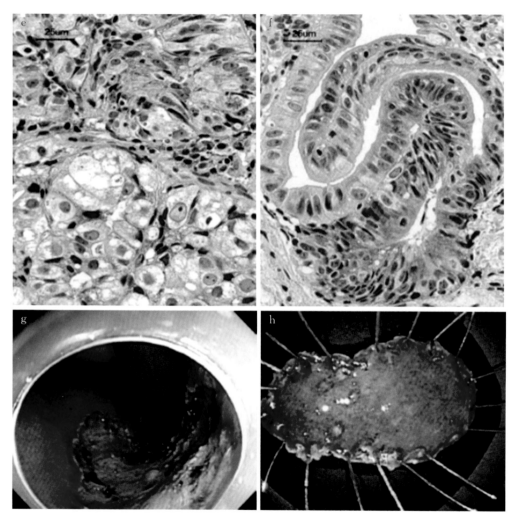

图 9.14（续） e. 病变 1：黏膜腺癌 G1～G2。f. 病变 2：意义不明的不规则腺体⇒ESD 一起切除两个病变。g. ESD 创面。h. 治愈目的的 ESD 切除标本，包含两处病变及安全切除范围边界

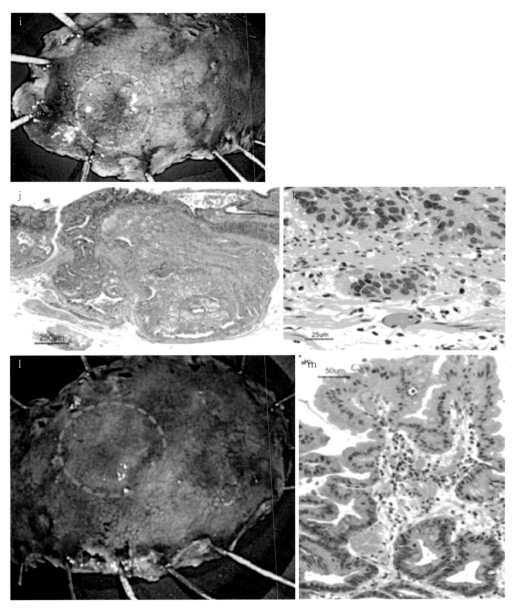

图9.14(续)　i～k.病变1(黄色圆圈):WDAC,0-Ⅱc 4 mm×3 mm,G2(tub2>tub1),SM2,Ly0,V1。l.病变2(绿色虚线圆圈):P0-Ⅱc,6 mm×5 mm,腺瘤,LM(-),VM(-),R0切除。为治愈WDAC pv1,行近端胃切除术:肿瘤残留(-),pN0(0/26)

注意　要警惕在标准WLI时出现的颜色变化(红色/苍白/色彩斑驳)!

- 必须对黏膜癌行精确的组织病理学评估
- 多学科肿瘤专家小组的决策必须遵循指南标准

病例5：胃体中部小的0-Ⅱa型病变

患者因萎缩性全胃炎行胃镜随访/生存监测（图9.15）。

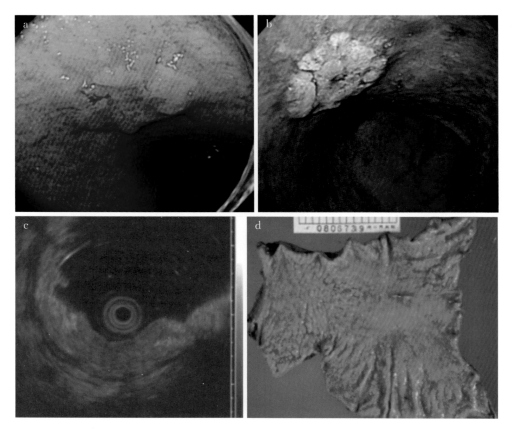

图9.15 a. 0-Ⅱa型病变，2 cm（WLI）。b. 靛胭脂染色呈0-Ⅱa+c型病变。c. 小探头高分辨率超声内镜 hr-EUS（20 MHz）提示深层SM浸润性癌症（SM高回声层中断）。d. 胃切除术标本显示为分化型腺癌G2（tub2＞tub1），pT1b SM2，Ly1，V0，pPM0，pDM0，0-Ⅱa+c，22 mm×15 mm

注意 高分辨率环扫EUS（20 MHz）可指导切除方案的决策，建议进行ESD技术的医疗中心使用。

病例6：幽门前区小弯侧可疑0-Ⅱa+c型病变

75岁男性（ASA Ⅱ级，稳定型冠心病），因发现幽门前区小的溃疡型病变（0-Ⅱa+c），且脱垂入十二指肠球部而转诊，使用PPI治疗4个月仍缓慢进展。2个月前尝试ESD治疗失败，后以疑似早癌转诊行ESD治疗（图9.16）。

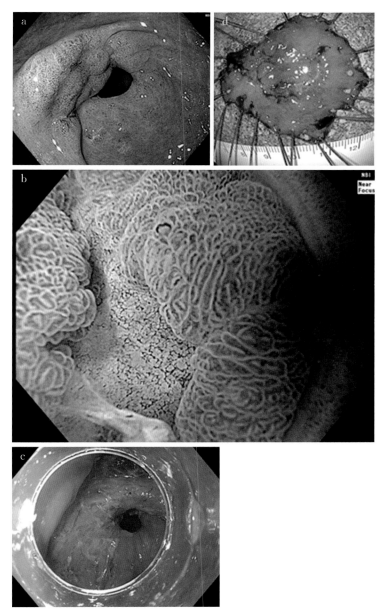

图 9.16　a. 病变 0-Ⅱa+c 位于幽门前并直接延伸至幽门窦小弯侧，并且在幽门两侧可见尝试性 ESD 所致瘢痕。病变隆起的Ⅱa 部分被覆规则的胃窦黏膜。b. 在凹陷区(10 mm×5 mm)SP 显示不清，伴轻度不规则但结构清晰的网格状 VP。诊断：网格状 VP＝小凹/腺管开口样 SP→高分化 AC。c. 术后创面。ESD 切除整块组织(推进式，钩刀，从幽门肛侧开始，然后向口侧剥离)。d. 标本(4.5 cm×3.7 cm)。组织学：WDAC(1.7 cm× 1.0 cm)，G1，pT1a-M2，L0，V0，R0 切除，治愈性切除

注意　依据这种良好的网格状血管模式诊断 WDAC 是高度准确的。幽门区的脱垂性病变对 ESD 来说非常具有挑战性。

致谢　感谢 Dr. Hans P. Allgaier/Freiburg，Germany 对病例的贡献，以及 Dr. Tobias Kiesslich 和 Dr. Daniel Neureiter/Salzburg，Austria 对部分图像和组织学的贡献。

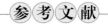

［1］ Hamashima C, et al. The Japanese guidelines for gastric cancer screening. Jpn J Clin Oncol. 2008;38:259 - 67.

［2］ Hirota WK, et al. ASGE guideline: the role of endoscopy in the surveillance of premalignant conditions of the upper GI tract. Gastrointest Endosc. 2006;63:570 - 80.

［3］ Shimodate Y, et al. Gastric superficial neoplasia: high miss rate but slow progression. Endosc Int Open. 2017;5: E722 - 6.

［4］ Oyama T. Diagnosis of gastric adenocarcinoma with magnified endoscopy. In: Oyama T, editor. Endoscopic diagnosis of superficial gastric cancer for ESD: Springer Japan; 2016. p. 39 - 51.

［5］ Leung WK, et al. Screening for gastric cancer in Asia: current evidence and practice. Lancet Oncol. 2008;9:279 - 87.

［6］ Yao K, et al. Development of an e-learning system for teaching endoscopists how to diagnose early gastric cancer: basic principles for improving early detection. Gastric Cancer. 2017;20:28 - 38.

［7］ Lambert R. The Paris endoscopic classification of superficial neoplastic lesions: esophagus, stomach, and colon: November 30 to December 1,2002. Gastrointest Endosc. 2003;58: S3 - 43.

［8］ Muto M, et al. Magnifying endoscopy simple diagnostic algorithm for early gastric cancer (MESDA-G). Dig Endosc. 2016; 28:379 - 93.

［9］ Yagi K, et al. Magnifying endoscopy with narrow band imaging for early differentiated gastric adenocarcinoma. Dig Endosc. 2008;20:115 - 22.

［10］ Yagi K, et al. Characteristic endoscopic and magnified endoscopic findings in the normal stomach without Helicobacter pylori infection. J Gastroenterol Hepatol. 2002;17:39 - 45.

［11］ Kawamura M, et al. Magnifying endoscopic findings of the surface structure of non-cancerous mucosa surrounding differentiated and undifferentiated gastric carcinoma. Dig Endosc. 2011;23:37 - 42.

［12］ Tanaka K, et al. Features of early gastric cancer and gastric adenoma by enhanced-magnification endoscopy. J Gastroenterol. 2006;41:332 - 8.

［13］ Nakayoshi T, et al. Magnifying endoscopy combined with narrow band imaging system for early gastric cancer: correlation of vascular pattern with histopathology (including video). Endoscopy. 2004;36:1080 - 4.

［14］ Yao K, et al. Detection and characterization of early gastric cancer for curative endoscopic submucosal dissection. Dig Endosc. 2013;25 (Suppl 1): 44 - 54.

［15］ Okada K, et al. Diagnosis of undifferentiated type early gastric cancers by magnification endoscopy with narrow-band imaging. J Gastroenterol Hepatol. 2011;26:1262 - 9.

［16］ Oyama T. Endoscopic diagnosis of gastric adenocarcinoma for ESD. Tokyo: Nankodo Co., Ltd; 2010.

［17］ Nonaka K, et al. Magnifying endoscopic observation of mantle cell lymphoma in the stomach using the narrow-band imaging system. Endoscopy. 2010;42 (Suppl 2): E94 - 5.

［18］ Tomori A, et al. Diagnosis of invasion depth. In: Oyama T, editor. Endoscopic diagnosis of superficial gastric cancer for ESD: Springer Japan; 2016. p. 17 - 27.

［19］ Sakai Y, et al. Chromoendoscopy with indigo carmine dye added to acetic acid in the diagnosis of gastric neoplasia: a prospective comparative study. Gastrointest Endosc. 2008;68:635 - 41.

［20］ Abe S, et al. Depth-predicting score for differentiated early gastric cancer. Gastric Cancer. 2011;14:35 - 40.

［21］ Gotoda T, et al. Endoscopic submucosal dissection of early gastric cancer. J Gastroenterol. 2006;41:929 - 42.

［22］ Ono H, et al. Guidelines for endoscopic submucosal dissection and endoscopic mucosal resection for early gastric cancer. Dig Endosc. 2016;28:3 - 15.

［23］ Soetikno R, et al. Endoscopic mucosal resection for early cancers of the upper gastrointestinal tract. J Clin Oncol. 2005;23: 4490 - 8.

［24］ Abe S, et al. Short- and long-term outcomes of endoscopic submucosal dissection for undifferentiated early gastric cancer. Endoscopy. 2013;45:703 - 7.

［25］ Gotoda T, et al. Incidence of lymph node metastasis from early gastric cancer: estimation with a large number of cases at two large centers. Gastric Cancer. 2000;3:219 - 25.

［26］ Japanese Gastric Cancer Association. Japanese gastric cancer treatment guidelines 2014 (ver. 4). Gastric Cancer. 2017;20: 1 - 19.

［27］ Gotoda T, et al. Endoscopic resection of early gastric cancer treated by guideline and expanded National Cancer Centre criteria. Br J Surg. 2010;97:868 - 71.

［28］ Sekiguchi M, et al. Favorable long-term outcomes of endoscopic submucosal dissection for locally recurrent early gastric cancer after endoscopic resection. Endoscopy. 2013;45:708 - 13.

［29］ Hirasawa T, et al. Incidence of lymph node metastasis and the feasibility of endoscopic resection for undifferentiated-type early gastric cancer. Gastric Cancer. 2009;12:148 - 52.

10 十二指肠和小肠：黏膜肿瘤

Duodenum and Small Bowel: Mucosal Neoplasias

Motohiko Kato, Naohisa Yahagi, and Thierry Ponchon

（王敏　张帅　译）

腺瘤在十二指肠的发病率最高，而在整个小肠发病率逐渐降低。在1973—2004年，美国小肠腺癌的发病率增加了26％（7.3/100万），神经内分泌肿瘤（neuroendocrine tumours，NET）则翻了4倍（9.3/100万）。总之，小肠的恶性肿瘤中，神经内分泌肿瘤占37％，腺癌占37％，淋巴瘤占17％，胃肠道间质瘤占8.4％。十二指肠和空肠最好发的恶性肿瘤为腺癌，回肠则为神经内分泌肿瘤[1]。小肠腺瘤也存在着腺瘤—癌渐变的过程，并与结肠腺瘤有高度相关（50％～65％）[2-4]。

几乎所有家族性腺瘤性息肉病（FAP）患者在其一生，都可能发生小肠和壶腹部腺瘤，主要位于十二指肠，是结肠切除术后FAP患者因肿瘤相关死亡的主要原因[5]。

10.1 小肠腺瘤恶变的发生率和风险因素

非壶腹部十二指肠腺瘤和小肠腺瘤经常是偶然间发现的。在上消化道内镜检查中发现，十二指肠息肉的患病率为1.5％～4.5％，散发的非壶腹的十二指肠腺瘤患病率为0.1％～0.3％[6]。68％十二指肠非壶腹隆起型病变和84％较大直径（直径＞20 mm）的病变都为腺瘤[2]。鉴于该疾病和结肠腺瘤有高度的相关性，建议患者行结肠镜检查。小肠腺瘤发生的风险随着散发十二指肠腺瘤的发生而增加，可行胶囊内镜诊断此类疾病[3]。目前鲜有关于散发性十二指肠腺瘤的自然病史方面的研究。最近一项对于43例低级别上皮内瘤变的十二指肠腺瘤患者的随访，平均随访时间为14个月，发现21％患者进展为高级别上皮内瘤变，5％进展为上皮内癌，该研究提示小肠也存在腺瘤—腺癌的进展模式。腺瘤恶变的高危因素为直径＞

M. Kato · N. Yahagi (✉)
Division of Research and Development for Minimally Invasive Treatment, Cancer Center,
Keio University School of Medicine, Shinjuku-ku, Tokyo, Japan
e-mail: yahagi-tky@umin.ac.jp
T. Ponchon
Department of Digestive Diseases, Hôpital Eduard Herriot, Lyon, France
© Springer International Publishing 2019
F. Berr et al. (eds.), *Atlas of Early Neoplasias of the Gastrointestinal Tract*,
https://doi.org/10.1007/978-3-030-01114-7_10

20 mm 和首次活检病例为高级别上皮内瘤变[4]。

高危人群：目前已经提出 FAP 患者小肠腺瘤[8]和 Peutz-Jeghers 综合征(PJS)患者小肠息肉的监测策略[7]。FAP 患者一生中，几乎 100% 都有十二指肠腺瘤病的发生，5%～10% 患者可进展为十二指肠腺癌[8]。对于林奇综合征-遗传性非息肉性结直肠癌患者的小肠受累情况知之甚少，但常染色体隐性遗传性 MUTYH 相关息肉病(MAP)20% 会进展为十二指肠腺瘤，4% 有十二指肠癌恶变的风险[9]。

FAP 十二指肠腺瘤病潜在的恶变风险可通过改良的 Spigelman 评分(表 10.1)进行评估，该评分包括腺瘤的数量、大小和组织学(管状、管状绒毛、绒毛状)及是否有异型增生[8,10]。较高的 Spigelman 评分(＞7 分)是高级别上皮内瘤变的高危因素[8]。Spigelman 评分为 II 期和 III 期的十二指肠腺瘤须进行内镜切除，而进展期十二指肠息肉病(Spigelman 评分为 IV 期)进行术前风险评估后须行十二指肠切除术[11]，围手术期风险较大；或者根据患者的意愿及对十二指肠进行监测，可通过多次内镜切除术降低评分分期[10-12]。

表 10.1　改良的 Spigelman 评分[5]

数目 (A)	大小(mm) (B)	组织学 (C)	异型增生 (D)	得分	十二指肠 FAP 分期	
					分期	评分
＜10	＜5	管状腺瘤	低级别	1	0	0
10～20	5～10	管状绒毛状腺瘤	低级别	2	I	1～4
＞20	＞10	绒毛状腺瘤	高级别	3	II	5～6
评分=标准 A 至 D 的得分总和					III	7～8
					IV	9～12

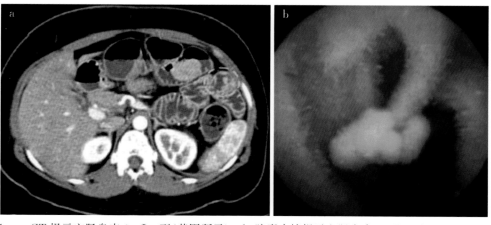

图 10.1　a. CT 提示空肠息肉 0-I p 型(黄圈所示)。b. 胶囊内镜提示空肠息肉 0-I p 型

注意　对于 FAP 和十二指肠腺瘤性息肉患者，我们给出如下建议：
- 对壶腹和非壶腹病变行内镜监测(和切除)[13]

- Spigelman 评分为Ⅱ、Ⅲ期的多小腺瘤可使用圈套器冷切除，使其降级
- 较大腺瘤（＞15 mm）可行内镜黏膜切除术治疗，但进展期的腺瘤（高级别上皮内瘤变）需由经验丰富的内镜医师行内镜黏膜下剥离以整块切除

PJS 患者的错构瘤性息肉恶变的风险很小[7,14]。然而，并发症（例如小肠套叠）的风险随着息肉的大小而增加。因此，最近有一系列研究发现可通过双气囊小肠镜行息肉切除术或黏膜切除术[15]。对于 PJS 患者，小肠息肉病可通过灌肠后进行肠道 CT、肠道 MRI（避免辐射）及无线胶囊内镜诊断（图 10.1）。

10.2　壶腹腺瘤

壶腹或壶腹周围腺瘤主要侵犯十二指肠主乳头，其诊断主要是因为出现胆汁淤积（黄疸）或胰腺炎等症状而被发现。这类肿瘤可散发，或可为家族聚集性。无论散发或是遗传，壶腹部腺瘤恶变的可能性较非壶腹部要常见，恶变率达 26%～65%[16]。

对于腺瘤与腺癌的鉴别主要依靠恶性肿瘤大体表现（如肿瘤的硬度、表面的溃疡、组织的脆性），或者对可疑部位进行靶向活检。用频率为 7.5 MHz 的超声内镜可判断肿瘤的浸润程度和局部有无转移（包括淋巴结受累），内镜逆行胰胆管造影术（endoscopic retrograde cholangiopancreatography，ERCP）和胰胆管内超声（intraductal ultrasound，IDUS，20 MHz）可判断胆管、胰管内肿瘤的浸润程度及深度。尚无针对壶腹部肿瘤的微表面结构和微血管结构内镜图像观察的系统分析，但伴明显分界线的不规则绒毛和（或）微血管区域常提示腺瘤或早癌[11-13]。内镜下乳头切除术或 ESD 适用于无显著淋巴结转移、无黏膜下浸润且侵犯胆管≤10 mm 的腺瘤或局灶性分化的腺癌[17]。肿瘤切除后的整块标本的 T 分期可以判断内镜切除是否治愈。进展期的壶腹癌需要手术整块切除[16]。

10.3　小肠病变的内镜分析

非壶腹部十二指肠病变检查的标准内镜操作流程为患者左侧卧位或仰卧位，内镜操作前注射丁溴东莨菪碱（解痉灵）减少胃肠蠕动，操作过程中使用带有放大（放大倍数为 80 倍）及 NBI 功能的前视高清内镜观察病灶，应用靛胭脂染色或 NBI 可提高十二指肠腺瘤的检出率[13,18]。

正常黏膜表现为绒毛状小肠柱状上皮的表面微形态（microsurface pattern，MSP），并具有亮蓝嵴，这是刷状缘的表现[CD 10 免疫组化染色可以证实[19]（图 10.2a、b）]。

胃上皮化生是一种常见的非肿瘤性发现，白光内镜下表现为发红结节。放大内镜和图像增强内镜显示规则的微表面结构和微血管模式，并没有明确的分界（图 10.2c、d）。

10.3.1　小肠非壶腹部黏膜肿瘤与非肿瘤的鉴别

小肠，尤其是十二指肠的隆起型病变鉴别范围较广。对于 Treitz 韧带以下的病变可能需

要通过胶囊内镜和双气囊小肠镜诊断[15]。内镜下对病灶的鉴别通常需要依靠靶向活检或进一步用超声内镜(20 MHz)进行检出,对于 0 - Ⅰs(Ⅰsp)黏膜下肿瘤可使用线阵 EUS(7.5 MHz)和细针穿刺活检鉴别。直径大于 10 mm 的神经内分泌肿瘤需要进行核素扫描和放射学检查分期。表 10.2 列出了十二指肠病变的鉴别诊断和治疗建议[6]。

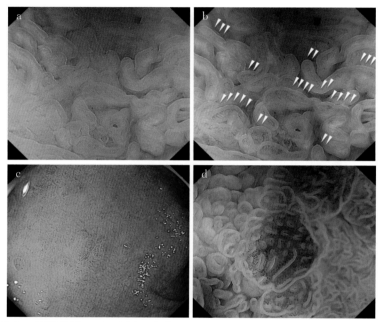

图 10.2　非肿瘤性十二指肠黏膜(a、b)和胃上皮化生(c、d)的内镜检查结果;可以观察到绒毛状微结构伴亮蓝嵴(LBC)。a. 白光放大 80 倍。b. M - NBI 下放大 80 倍,箭头显示 LBC。c. 胃上皮化生表现为十二指肠球部的红色结节。d. M - NBI 放大内镜显示规则的管状微结构和增粗的规则血管

表 10.2　散发性十二指肠非壶腹性隆起性病变(0 - Ⅰsp/Ⅱa)的鉴别诊断和治疗[6]

分类	组织学	处理	内镜监测/随访
上皮病变	胃上皮化生	无需	无需
	腺瘤-/＋HGIN[a]	内镜切除	6～12 个月
	T1b[a] 癌	外科手术切除	依据分期
黏膜下肿瘤	炎性、纤维化~	内镜切除[b](?)	无需
	有症状脂肪瘤	内镜、外科手术切除[b](?)	无需
	平滑肌瘤	外科手术切除(?)	无需
	NET	内镜、外科手术切除	依据分期
	GIST	外科手术切除	依据分期
错构瘤	布氏腺增生~	内镜切除[b](?)	无需
	PJS~	内镜切除[b]	见 PJS
淋巴瘤	MALT 或 T 细胞淋巴瘤~[a]	活检	依据分期

注:GIST:胃肠道间质瘤,HGIN:高级别上皮内瘤变,MALT:黏膜相关淋巴组织,NET:神经内分泌肿瘤;~分类。
a. 病变类型表现为 0 - Ⅱb、0 - Ⅱc 和 0 - Ⅲ型。b. 仅有明显症状、较大的病灶(0 - Ⅰp、0 - Ⅰsp)适合切除。

　　白光下诊断十二指肠上皮肿瘤基本上取决于是否存在清晰的局部边界。十二指肠腺瘤通常有三种肉眼可见的表现：有绒毛表面的隆起型（巴黎分型 0 - Ⅰ 型）、苍白色的浅表隆起型（巴黎分型 0 - Ⅱa 型）、发红的凹陷型病变（巴黎分型 0 - Ⅱc 型）（图 10.3）。

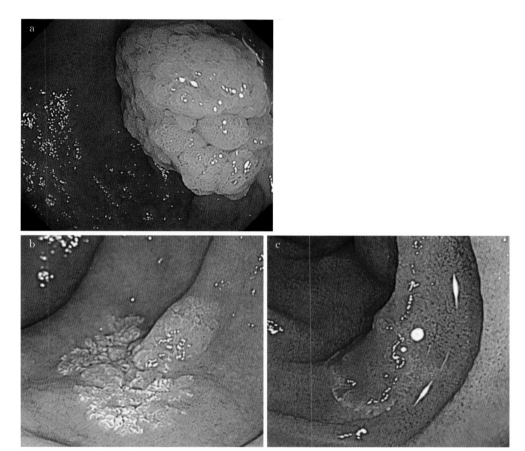

图 10.3　十二指肠上皮肿瘤的典型白光下表现。a. 具有绒毛外观的隆起型病变（巴黎分型 0 - Ⅰ 型）。b. 发白的浅表隆起型病变（巴黎分型 0 - Ⅱa 型）。c. 发红的凹陷型病变（巴黎分型 0 - Ⅱc 型）。所有这些病变都有一个清晰的边界

　　使用放大内镜结合图像增强内镜技术（magnified endoscopy with image enhanced endoscopy，M - IEE）观察十二指肠上皮肿瘤，尤其是发白的病变，显示管状（绒毛状）微结构和白色不透明物质（white opaque substance，WOS）。据报道，WOS 是上皮细胞内脂滴的堆积[20,21]（图 10.4）。

　　在家族性息肉病患者中，非壶腹腺瘤和散发性腺瘤在形态学较为相似，但通常表现为不同的多处十二指肠病变[5,8,22]（图 10.5，表 10.1）。一项关于十二指肠息肉病进展的前瞻性研究显示基于改良的 Spigelman 评分系统，Ⅳ期的十二指肠息肉病患者 60 岁时累积风险评估为 43%，70 岁时则达 50%[8]。生存期中位数为 8（4～10）年内，Spigelman Ⅳ 期的疾病中进展期腺癌的比例为 36%[5]。

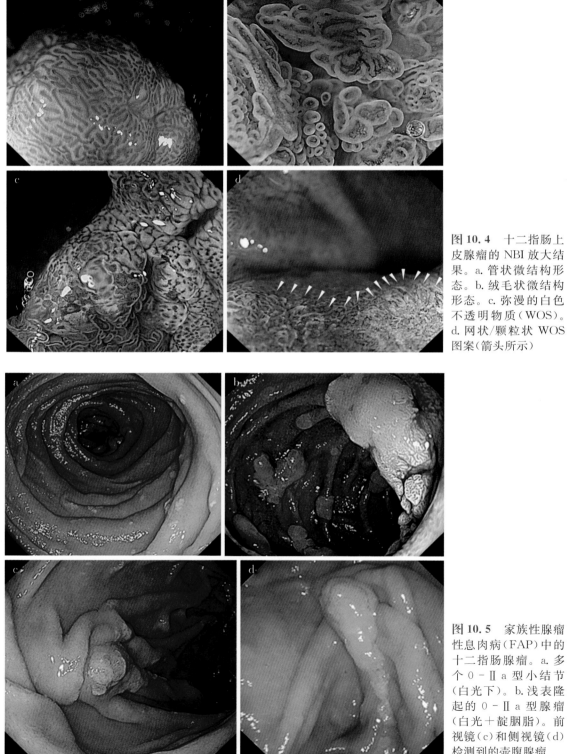

图 10.4　十二指肠上皮腺瘤的 NBI 放大结果。a. 管状微结构形态。b. 绒毛状微结构形态。c. 弥漫的白色不透明物质（WOS）。d. 网状/颗粒状 WOS 图案（箭头所示）

图 10.5　家族性腺瘤性息肉病（FAP）中的十二指肠腺瘤。a. 多个 0-Ⅱa 型小结节（白光下）。b. 浅表隆起的 0-Ⅱa 型腺瘤（白光＋靛胭脂）。前视镜（c）和侧视镜（d）检测到的壶腹腺瘤

10.3.2　十二指肠腺瘤与腺癌的鉴别诊断

白光下白色隆起区域中存在发红凹陷和发红的改变可能提示存在组织学上的细胞或结构异型性[23]。

一些研究认为放大内镜结合电子增强内镜技术(NBI 等)或色素内镜是鉴别腺瘤和腺癌的有效工具。不规则的表面微结构或微血管形态,还有清晰的边界线,可有效预测腺癌的发生[24-26]。然而,这些研究大多是回顾性研究,病例数量有效,目前还没有完整的应用表面微结构和微血管的诊断体系来鉴别诊断腺瘤和腺癌或非侵袭性和侵袭性癌。

使用活检标本进行病理诊断也很困难。追加活检并未显著提高内镜诊断的准确性[23,27]。此外,术前活检可能会导致黏膜下纤维化,使得内镜治疗困难[27](图 10.6)。因此,应避免术前活检,特别是对于预定行内镜切除的平坦或凹陷型病变。

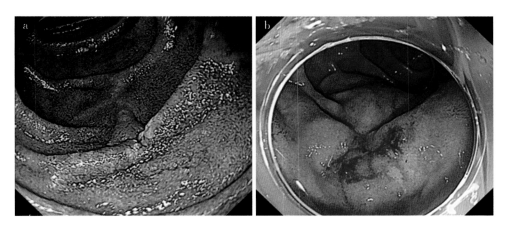

图 10.6　活检引起的黏膜下纤维化。a.在先前活检部位观察到皱襞集中。b.黏膜下注射后出现明显的非抬举征

10.4　十二指肠肿瘤内镜切除

由于十二指肠黏膜下血管丰富、肠壁肌肉薄、内镜操作受限,十二指肠是行内镜切除术(如内镜下息肉切除术、EMR)最困难的位置,即使分片切除也很困难[28-31]。十二指肠黏膜病变的 EMR 技术需要经过专门的训练,操作过程需高度警惕[29,32]。最近的一项病例系列报道十二指肠非壶腹腺瘤内镜下黏膜切除术的并发症概率较低,穿孔发生率为 1.6%,迟发性出血率为 10%,操作相关的并发症发生率为 11.5%,死亡率为 0%[30]。EMR 术后产生大的溃疡创面及术中电凝的使用,使得迟发性出血及穿孔风险增加。内镜下闭合切除后的创面可用来预防胆胰管分泌液所致的迟发性溃疡形成[29,31]。EMR 术后局部复发率很高,尤其是分片 EMR(高达 33%),但 ESD 整块切除后无复发[29,31-36]。

近年来,一些新型内镜手术(息肉冷切除术和水下 EMR)已用于十二指肠肿瘤的治疗。冷息肉切除术由于疗效确切,已广泛应用于结直肠小息肉的切除[37],可能也是家族性腺瘤性息肉病患者十二指肠腺瘤病的一种治疗选择,具体讨论见下文。水下 EMR(underwater EMR,UEMR)是 Binmoeller 等提出的一种独特的内镜切除技术,在腔内充满水后用套扎器切除十二指肠病变,而不需要黏膜下注射[38],因此即使是黏膜下纤维化病变,UEMR 也有效(图 10.7)。

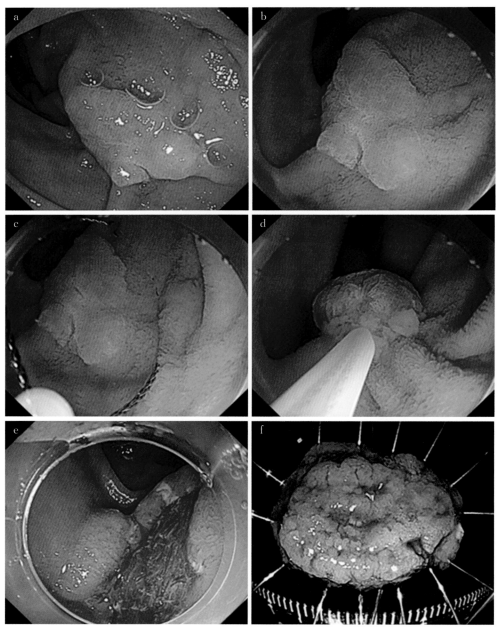

图 10.7 十二指肠腺瘤的水下 EMR。在十二指肠下角(a)的侧壁上观察到直径为 22 mm 的无蒂十二指肠病变。将生理盐水注入管腔(b)后,通过套扎器(c、d)切除病变。切除病变并未导致穿孔(e)。标本完整切除,边缘无腺瘤残留(f)

　　十二指肠内镜下黏膜剥离术难度高、风险大，即使是专家，穿孔率也达 7%～20%，因此认为只有在专业的 ESD 中心方可实施[30,32,39]。但在第一组病例系列中，对十二指肠黏膜肿瘤，ESD 可行，尽管穿孔率和延迟出血的发生率高（约 5%，12 小时内最高达 22%），大部分的并发症可通过内镜干预来处理。口袋法[39]和水压法[40]是提高黏膜下剥离安全性的新技术，尤其是在十二指肠中。腹腔镜和内镜联合切除手术（ESD 后腹腔镜加固）可预防术后并发症[41]。此外，内镜技术的最新进展使得即使是无腹腔镜辅助，ESD 也有可能关闭大的黏膜缺损。这些技术可以改善十二指肠 ESD 的临床结局[42,43]（图 10.8）。

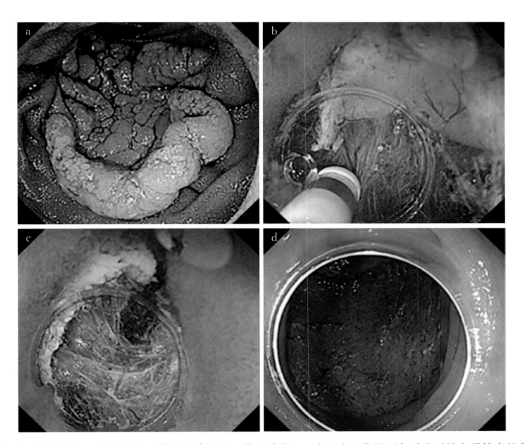

图 10.8　ESD 切除一例巨大的、呈侧向发育型十二指肠腺瘤。a. 在下十二指肠下角后壁可见扁平抬高的黏膜病变（巴黎分型 0－Ⅱa 型）。b、c. 水压法，锥形帽（Fujifilm Medical，Japan）有助于进入黏膜瓣下方，并获得良好的视野。d. ESD 形成巨大的黏膜缺损

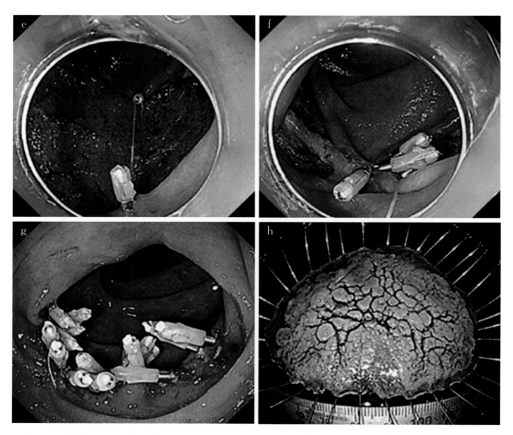

图 10.8(续)　e. 在黏膜缺损的远端边缘放置带线钛夹,对侧放置第二个夹子固定牵引线。f. 通过体外牵拉牵引线的游离端,创面边缘靠近;追加钛夹以实现完全闭合。g. 最终完成完全闭合。h. 切除的标本显示是局限于黏膜内的高分化腺癌。切除的边缘无浸润

注意　十二指肠或小肠黏膜下浸润性癌需要手术切除和淋巴结清扫[11,41]。

家族性腺瘤性息肉病的腺瘤切除术

根据指南建议,家族性腺瘤性息肉病患者中十二指肠腺瘤分级达 Spigelman Ⅳ 的腺瘤,建议行扩大的外科手术,包括十二指肠的切除术和 Whipple 部分胰腺切除术,但操作相关死亡率达 6%[11]。42%~50% 的 FAP 患者适合行扩大十二指肠切除术和 Whipple 胰腺切除术,这也强烈支持行预防性内镜下十二指肠腺瘤切除[10]。散发伴有低级别上皮内瘤变的十二指肠腺 EMR 和 ESD 的结果令人鼓舞,但是很少有关于早期十二指肠癌的治疗效果[25,30,38,44]。

多发、小的十二指肠腺瘤可通过冷圈套息肉切除术快速切除病变(可通过负压吸引器取出活检标本),在多发小息肉存在的情况下有效降低疾病的分期[45](图 10.9)。氩离子凝固术(argon plasma coagulation,APC)能有效切除十二指肠微小腺瘤,联合 EMR 和 APC 可使

97%的患者在更长时间（>5年）降低分期。一种用于较大十二指肠病变的 ESD 技术正在开发中，并将在专门监测 FAP 患者队列的中心使用[30]。

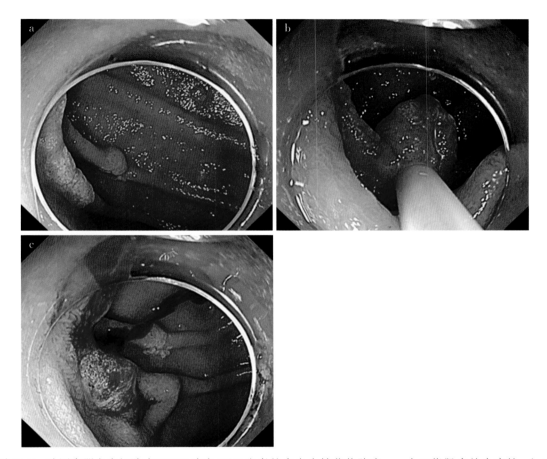

图 10.9　冷圈套器息肉切除术（CSP）治疗 FAP 患者的多个小结节状腺瘤。a. 十二指肠多处小病灶。b. 在 CSP 中，病变在不使用电灼的情况下被机械切除。c. 无活动性出血或穿孔

10.5　十二指肠非壶腹腺瘤内镜切除

病例 1：低级别十二指肠腺瘤，完整的内镜下黏膜切除术

67 岁女性患者，因十二指肠降部后壁的 20 mm×12 mm 无蒂腺瘤（巴黎分型 0-Ⅰ型）内镜切除术。病变跨越一条 Kerckring 皱襞（图 10.10a、b）。NBI 放大下呈管状结构，无不规则血管，与周围黏膜有明确的边界（图 10.10c）。尝试对此较大病变行水下 EMR，最终实现完整切除。病理结果（图 10.10f）显示肿瘤腺体无结构、细胞异型性（提示低级别腺瘤）和水平、垂直边缘阴性。

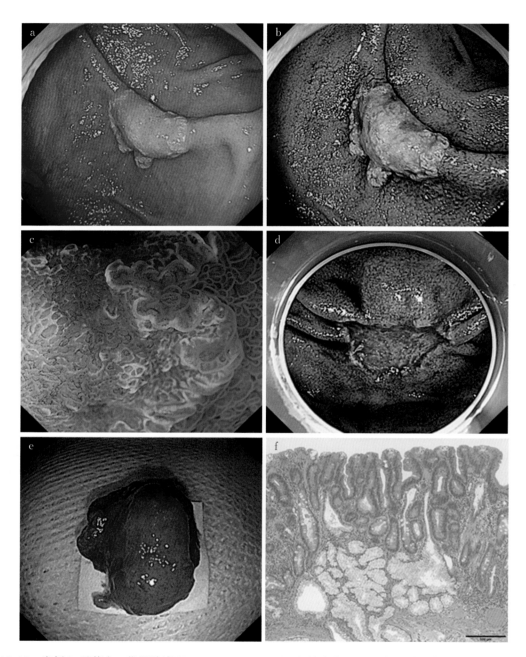

图 10.10 病例 1. 无蒂十二指肠腺瘤（20 mm×12 mm）0-Ⅰ型，见白光（a）。b. 靛胭脂染色。c. M-NBI。d. 切除术后创面。e. EMR 后的整体标本。f. 切除标本的病理结果（HE 染色）

病例 2：十二指肠腺癌伴黏膜下浸润

65 岁相对健康的女性，十二指肠球部前壁发现一处 30 mm 的隆起性病变。病变有明显凸起，表面显示绒毛结构（c）（M-NBI）（图 10.11a、b）。ESD 将病变整块切除，无任何手术并发症。标本：高分化腺癌，侵犯到黏膜肌层以外。远端胃切除证实显示无淋巴结转移。

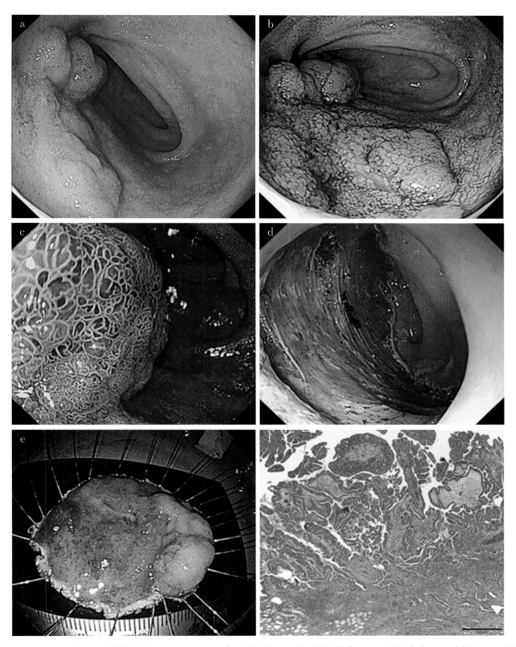

图 10.11 0-Ⅱa 型十二指肠病变(30 mm)。a. 白光内镜。b. 靛胭脂染色。c. NBI 放大。d. 创面。e. ESD 后的整块标本。f. 标本(HE):高分化腺癌,黏膜下浸润

参考文献

[1] Bilimoria KY, et al. Small bowel cancer in the United States: changes in epidemiology, treatment, and survival over the last 20 years. Ann Surg. 2009;249:63 - 71.

[2] Abbass R, et al. Nonampullary duodenal polyps: characteristics and endoscopic management. Gastrointest Endosc. 2010;71:

754 - 9.

[3] Friedrich-Rust M, et al. Early-stage small-bowel adenocarcinoma: a review of local endoscopic therapy. Endoscopy. 2005; 37:755 - 9.

[4] Okada K, et al. Sporadic nonampullary duodenal adenoma in the natural history of duodenal cancer: a study of follow-up surveillance. Am J Gastroenterol. 2011;106:357 - 64.

[5] Groves CJ, et al. Duodenal cancer in patients with familial adenomatous polyposis (FAP): results of a 10 year prospective study. Gut. 2002;50:636 - 41.

[6] Culver EL, et al. Sporadic duodenal polyps: classification, investigation, and management. Endoscopy. 2011;43:144 - 55.

[7] Beggs AD, et al. Peutz-Jeghers syndrome: a systematic review and recommendations for management. Gut. 2010;59:975 - 86.

[8] Saurin JC, et al. Surveillance of duodenal adenomas in familial adenomatous polyposis reveals high cumulative risk of advanced disease. J Clin Oncol. 2004;22:493 - 8.

[9] Vogt S, et al. Expanded extracolonic tumor spectrum in MUTYH-associated polyposis. Gastroenterology. 2009;137:1976 - 85.

[10] Moussata D, et al. Endoscopic treatment of severe duodenal polyposis as an alternative to surgery for patients with familial adenomatous polyposis. Gastrointest Endosc. 2014;80:817 - 25.

[11] Parc Y, et al. Surgical management of the duodenal manifestations of familial adenomatous polyposis. Br J Surg. 2011;98: 480 - 4.

[12] Sourrouille I, et al. Surveillance of duodenal polyposis in familial adenomatous polyposis: should the Spigelman score be modified? Dis Colon Rectum. 2017;60:1137 - 46.

[13] Kallenberg FGJ, et al. Cap-assisted forward-viewing endoscopy to visualize the ampulla of Vater and the duodenum in patients with familial adenomatous polyposis. Endoscopy. 2017;49:181 - 5.

[14] Belsha D, et al. Effectiveness of double-balloon enteroscopy-facilitated polypectomy in pediatric patients with Peutz-Jeghers syndrome. J Pediatr Gastroenterol Nutr. 2017;65:500 - 2.

[15] Mitsui K, et al. Role of double-balloon endoscopy in the diagnosis of small-bowel tumors: the first Japanese multicenter study. Gastrointest Endosc. 2009;70:498 - 504.

[16] ASGE Standards of Practice Committee, et al. The role of endoscopy in ampullary and duodenal adenomas. Gastrointest Endosc. 2015;82:773 - 81.

[17] Bohnacker S, et al. Endoscopic resection of benign tumors of the duodenal papilla without and with intraductal growth. Gastrointest Endosc. 2005;62:551 - 60.

[18] Mizumoto T, et al. Clinical usefulness of magnifying endoscopy for non-ampullary duodenal tumors. Endosc Int Open. 2017; 5: E297 - 302.

[19] Uedo N, et al. A new method of diagnosing gastric intestinal metaplasia: narrow-band imaging with magnifying endoscopy. Endoscopy. 2006;38:819 - 24.

[20] Ueo T, et al. White opaque substance represents an intracytoplasmic accumulation of lipid droplets: immunohistochemical and immunoelectron microscopic investigation of 26 cases. Dig Endosc. 2013;25:147 - 55.

[21] Yao K, et al. White opaque substance within superficial elevated gastric neoplasia as visualized by magnification endoscopy with narrow-band imaging: a new optical sign for differentiating between adenoma and carcinoma. Endoscopy. 2008;68: 574 - 80.

[22] Moussata D, et al. Could therapeutic endoscopy be an alternative to surgery for the treatment of advanced duodenal polyposis in patients with familial adenomatous polyposis? Gut. 2009;58 (Suppl. II): A62.

[23] Kakushima N, et al. Endoscopic and biopsy diagnoses of superficial, nonampullary, duodenal adenocarcinomas. World J Gastroenterol. 2015;21:5560 - 7.

[24] Goda K, et al. Endoscopic diagnosis of superficial non-ampullary duodenal epithelial tumors in Japan: Multicenter case series. Dig Endosc. 2014;26 (Suppl 2): 23 - 9.

[25] Tsuji S, et al. Preoperative endoscopic diagnosis of superficial non-ampullary duodenal epithelial tumors, including magnifying endoscopy. World J Gastroenterol. 2015;21:11832 - 41.

[26] Yoshimura N, et al. Endoscopic features of nonampullary duodenal tumors with narrow-band imaging. Hepato-Gastroenterology. 2010;57:462 - 7.

[27] Kinoshita S, et al. Accuracy of biopsy for the preoperative diagnosis of superficial nonampullary duodenal adenocarcinoma. Gastrointest Endosc. 2017;86:329 - 32.

[28] Kakushima N, et al. Treatment for superficial non-ampullary duodenal epithelial tumors. World J Gastroenterol. 2014;20: 12501 - 8.

[29] Lepilliez V, et al. Endoscopic resection of sporadic duodenal adenomas: an efficient technique with a substantial risk of delayed bleeding. Endoscopy. 2008;40:806 - 10.

[30] Yahagi N, et al. Outcomes of endoscopic resection for superficial duodenal epithelial neoplasia. Gastrointest Endosc. 2018; 88:676 - 82.

[31] Yamasaki Y, et al. Current status of endoscopic resection for superficial nonampullary duodenal epithelial tumors. Digestion. 2018;97:45 - 51.

[32] Hoteya S, et al. Endoscopic submucosal dissection and endoscopic mucosal resection for nonampullary superficial duodenal tumor. Digestion. 2017;95:36 - 42.

[33] Honda T, et al. Endoscopic submucosal dissection for superficial duodenal neoplasms. Dig Endosc. 2009;21:270 - 4.

[34] Jung JH, et al. Endoscopic submucosal dissection for sessile, nonampullary duodenal adenomas. Endoscopy. 2013;45:133 - 5.

[35] Matsumoto S, et al. Endoscopic submucosal dissection for duodenal tumors: a single-center experience. Endoscopy. 2013; 45:136 - 7.

[36] Nonaka S, et al. Clinical outcome of endoscopic resection for non-ampullary duodenal tumors. Endoscopy. 2015;47:129 - 35.

［37］ Kato M，et al. Validation of treatment algorithm based on the Japan narrow band imaging expert team classification for sub-centimeter colorectal polyps. Endosc Int Open. 2018;6；E934－40.

［38］ Binmoeller KF，et al. "Underwater" EMR of sporadic laterally spreading nonampullary duodenal adenomas（with video）. Gastrointest Endosc. 2013;78;496－502.

［39］ Miura Y，et al. Duodenal endoscopic submucosal dissection is feasible using the pocket-creation method. Endoscopy. 2018;49;8－14.

［40］ Yahagi N，et al. Water pressure method for duodenal endoscopic submucosal dissection. Endoscopy. 2017;49；E227－8.

［41］ Ichikawa D，et al. Laparoscopic and endoscopic co-operative surgery for non-ampullary duodenal tumors. World J Gastroenterol. 2016;22;10424－31.

［42］ Nishizawa T，et al. Endoscopic string clip suturing method：a prospective pilot study（with video）. Gastrointest Endosc. 2018;87;1074－8.

［43］ Yahagi N，et al. New endoscopic suturing method：string clip suturing method. Gastrointest Endosc. 2016;84;1064－5.

［44］ Yamamoto Y，et al. Therapeutic outcomes of endoscopic resection for superficial nonampullary duodenal tumor. Dig Endosc. 2014;26（Suppl 2）；50－6.

［45］ Hamada K，et al. Safety of cold snare polypectomy for duodenal adenomas in familial adenomatous polyposis：a prospective exploratory study. Endoscopy. 2018;50;511－7.

11 结直肠:黏膜肿瘤

Colorectum：Mucosal Neoplasias

Andrej Wagner，Tadateru Maehata，Frieder Berr，and Naohisa Yahagi

（王敏　张帅　译）

11.1 引言

结肠镜筛查中发现74%结直肠黏膜病变为隆起型息肉(0-Ⅰ型)，其中约1/3是增生性息肉(非肿瘤性)，2/3是肿瘤性病变(腺瘤或癌)。24%其他病变为平坦型(0-Ⅱ型)或侧向发育型肿瘤(laterally spreading tumors，LST)[1]。较小的甚至微小的肿瘤性病变中，隆起型比平坦型更易发现[1-3]，而50%的结直肠癌(CRC)起源于平坦型病变[4]。

虽然，结直肠平坦型和凹陷型病变在日本已经被广为认识，但是，在西方人群中，英国利兹的一项包含1000例常规结肠镜检查的前瞻性研究中首次证实该型病变的重要意义[2,5]。在该项研究中，除了2.5%进展期癌，共发现327个肿瘤性病变(包括6例早期结直肠癌)，其中62%呈息肉状样隆起型，36%呈平坦型(包括15% LST)，1.2%呈凹陷型。而高级别上皮内瘤变(HGIN)或浸润癌中，8%为息肉样隆起型，14%为平坦型，75%为凹陷型病变[6]。因此，我们应该熟悉不同结直肠黏膜肿瘤性病变的形态特点和癌变风险。

此外，近期一项荟萃分析显示，东亚以外地区由于黏膜下层(SM)浸润性早期结直肠癌的切除率较高，其治愈性内镜切除率较低[7]。对于治愈性内镜切除，一定要通过镜下大体形态学和放大内镜下病变表面结构与毛细血管形态等特征来区分浅表和深部侵袭性早期结直肠癌。

A. Wagner
Department of Internal Medicine I，University Hospital，Paracelsus Medical University，
Salzburg，Austria
T. Maehata • N. Yahagi
Division of Research and Development for Minimally Invasive Treatment，Cancer Center，
Keio University School of Medicine，Shinjuku-ku，Tokyo，Japan
e-mail：yahagi-tky@umin. ac. jp
F. Berr (⊠)
Department of Internal Medicine I，Paracelsus Medical University，Salzburg，Austria
e-mail：frieder. berr@pmu. ac. at
© Springer International Publishing 2019
F. Berr et al. （eds.），*Atlas of Early Neoplasias of the Gastrointestinal Tract*，
https://doi. org/10. 1007/978-3-030-01114-7_11

11.2 结直肠黏膜肿瘤的患病率和癌变风险

结直肠黏膜肿瘤的形态学分类及侧向发育型肿瘤的患病率、癌变风险如表 11.1 a 和 b 所示。不同形态结直肠黏膜肿瘤的总患病率，与评价结肠镜筛查质量的重要指标腺瘤检出率约为 15%（女性）和 25%（男性）是一致的[8]。非隆起型肿瘤的患病率低也意味着检出率低，但一定要注意避免漏诊，因为这类病变具有相当大的癌变风险。

表 11.1 （a）结肠黏膜肿物的发病率和癌变风险[2,5,6,9,10]

浅表型肿瘤		发病率（%）	癌变风险（%）	推荐的切除方式
隆起型 0 - Ⅰ p/sp/s		15～20	1～15	圈套
平坦型 0 - Ⅱa/b		约 5	4～6	EMR
凹陷型 0 - Ⅱc		约 0.5	30～75	整块切除

表 11.1 （b）侧向发育型肿瘤的发病率和癌变风险[5,9-13]

浅表型肿瘤	%LST[c]		发病率[a]（%）	癌变风险[b]（%）	SMI 风险[c] 95% CI/可信区间	推荐的切除方法[d]
LST - GH	35		约 1.9	0.9	0.1～1.0	→EMR
LST - GM	26		约 1.4	40～45[b]	6～15	IEE→整块切除[d]
LST - NG	33		约 1.8	20～29[b]	2～8	IEE→整块切除[d]
LST - NG - PD	5.5		约 0.3	70～75[b]	20～43	→整块切除[d]
所有 LST			5.4%[a]	37%[c]	8.5%[c]	

注：GH：颗粒均一型，GM：结节混合型，HGD：高度异型增生，IEE：图像增强内镜，LST：侧向发育型肿瘤，NG：非颗粒型，NG - PD：假凹陷型，SMI：黏膜下层浸润。
[a] 亚组患病率=0.054×% LST，两个 CRC 筛选中的发病率分别为 5% 和 5.84%[9,10]。[b] 癌变风险参照[9,12,13]。[c] 数据来自近期的荟萃分析（LST 患病率为 0.83%，可信度低）[11]。[d] 对大型（>40 mm）LST - GM、LST - NG 及 LST - NG - PD 行 ESD 治疗[12]。

11.3 结肠黏膜和结直肠肿瘤的基本形态

在标准白光下，正常的结直肠黏膜因表面覆有黏液层而呈光滑的反射面，分枝状的黏膜下集合小静脉呈淡红色（图 11.1）。结肠黏膜腺体为管状结构，每个隐窝状的腺体开口呈小圆形、规则排列，这即为Ⅰ型的正常隐窝状态（PP-Ⅰ型）（表 11.2b 和图 11.2）[14]。炎症可引起黏膜水肿,黏膜和黏膜下层血管充血而发红,黏液分布不均匀而使黏液表面欠光滑,上皮糜烂并伴有白色的纤维蛋白渗出,甚至黏膜溃疡。可见的分枝状黏膜下血管减少或消失,而表面黏膜可为正常小圆形的Ⅰ型隐窝形态,如黏膜有慢性再生性增生,也可呈星形的Ⅱ型隐窝形态(PPⅡ)(图 11.2a、b)。

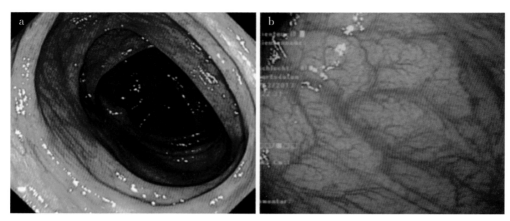

图 11.1 a. 白光下正常升结肠。b. 白光下正常升结肠黏膜

黏膜肿瘤分析可以使用放大 NBI(M‑NBI)和放大色素内镜(靛胭脂或结晶紫)(M‑CE)。S. Kudo 首次提出了放大染色内镜下结肠正常黏膜、增生和瘤变黏膜腺体的表面结构(隐窝形态,PP)(图 11.2)[14],而 Y. Sano[15] 阐明了正常黏膜、增生和瘤变黏膜病变血管形态(CP)的变化(表 1.3)。根据颜色、血管和表面形态,形成了窄带成像国际结直肠内镜(NICE)

表 11.2 (a) 日本 NBI 专家组(JNET)结直肠肿瘤 M‑NBI 分级

JNET	Ⅰ 型	Ⅱa 型	Ⅱb 型	Ⅲ 型
血管类型	不可见[a]	口径规则、分布规则(网状/螺旋状)[b]	口径大小不一、分布不规则	血管区域松散、粗大血管中断
表面类型	与正常黏膜相似的规则暗点或白点	规则(管状/分枝状/乳头状)	不规则或模糊	出现无结构区、结构紊乱区域
可能的组织学类型	增生性息肉/无蒂锯齿状腺瘤/息肉	低级别上皮内瘤变	高级别上皮内瘤变/浅表黏膜下浸润癌[c]	深部黏膜下浸润癌
NBI				

注:经 John Wiley 和 Sons 授权,修改自 Sano[17]。
[a]若可见,病变内血管口径与周围正常黏膜相似。[b]凹陷型病灶微血管通常呈点状分布,可能观察不到规则的网状或螺旋状血管。[c]包括黏膜下层深层浸润癌。

表 11.2　(b) 结肠黏膜的腺管开口形态(pit pattern)分类[14,19]

	类型[a]	对腺管开口的描述	组织病理学
	I	圆形(隐窝规则)	正常黏膜或炎症
	II	星形或乳头状	黏膜增生(增生性息肉或锯齿状腺瘤)
	III s[b]	小的管状、圆盘状	腺瘤或癌(常为凹陷型病变)
	III L	大管状或圆盘形	腺瘤(多为常见的息肉隆起型病变)
	IV[a]	分枝或脑回状	腺瘤(通常为绒毛状)
	V I轻度	不规则,隐窝边缘光滑	腺瘤(LGIN)、早癌(HGIN、T1-m 或 T1-sm1)
	V I重度	不规则,隐窝开口小,边缘粗糙	黏膜下浸润癌(80% ≥ SM2)
	V N	无结构	黏膜下浸润癌(≥SM2)

注：[a] 形态分型：正常(I 型)、增生性或锯齿状(II 型)、肿瘤(III～V 型)。[b] III s 和 V 型无规则形态(如，隐窝不对称，隐窝大小和排列不规则，部分隐窝结构缺损)，提示恶变可能性大；III s 型腺瘤性病变很可能进展为平坦型凹陷型的浅表癌，且同时伴有微小癌灶的可能性大；V 型(V I重度，V N)提示黏膜下浸润风险大[5,14,19,20]。

分类标准,以实现在没有放大的情况下,对肠黏膜病变进行标准化的光学诊断(表 1.4)。NICE 分类是鉴别增生性息肉和腺瘤的一种简单而准确的工具。然而,依据 NICE 标准区分高级别上皮内瘤变和黏膜下浸润性癌有一定难度。因此,关于 M-NBI 分析的日本 NBI 专家组(JNET)分类被用作预测早期肿瘤 T 分期[16,17](表 11.2a)。JNET 将 Sano 的毛细血管模

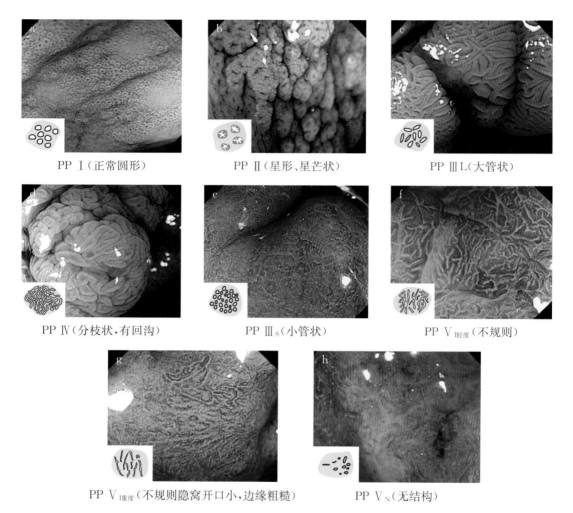

图 11.2 结肠隐窝形态 Ⅰ 型～Ⅴ_N 型,放大(40～80 倍)染色内镜图像:(a～e 靛胭脂;f～g 结晶紫)。a. PP Ⅰ (正常圆形)。b. PP Ⅱ(星形、星芒状)。c. PP ⅢL(大管状)。d. PP Ⅳ(分枝状、脑回状、绒毛状)。e. PP Ⅲs(小管状)。f. PP Ⅴ₁ 轻度不规则。g. PP Ⅴ₁ 重度不规则,隐窝开口小,边缘粗糙。h. PP Ⅴ_N(无结构)(参考 Kudo 等研究[14,19],比较表 11.2a 进行解释)

式(CP Ⅰ/Ⅱ/ⅢA/ⅢB)重命名为血管模式(V1/2A/2B/3)。根据血管和表面形态,分为三种类型:在 Ⅰ 型病变(增生性息肉/SSA/P)中,血管模式几乎不可见(规则的网格状模式)或完全不可见,表面形态显示为发暗或白色点状。Ⅱ 型分为两种亚型:ⅡA 型病变,提示低级别上皮内瘤变,表现为规则的血管模式(口径、分布)和表面形态。ⅡB 型病变,提示高级别上皮内瘤变或浅表黏膜下层浸润癌,表现为血管模式异常,如口径大小不一和分布异常,以及表面形态异常或模糊。Ⅲ 型病变表现为血管稀疏、粗大和表面结构紊乱,提示 SM2～3 浸润性癌(特异性 85%)[17,18]。

NICE 和 JNET 分类是世界内镜组织(World Endoscopy Organization,WEO)的最基本

标准术语(minimal standard terminology，MST)。然而，NICE 分类是在没有放大观察的情况下通过静态图像来评估肿瘤黏膜下层浸润，准确率不高。JNET 分类没有进行结晶紫 M-CE 观察(无精确表面结构)，仅具有中等程度的准确性[16,18]。相比之下，联合血管模式(VP)和腺管开口形态(PP)分类可准确区分黏膜内癌与黏膜下层浸润癌，并对 SP 和 VP 诊断进行校正[14,15,19-22]。因此，内镜诊断随后被归纳为 JNET 分类(比较示意图见 11.10)。

11.4 结直肠病变的大体形态和表现

11.4.1 白光内镜和色素内镜 NICE 分型的区别

黏膜肿瘤(腺瘤、高级别上皮内瘤变、腺癌)是指病灶边界清楚、分枝状黏膜下血管(透见)消失，以及靛胭脂色素内镜染色显示肿瘤性隐窝形态(PP Ⅲ～Ⅴ)或在锯齿状腺瘤(图 11.3)中表现为变异型增生性隐窝分型。判断隆起型或平坦型黏膜瘤变的病灶边界较为容易。而表现为增生性隐窝分型，大多位于直肠乙状结肠的 0-Ⅰs/sp 或 0-Ⅱa 型的增生性息肉的病灶边界不清楚(图 11.4a、b)。增生性息肉需注意不应与锯齿状腺瘤混淆，这种腺瘤也表现为增生性隐窝分型，常位于右半结肠的 0-Ⅰs 或 0-Ⅱa 病变(比较 11.4.2，见下文)。此外，一些隆起型病灶(0-Ⅰsp/s、0-Ⅱa)表面黏膜和黏膜下血管均正常，如黏膜下肿瘤(SMT)、罕见错构瘤(Peutz-Jeghers 息肉、幼年性息肉)或质地柔软的反转性憩室。充血发红或黏膜色泽改变的息肉样隆起型病变或平坦病变，表面隐窝形态正常或为增生性，常见于溃疡性结肠炎或 Crohn 病的炎性假息肉(图 11.4c、d)，少见于黏膜下浸润性淋巴瘤或起源于其他部位或器官(腹膜、卵巢、转移癌)的继发癌。

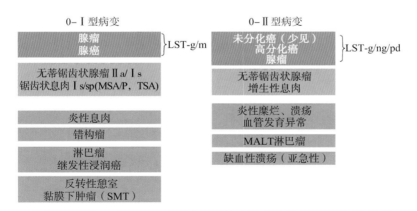

图 11.3 依据靛胭脂染色内镜下隐窝形态进行结直肠病变的鉴别诊断：瘤变(红色标记)增生性/锯齿状(蓝色标记)和正常隐窝形态(灰色标记)。黏膜内瘤变(腺瘤、锯齿状腺瘤和癌变)的病灶边界清楚，而增生性、炎症性病变或黏膜下浸润性癌的病灶边界模糊。MSA/P：混合锯齿状腺瘤/息肉；TSA：传统锯齿状腺瘤

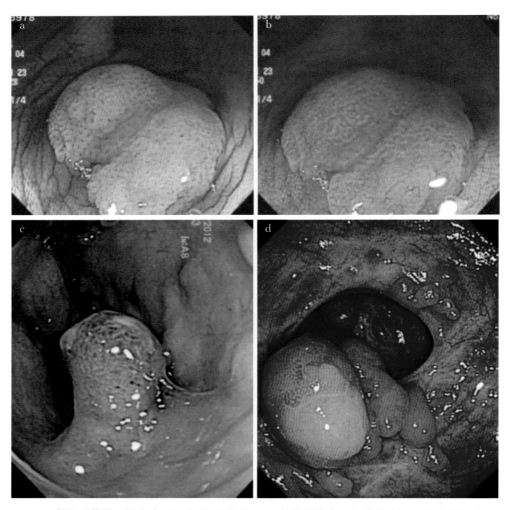

图 11.4　a、b. 盲肠无蒂增生性息肉，PP Ⅱ型（星芒状）。a. 靛胭脂染色。b. 盲肠 M - NBI 内镜下示（40×）CP Ⅰ型（网状微血管不明显），JNET Ⅰ型。c. 乙状结肠靛胭脂染色，非瘤变性 0 - Ⅰ p 病变（中度活动期溃疡性结肠炎的慢性炎性-再生性病变，PP Ⅱ）。d. 乙状结肠白光内镜，非瘤变性 0 - Ⅰ sp s 型病变，边界不清楚，部分病变表面 CP Ⅰ型、PP Ⅱ型（中度活动期的 CD 炎症-再生性病变）

　　平坦或凹陷型病变（0 - Ⅱ a～c，常为红色）有明显的黏膜瘤变特征（边界清楚，瘤变相关的隐窝形态，黏膜下分枝状血管形态消失或改变）。充血发红、边界不清的病变是黏膜炎症性病变的特征，如糜烂和炎性溃疡（常覆有纤维蛋白，图 11.5）、缺血性溃疡或血管发育不良。黏膜发白的平坦型病变，隐窝形态基本正常，是 MALT 淋巴瘤的典型表现，而亚急性缺血型溃疡边缘规则、固有肌层暴露也可使病变表现为发白或轻度发红，但没有隐窝形态的基本结构（图11.6）。黏膜发白的平坦型病变，黏膜下血管形态消失，边界模糊，而放大 NBI 显示边界清楚，也可见于非颗粒型 LST。

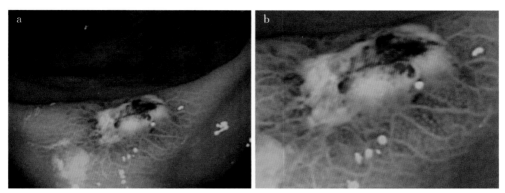

图11.5　a.标准NBI，82岁男性，孤立性直肠溃疡。b.标准NBI，VP Ⅰ型（网格状）、PP Ⅰ型溃疡表面覆有纤维蛋白，边缘模糊

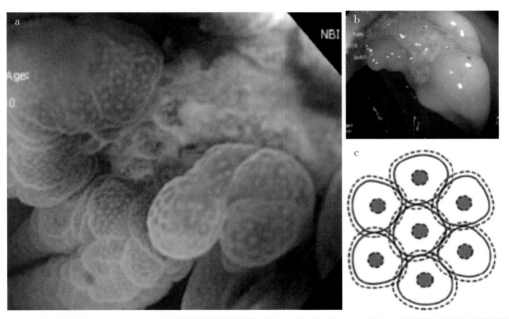

图11.6　0-Ⅲ型病变。80岁女性左侧横结肠皱襞邻近两个溃疡，其中一处位于相邻结肠袋的黏膜皱襞。a.典型的亚急性缺血性溃疡，有裸露的基底（固有肌层暴露）；边缘黏膜显示 V 正常（网状）和 PP Ⅰ型。b.标准白光图。c. PP Ⅰ型和 VP 1 示意图

　　平坦型或凹陷型黏膜瘤变包括 LST 非颗粒型和大部分 LST 颗粒型，包括颗粒均一型（LST-GH）、结节混合型（LST-GM）和结节型 LST(LST-G)，表现为黏膜表面发白、边界清楚、黏膜下正常血管形态消失（图11.7a～j）。病理上可进一步区分为典型的腺瘤、锯齿状腺瘤、遗传性非息肉病性肠综合征（HNPCC）相关腺瘤和 HGIN/黏膜内癌（见第11.5）。凹陷型黏膜瘤变 0-Ⅱc 型如浸润至黏膜肌层或浅表 1/3 黏膜下层（SM1），可在内镜注气时肠腔变形（详见 11.14）。早期癌浸润至 SM1 常可见表面黏膜轻微（0-Ⅱc）或显著凹陷（0-Ⅱc＋a）（图1.2）。

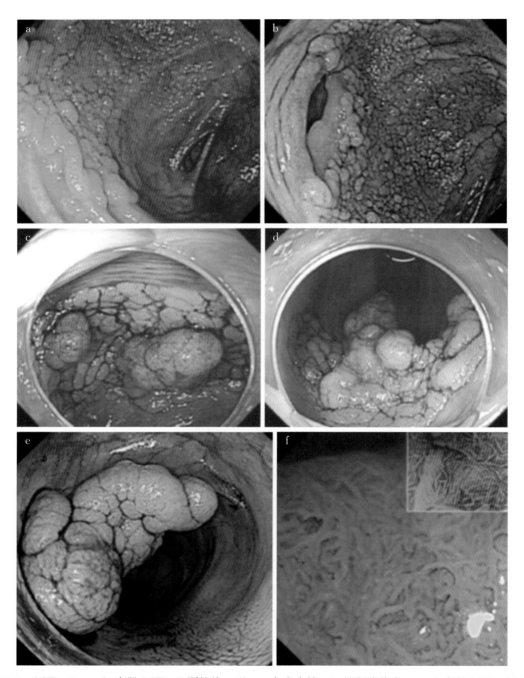

图 11.7　LST‐G。a、b. 盲肠 LST‐G 颗粒均一型。a. 白光内镜。b. 靛胭脂染色。c、d. 直肠 LST‐GM，结节混合型，靛胭脂染色。c. 正镜视图。d. 倒镜视图。e. LST‐G 全结节型的靛胭脂染色。位于横结肠 0‐Ⅰs＋Ⅱa，直径 30 mm。f. M‐NBI 内镜（80×）观察 e 图的 LST‐GM：CP Ⅲ A 型（结晶紫染色：PP Ⅴ 轻度），JNET 2B 型。ESD：管状腺癌（黏膜内）

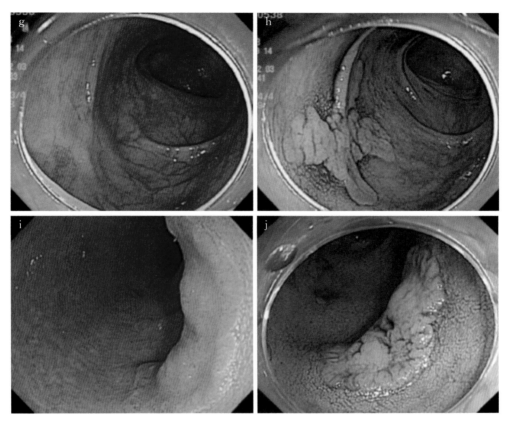

图 11.7(续)　g、h. 平 LST(LST‐NG)平坦型(0‐Ⅱa)，白光和靛胭脂染色。i、j. LST‐NGPD(0‐Ⅱa+c，中央隆起)，白光内镜和靛胭脂染色

　　大多数 LST‐NG 黏膜色泽正常，病灶边界相对不清楚，因此，只有较大病灶才易在白光内镜下发现。如果不特别关注皱襞集中、表面光反射消失，特别是黏膜下层分枝血管形态透见消失，LST‐NG 则可能会被漏诊。靛胭脂染色可清晰显示病灶边界(图 11.7h、j)。LST 常见于右半结肠和直肠，不同类型 LST 的局灶性癌变风险详见表 11.3[13]。LST 癌变的风险随病灶的增大而增加，特别是当直径＞30 mm 时，与其他类型相比，LST‐GM、LST‐NG 型恶变风险较高，其中假凹陷型(LST‐NGPD)恶变风险最高(图 11.7i、j)。东京国立癌症中心(National Cancer Center，Tokyo，NCC)回顾性分析 1998—2006 年在切除的直径≥20 mm 的LST，证实 0.9％的 LST‐GH、16％的 LST‐GM、23％的 LST‐NG 和 58％的 LST‐NGPD标本中存在黏膜下层浸润，小的 LST‐GM 或 LST‐NG 病灶(直径＜20 mm)仅有 5％发生黏膜下浸润[12]。因此，NCC 和 JGES 指南推荐对直径≥20 mm 的 LST‐NG、LST‐GM≥40 mm 和 LST‐NGPD 需整块完整切除[12,23]。

表 11.3　接受 ESD 治疗的 LST 和 0 - Ⅱc/a+c 型病变的特征[13]

	病变	平均值		病变类型百分比			
		数量	大小（mm）	腺瘤（%）	T1a[b]（%）	Ca SM1（%）	Ca≥SM2[a]（%）
	LST - G(H)	57	32	58	42	0	0
	LST - G(M)	86	39	40	42	14	5
	LST - NG(F)	77	22	60	30	7	3
	LST - NG(PD)	25	20	28	24	44	4
	Ⅱc 和 Ⅱa+c	6	17	0	33	0	67[c]

注：[a] 所有病变均适合进行 ESD（因 LST 经内镜诊断考虑为黏膜下浸润癌的病变已剔除，结构有选择性偏倚）。应注意直径较大的 LST，HGIN/黏膜内癌的比例高。[b] 仅指黏膜内 HGIN/癌，不包含黏膜下浸润癌。[c] 6 例中的 4 例。

11.4.2　NICE Ⅱ 型（腺瘤）与 NICE Ⅰ 型（锯齿状）病变的区别

锯齿状病变（serrated lesions，SL）据推测可能引起 15% 所有结直肠癌和 25%～30% 近端结直肠癌的发生，已引起内镜和组织学界的广泛关注[24]。四种 SL 亚型表现出不同的癌变率（表 2.6）：

- 增生性息肉（HP），几乎无（认为是非肿瘤）
- 锯齿状无蒂腺瘤/息肉（SSA/P），无异型增生，中度癌变可能（7 年内 13%）
- SSA/P 伴异型增生（即混合型锯齿状腺瘤 MSA）和传统锯齿状腺瘤的癌变可能性高（5 年内约 50%）[24]

锯齿状腺瘤主要位于直肠、乙状结肠（特别是Ⅰp 和Ⅰsp 型，TSA）和右半结肠（特别是 0 - Ⅱ型，SSA/P 型和 MSA 型）。在非放大 NBI 中，根据四种辨别特征［表面混浊（＝黏液）、边界模糊、形状不规则、隐窝内暗点］，WASP 分类（锯齿状息肉和息肉病工作组）可精确（87%）区分Ⅱ型病变（棕色黏膜、棕色血管、分枝或管状 SP）和Ⅰ型病变（SSA/P、MSA）（图 11.8）[25,26]。然而，使用 M - NBI 或靛胭脂染色时，边缘模糊和形状不规则这两个鉴别特征不再正确。基于 WASP 分类，进行筛查性结肠镜检查的大型欧洲队列研究显示 HP、SSA/P、MSA 和 TSA 以及锯齿状息肉综合征（SPS）的患病率分别为 30%、3%～8%、小于 1% 和 0.5%[27]（见表 2.6）。NICE Ⅰ 型病变中的准确区分将为 HP（"切除和丢弃"和"切除或留置"）和锯齿状肿瘤的内镜切除治疗提供经济适用性参考（参见第 11.5.3）。

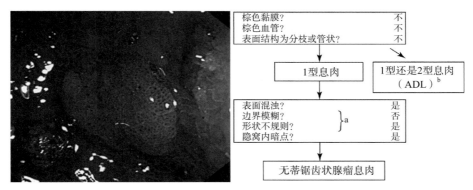

图 11.8　无蒂锯齿状腺瘤/息肉（SSA/P）的代表性 NBI 图像，以及 WASP 分类的决策路径。[a] 边界不清晰，形状不规则：根据标准白光/NBI 静态图像（非放大，非染色）推导，当使用放大靛蓝染色或放大 NBI 时不再适用。[b] ADL - 腺瘤性/癌性病变（经 John Wiley 和 Sons In 授权，引自 Ijspeert 等[26]）

图中文字：
棕色黏膜？　不
棕色血管？　不
表面结构为分枝或管状？　不

1型息肉　　1型还是2型息肉（ADL）[b]

表面混浊？　是
边界模糊？　否
形状不规则？　是
隐窝内暗点？　是
}[a]

无蒂锯齿状腺瘤息肉

11.5　运用图像增强放大内镜鉴别诊断结直肠黏膜病变

运用 NBI 放大内镜观察 VP、放大染色内镜观察 PP，是实现准确的内镜下鉴别诊断的基础，可预测早癌的组织学类型和肿瘤的分级[19]。

注意　使用放大 NBI 内镜（≥60 倍）结合结晶紫染色可准确鉴别（>90%）VP（CP）和 SP（PP）[5,16,19-22]：

- 腺瘤与癌
- 黏膜内癌与黏膜下浸润癌
- 增生性病变与腺瘤和锯齿状瘤变（鉴别后者的准确度低；详见第 11.5.3）

11.5.1　JNET 2 型病变的鉴别诊断（腺瘤/浅表腺癌）

典型腺瘤由发生转化的结肠细胞组成，细胞核/质比增加，细胞核极性消失，细胞克隆增殖性增强，形成不含杯状细胞的规则的假腺体样结构。按照定义，腺瘤没有侵袭或转移潜能，并保留细胞间黏附的功能，因而形成单层腺体边缘上皮，表现为放大 NBI 和放大染色内镜下观察到的表面形态（SP）（如图 11.2）。JNET 2A 型病变由于假腺体样结构的增殖能力强弱差异产生不同表面形态，通常为 PP ⅢL 或Ⅳ型，极少数为Ⅲ型或Ⅵ型（图 11.2c~f）和规则致密的 2A 型血管形态（图 11.9 和 11.12b、c）。通过 SP 形态的变化，白光内镜和 M - NBI 可以清楚地观察到腺瘤的边缘，没有侵犯引起的表面凹凸改变（图 11.9d，对比 1.6）。腺瘤的规则上皮结构在 M - NBI 上显示为平坦的隐窝边缘上皮（放大染色），基本诊断的准确率非常高（>90%）[14,19,22,28]。诊断流程见图 11.10。

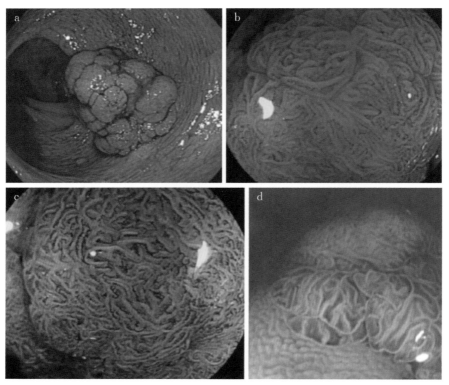

图 11.9　隆起型瘤变 0 - Ⅰ sp，直径 25 mm。a. 白光内镜下靛胭脂染色。b. 放大观察。c. M - NBI 内镜（80×）：JNET 2A 型（VP 2A，PP Ⅳ）。组织病理：管状绒毛状腺瘤，局灶 HGIN。d. 隆起型腺瘤 0 - Ⅰ sp 型，直径 15 mm，边界清楚，但腺瘤凸起面的分界不清，JNET 2A 型（PPⅢL，VP 2A），表面形态均匀（SP 边缘隐窝上皮；M - NBI 放大 60 倍）。EMR 提示管状腺瘤，局部 LGIN

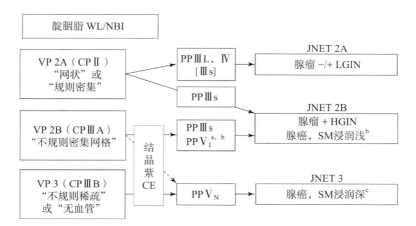

图 11.10　放大 NBI/染色内镜分析血管形态（VP）和腺管开口形态（PP），鉴别结直肠腺瘤的恶性程度和浸润深度，区分 JNET 2 型和 3 型。[a] PP Ⅴ_I 型高级别上皮内瘤变伴边缘侵蚀，提示深部 SM 侵入。[b] 浅表 SM 浸润 < 1 000 μm；[c] 深部/深层 SM 浸润 ≥ 1 000 μm

在遗传性非息肉病性结肠综合征中，平坦型 HNPCC 相关黏膜瘤变（图 11.11a～c）为典型的 0-Ⅱa～c 型病变，靛胭脂染色或放大 NBI 观察可见黏膜表面发白、边界清楚。该类 HNPCC 相关病变在结肠黏膜病变中的数量并不比散发性平坦型腺瘤多，但是，该类平坦型腺瘤含有黏膜发白的成分（70%～80%呈黏蛋白绒毛状），进展为 CRC 的年龄早（平均年龄 35～40 岁），且好发于右半结肠（约 70%）[29]。该类 HNPCC 相关病变同时伴有 HGIN 和局部癌变的比例高（40%～80%），主要向黏液样癌分化[29-31]。M-NBI 显示为 2A 或 2B VP 以及 PP Ⅲ$_L$、Ⅳ 或 V$_1$/V$_N$。推荐将靛胭脂染色用于 HNPCC 监测，以提高检出率（单个患者病变的检出率可以由 0.3 提高到 0.7）。

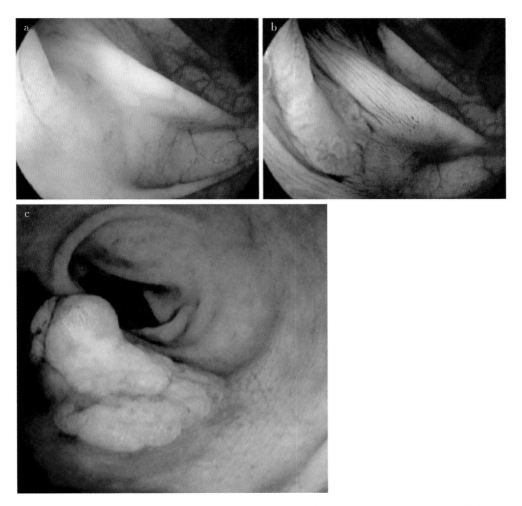

图 11.11　a. LST-NG 型（0-Ⅱa），41 岁男性患者的升结肠黏膜色泽改变，HNPCC（MLH-1 突变）。b. 靛胭脂染色：病变边界显示清楚。c. 32 岁女性患者，大小为 LST-GM 15 mm 的黏膜色泽改变，HNPCC（MLH-1 阴性），在结肠镜检查阴性后 24 个月，靛胭脂染色发现。全结肠染色检查可提高 HNPCC 相关平坦型瘤变的检出（经允许引自 Rondagh[29]，经 Thieme 公司许可使用）

注意

白光内镜和靛胭脂染色显示腺瘤（JNET 2A 型）典型结构：

- 黏膜下血管形态消失
- 病变边界清晰（无浸润）
- 病灶颜色发红，呈分叶状
- 隐窝形态规则，呈管状（ⅢL，偶见为Ⅲs）或分枝状（Ⅳ）
- 平坦型腺瘤具有空气变形现象（充气/吸气）

放大 NBI 可显示以下典型结构：

- 平坦均匀的表面形态（均匀白区＝边缘隐窝上皮）
- 规则的微血管形态（VP 2A）

分化型腺癌（G1，G2）在癌变的边缘隐窝细胞排列的厚度和形状不规则（不规则 SP），并形成不规则的假腺管结构（结晶紫染色见不规则隐窝形态，PP Ⅴ$_I$ 型或 Ⅴ$_N$）（图 11.2f～h 和 11.7f，11.8，病例 1）。结晶紫对上皮细胞染色，能清晰地显示不规则或破坏的假腺体样结构（PP Ⅴ$_I$ 或 Ⅴ$_N$）（图 11.2f～h）。成簇生长的癌细胞团形成的凸起面与周围腺瘤或正常黏膜平坦面的分界线（DL）明显。黏膜下层浸润癌使假腺管结构和微血管形态部分或完全破坏，而形成结构破坏、无结构的隐窝，呈不规则、致密微血管形态 VP 2B[16,17,19]（图 11.7f 和 11.12c）。

未分化癌（G3）在结肠直肠中很少见（<5%），还不能运用内镜与分化型腺癌进行鉴别。

注意　早期分化腺癌（G1 或 G2）的诊断性要点，JNET 2B 型：

- SP 不规则（癌细胞上皮厚度不均）
- 不规则的隐窝形态腺 PPⅢs 或 PP Ⅴ$_I$
- 不规则血管形态 VP 2B
- 成簇生长的癌细胞团形成的凸起面与周围腺瘤或正常黏膜平坦面的分界线明显（DL 和浸润）
- 0-Ⅱ型肿瘤的空气变形现象（AID)）（图 11.14a～c）

11.5.2　浅表 AC 与深部 SM 浸润 AC 的诊断（JNET 2B 型与 3 型）

评价病变浸润深度可用于指导早期癌是否可以进行内镜切除。其他增加肿瘤转移可能性的因素如淋巴管或血管的浸润，还不能通过早癌内镜下的征象来判断，另外，还必须排除经靶向活检诊断的未分化癌 G3（患病率<5%）。

隆起型早期结肠癌浸润至黏膜下深层（SM2～3）可以表现为：短粗的蒂部、息肉样上有小结节（"佛头样"息肉）或皱襞不规则（图 11.13b）。中央凹陷或出现溃疡，且 PP-Ⅴ$_N$，或当内镜对结肠充气、吸气时，空气变形现象消失提示平坦型早期结直肠癌的深浸润（图 1.2b、11.13 和 11.14d～f）。黏膜细深浸润癌（部分）破坏假腺体样结构和微血管，并导致破坏性、无规则腺管开口形态（PP Ⅴ$_{I重度}$，Ⅴ$_N$）和不规则稀疏血管形态 VP3 形成（图 11.2g～h 和 11.12d）。典型图像如图 11.14e、f 和 11.15f 所示。

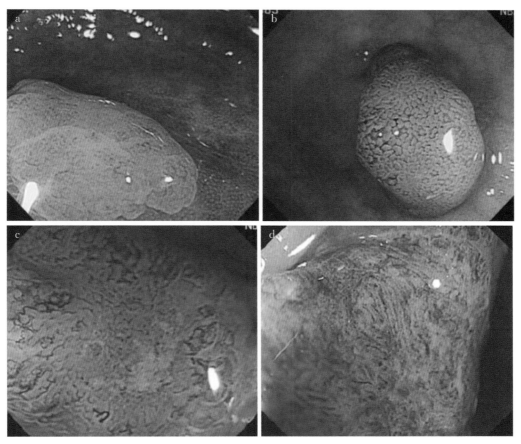

图 11.12 血管形态(VP)分型(M-NBI,放大 100 倍)。a. VP 1 型,显示不清楚,网状毛细血管(─),为增生性病变 0-Ⅱa 型[JNET 1(PP Ⅱ型)],与之相邻正常黏膜(右侧)VP 1 型网格状血管结构隐约可见。b. VP 2A型,规则的网状毛细血管,JNET 2 A 型,为 0-Ⅰs 型典型腺瘤表现(可能为 PP ⅢL)。c. VP 2B 型,不规则、网状、增粗的血管为平坦型病变,可能 JNET 2B 型病变,病理上多见于与腺瘤、HGIN、黏膜内(或浅表黏膜下浸润)分化型癌。建议使用结晶紫染色判断 PP。d. VP 3 型,松散、不规则血管,局部区域无血管结构,提示黏膜下浸润性癌(≥SM2)。应用结晶紫染色判断 PP Ⅴ型的亚型(例如,重度不规则或无结构),并诊断 JNET 3 型病变

注意　0-Ⅱa 型深部黏膜下浸润早期结直肠癌(SM≥2)的常见镜下表现[5.16.20-22.28.32.33]：

- LST-GM 中扩张的结节表面分叶缺失
- 中央凹陷或溃疡形成,伴 PP Ⅴ_N 型
- 0-Ⅱc 型凹陷病灶,部分隆起或呈结节
- 结直肠癌病变固定畸形/空气变形现象消失(例如,持续肿胀褶皱的集中─/＋融合)(图 11.14d，e)

典型图像如图 11.13、11.14、11.15 和 11.16e、f 所示。

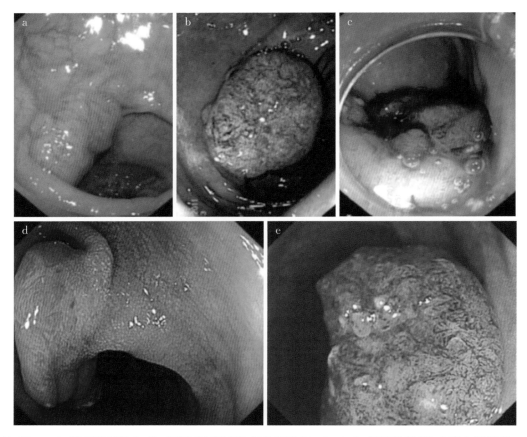

图 11.13 a、b.结节型瘤变 0-Ⅰs 型伴有远测病灶假性凹陷(0-Ⅰs+c)、组织脆和 VP 3 型血管形态。c.降结肠病灶黏膜下注射(3 mL×5 mL)完全无抬举征。腹腔镜切除标本提示管绒毛状腺瘤伴局部腺癌 G2、SM3。d、e.乙状结肠息肉样病变 0-Ⅰp 型。d.白光观察蒂短粗。e.VP 3 型和 PP Ⅴ$_{重度}$(M-NBI)。组织病理:高分化腺癌(G2)、SM2,淋巴血管浸润(一)

注意 对于 JNET 3 型早期结直肠癌,3 个因素可提示病变浸润深度≥SM2[16,17,19,32,33]:
- 病灶和周围黏膜皱襞僵硬、固定(空气变形现象消失)
- 明显不规则、紊乱,无结构的 PP(V_1/V_N)和稀疏的 VP 3
- 黏膜下注射病灶抬举不良或无抬举

分析 511 例整块切除的不同亚型的 LST[33]标本中黏膜下浸润性癌灶的好发部位(图 11.17)。评估这些部位是否存在肿瘤浸润的表现,如出血部位、肠壁僵硬改变(无空气变形)、不规则或稀疏 VP 2B/VP 3 和无结构 PP V_N。LST-GH 结节混合型中的大结节(>10 mm),LST-GM 或 LST-NG 中的凹陷区域可能为黏膜内癌灶,甚至有黏膜下层浸润。LST-NG 常有多发的黏膜下层浸润,而通过内镜很难判断,需整块切除病变。

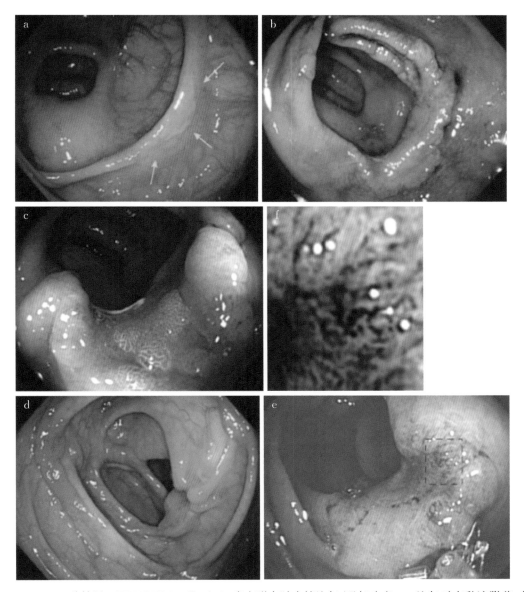

图 11.14 a～c. 升结肠 LST NGPD(0－Ⅱa＋c)，病变形态随内镜注气/吸气改变。a. 注气时有黏液附着，黄色箭头标记病灶边界。b. 靛胭脂染色。c. 吸气时黏液吸除。d、e. 横结肠 0－Ⅱc＋a 型瘤变，内镜注气/吸气时僵硬、固定、纠集(空气变形现象消失)。f. 白光内镜 VP 3，JNET Ⅲ 型病变，NBI 放大 80 倍。结肠部分切除术：腺癌 G2(分化型黏液样癌)，pT1b(SM3)，Ly0，V0，N0(0/9)和黏膜下层纤维化

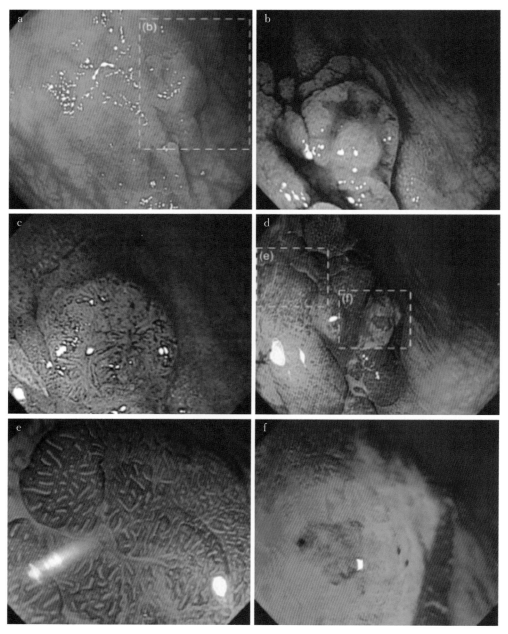

图 11.15 59 岁男性患者，乙状结肠早期 CRC 0－Ⅱa＋c 型（浸润深度＞SM2）。a. 白光内镜下病灶。b. 靛胭脂染色，凹陷型病灶右侧局部隆起。c. 隆起区域 NBI（中央 V 2B＝CPⅢA）。d. 结晶紫染色，显示（e）和（f）的位置。e. 放大 80 倍 PP Ⅲ L。f. 放大 80 倍，区域，极小区域为无结构的 PP Vn。运用 Dual 刀进行 ESD→病理提示腺癌 G1，pSM1（990 μm），29 mm×20 mm，Ly0，V0，R0 切除

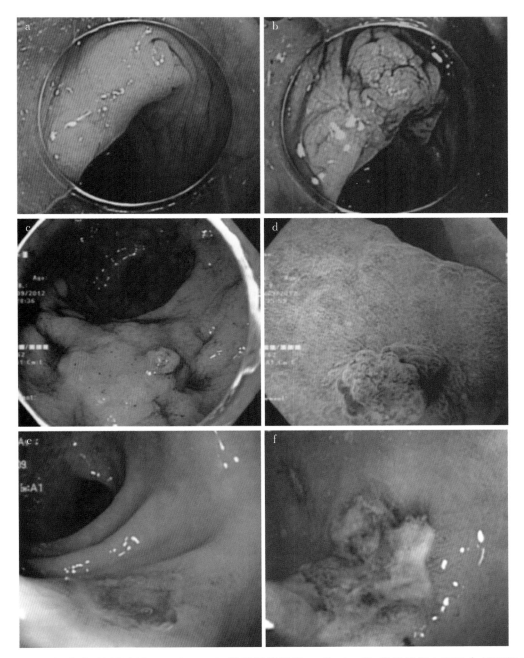

图 11.16 可疑黏膜下浸润征象(a~d)。a、b. 横结肠早期癌 0 - Ⅱ a + c 型,伴皱襞集中和融合(JNET 2B/3 型)。腹腔镜结肠部分切除术:腺癌 G2,pTis(M),N0(0/20),Ly0,V0,R0 切除。c、d. JNET Ⅱ B 型 LST - NG(0 - Ⅱ b,VP 2A,PP Ⅲ s)伴息肉(0 - Ⅰ sp,VP 2B,PP - V₁)。ESD 病理提示:腺癌 G2,pTis(M)和管状腺瘤伴 LGIN 和 HGIN。e、f. 横结肠 0 - Ⅲ 型病变,18 mm(VP 3,可能是 PP Vₙ),JNET Ⅲ 型。手术:晚期腺癌 G2,pT2

注意　预测早癌黏膜下深层浸润的特征：

- 侧向发育型肿瘤（图 11.17）：
  - LST-GM 中的大结节＞10 mm，且 PP V_N 型
  - 整体大结节型 LST-GM，PP V_1 或 V_N 型
  - LST-GM＞30 mm，且 PP V_1 型或 V_N 型
  - LST-G 伴凹陷区域Ⅱc＋Ⅱa，且 PP V_N 型
  - LST-NG(PD)直径＞20 mm，且 PP V_N 型
  - LST-NG 伴有隆起或溃疡
- 黏膜下注射后，上述病变无抬举

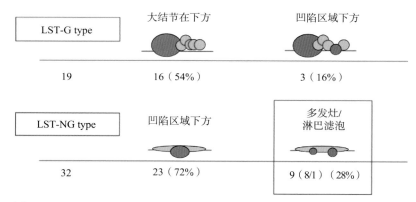

图 11.17　不同亚型 LST 的黏膜下浸润的癌灶的好发部位（红色结节）（黄色，标示可能无浸润的区域）（摘自 Uraoka 等[33]，经 John Wiley & Sons 公司许可）

11.5.3　锯齿状病变的初步鉴别，JNET 1 型

在 JNET 1 型锯齿状病变中，增生性息肉 HP 常见于直肠乙状结肠，表现为边缘模糊的 0-Ⅰs/Ⅱa 型病变，星芒状 PP Ⅱ 和稀疏 VP 1 型（图 11.4a、b）。相比之下，无蒂锯齿状腺瘤/息肉与增生性息肉不同，表现为边缘清晰、肿瘤增生性腺管开口形态（PP Ⅱ-O 和Ⅲ_H）和迂曲扩张的微血管形态（VMV）（图 11.18 a），而伴有不典型增生（MSA）的 SSA/P 还显示腺瘤性 PP Ⅳ（图 11.18b，右下）。0-Ⅰp/s 型传统锯齿状腺瘤呈星芒状 PP-Ⅱ 合并腺瘤性 PP-ⅢL 和Ⅳ（图 11.18b，上排）。基于以上特征，图 11.19 中的诊断流程示意图初步区分了 SSA/P（图 11.20a～f）和 HP（图 11.21）、MSA（图 11.22c～f），以及 TSA（图 11.22a、b）。局灶性早期锯齿状腺癌（SAC）可能通过观察局部不规则或无结构的隐窝形态（PP Vi 或 Vn）和不规则 VP 2B 或 3 判断（图 11.19）。然而，该分析尚未得到前瞻性验证。

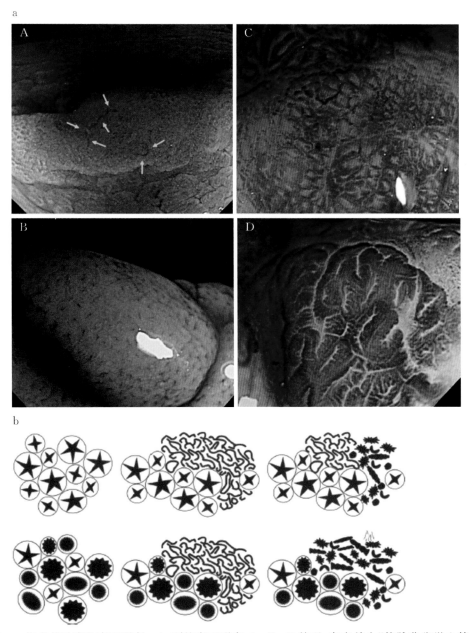

图 11.18 a. 锯齿状肿瘤的表面形态。A. 颗粒表面形态,0 - Ⅱ - D 外观,存在单个"静脉曲张微血管"(VMV)(箭头所示),延伸超出腺周血管(M - NBI,放大 40 倍)。B. 工藤 PP Ⅱ型(星芒状)(靛胭脂染色,放大 60 倍)。C. 扩张型 PP Ⅱ - D = Ⅱ - O。(D)富士型Ⅲh 型腺管开口形态更宽更圆;隐窝扩张产生"蕨类样"外观。C、D. 结晶紫染色,放大 60 倍)(经 SPRINGER 许可,引自 Uraoka 等研究[36])。b. 传统锯齿状腺瘤(TSA)(上排)显示Ⅱ型星芒状 PP(左上),还可合并有与腺瘤相关Ⅲ型(中上)或分合并有分枝状的Ⅳ型(右上)。无蒂锯齿状腺瘤(SSA)(下排)显示为卵圆形或星形的隐窝开口扩大的 PP Ⅱ - O 型("开放型")(左下),还可合并或进展为腺瘤相关的可与Ⅳ型(中下)或Ⅴ型浸润癌相关的 PP Ⅴ型(右下)(经允许引自参考文献[34])

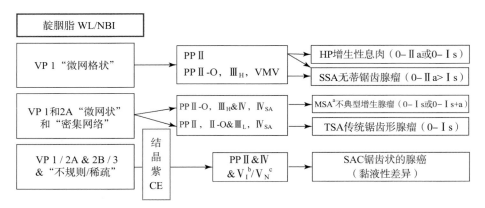

图 11.19　根据 VP 和 PP 初步区分增生性病变和锯齿状病变。[a]MSA＝SSA/P 伴不典型增生（根据 WHO）。[b]表示浅表性 SM 浸润＜1 000 μm。[c]表示深层 SM 浸润≥1 000 μm。PP Ⅱ-O-Ⅱ-开放式（或：PP ⅢH 蕨类）；PP ⅣSA 松塔状

无蒂锯齿状腺瘤（图 11.20a～f 和 11.22c～f），伴或不伴异型增生，0-Ⅱa 型比 0-Ⅰs 型更常见，主要好发于右半结肠，致癌性强且恶变快[24,34-37]。SSA 表面常覆有黏液。表面有黏性强、需反复冲洗才能去除的黏液，病理常证实平坦型锯齿状腺瘤甚至锯齿状腺癌；而正常黏膜表面的黏液较容易被冲洗去除。组织病理上，该腺瘤的杯状细胞核黏蛋白常位于扩张的锯齿状的隐窝内（图 11.22b），这即是隐窝形态改变的组织结构基础。与星形的 PP Ⅱ 型的隐窝开口形态相比，其 PP 常表现为隐窝开口明显更大、更圆，且有锯齿状边缘［图 11.18 a（A、C、D）和 11.18b 下］，称为 Ⅱ-O 型（开放型）或 Ⅱ-D 型（扩张型）（图 11.19a 和 11.20f）；有时可能会出现腺瘤样 PP Ⅳ 型或松果样 ⅣSA（图 11.22e，f）[34,35]。SSA/P 通常显示 VP 1 缺乏，伴迁曲扩张微血管延伸至腺周血管之外［图 11.18a（A）］。混合型锯齿状腺瘤可同时含有平坦型增生性的结构（星芒形 PP Ⅱ）和锯齿状腺瘤样的结构（PP Ⅱ-O、ⅢH、Ⅳ 和 ⅣSA），又称为 SSA/P 伴异型增生[34,36,37]（图 11.22c～f）。

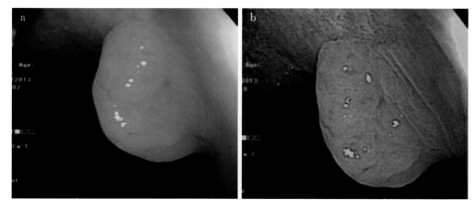

图 11.20　无蒂锯齿状腺瘤（经组织病理证实）。a、b. 白光和 NBI 内镜显示升结肠 0-Ⅰs 型病变黏膜发白的病变，直径 15 mm，PP Ⅱ 和 VP Ⅰ（－）

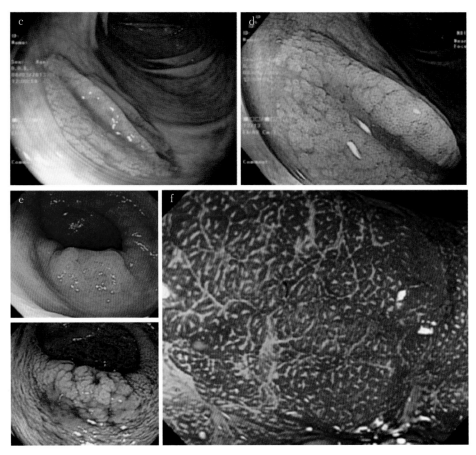

图 11.20(续)　c、d.白光和 NBI 内镜下靛胭脂染色显示横结肠 LST-NG(0-Ⅱa)，黏膜发白，PP Ⅱ和Ⅱ-O。e.白光内镜和靛胭脂染色(左下图)显示升结肠 LST-GH(0-Ⅱa 型)，黏膜发白。f.结晶紫染色放大内镜(放大 80 倍，PPⅡ-O 型)

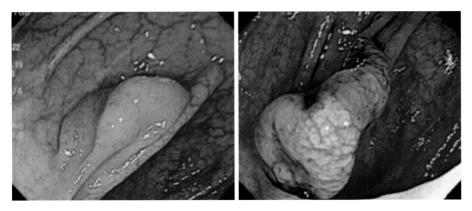

图 11.21　白光和靛胭脂增生性息肉 0-Ⅰp，发白的 PP-Ⅱ(星芒状)

　　0-Ⅰp型息肉状（传统）锯齿状腺瘤，腺瘤成分通常呈红色，PP为Ⅲ型或Ⅳ型（图11.22a、b）。TSA的腺管开口形态表现为混合模式（图11.18b，上图），常见Ⅱ型星芒状和瘤性Ⅱ-O型、Ⅳ型或变异型Ⅳ_SA 混合或交替出现[34-37]（图11.22a）。

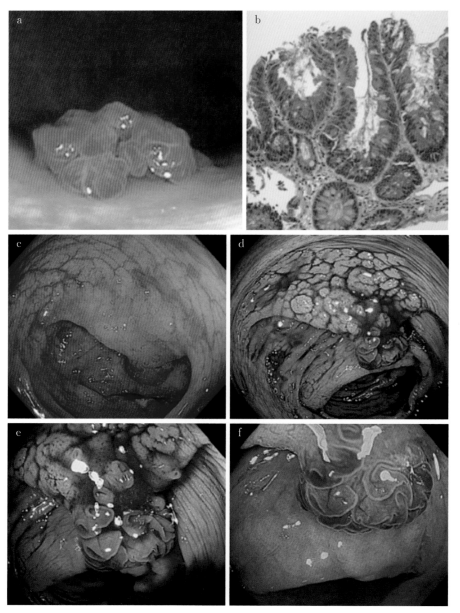

图11.22　锯齿状腺瘤（SA）（a、b.息肉样；c～f.混合型）。a.白光内镜下降结肠息肉样锯齿状腺瘤（TSA）0-Ⅰsp型，PP型Ⅳ_SA（松塔状）（摘自参考文献 Morita[35]，经 Thieme 公司许可使用）。b.SA，HE 染色：锯齿状隐窝伴杯状细胞、黏液细胞核腺管细胞异型性。c～f.升结肠 LST-G 混合结节型，黏膜色泽改变。c.白光内镜。d.靛胭脂染色。e.PP Ⅳ_SA（脑回状，病变右侧）及Ⅱ和Ⅱ-O（病变左侧）；靛胭脂染色 M-CE 放大80倍。f.VP 2A（不规则网状致密血管，病变右侧）密和 VP 1（病变左侧）；JNET 2A&1 混合；M-NBI 放大80倍。组织病理：混合型锯齿状腺瘤（传统型锯齿状腺瘤和无蒂锯齿状腺瘤/息肉）

　　锯齿状息肉病综合征(SPS)以前称为增生性息肉病综合征,其特征是全结肠镜分布有多发锯齿状息肉(常为 SSA/P 和/或 HP)。这种少见的综合征伴有多发性 SSA、HP、传统的腺瘤,可增加结肠癌(锯齿状腺癌)风险,应定期随访并切除所有增生性或锯齿状病变[24,27,38](图 11.23a~d)。而增生性息肉病可常见直肠脱垂综合征(rectal prolapse syndrome,RPS),是因反复机械性受压导致直肠远端黏膜和黏膜下层的纤维肌性增生而形成(图 11.23e~g),可进行腹腔镜直肠固定术治疗。

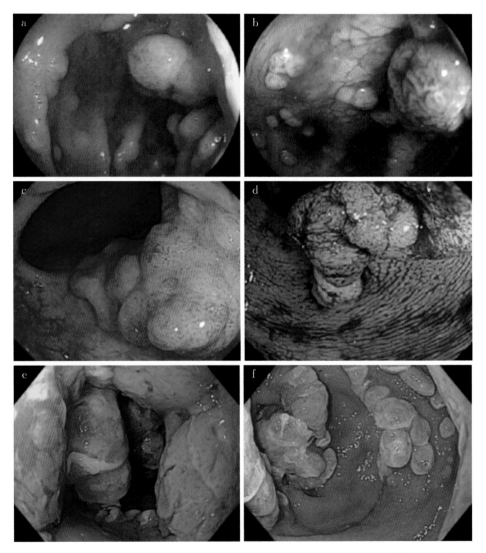

图 11.23　a~d. 锯齿状息肉病综合征,升结肠多发锯齿状腺瘤和 20 mm 传统型锯齿状腺瘤(外形松果/松塔状)(且伴有结直肠>30 个增生性/锯齿状息肉)。a、b. 白光内镜和靛胭脂染色显示 SPS 患者结肠 TSA 和 SSA。c、d. 白光内镜和靛胭脂显示 SPS 患者的锯齿状腺癌(SAC)(摘自 Miwata 等人[38],经 John Wiley & Sons 公司许可)。e~g. 直肠脱垂综合征伴增生性息肉病。e、f. 增生性息肉(白光)表面覆黏液和纤维性假膜

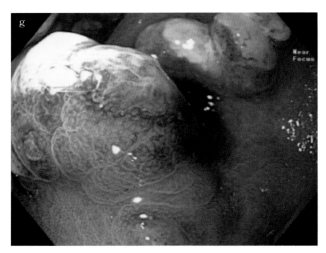

图 11.23(续) g. NBI 放大 60 倍,需注意其完全正常的 PP Ⅰ 和 Ⅱ 型,VP 1(网状血管)

11.6 内镜下黏膜肿瘤切除术

参照 JNET 分型,运用白光内镜、放大染色内镜和放大 NBI 技术判断病变大体形态、腺管开口形态和血管模式对诊断黏膜下深层浸润癌的准确性优于环扫型 EUS(Hr – EUS)(见第 5 章)。内镜判断病变与正常黏膜之间的边界比较容易,而判断黏膜下层的浸润深度较困难,但这却是决定治疗方案的关键(图 11.24)。

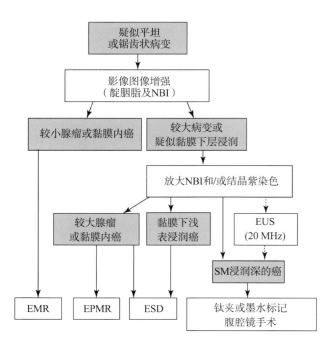

图 11.24 经结肠镜筛查发现的疑似平坦型或锯齿状病变推荐进行内镜诊疗的流程。内镜下圈套切除术(EMR)可整体完整切除较小的黏膜内瘤变,或者分片切除(EPMR)较大的非浸润性腺瘤(-/+HGIN),NBI 放大至少 50 倍观察有利于判断病变的性质。我们推荐使用结晶紫染色来评价黏膜下层浸润相关的隐窝形态(PP Ⅴ型)。高分辨率超声内镜(20 MHz)有助于病变性质的判断,但结果尚不肯定

所有结肠息肉(0-Ⅰ型病变,包括微小息肉)均为内镜治疗适应证。5 mm 以下的增生性息肉(尤其是直肠的多发性增生性息肉)一般没有必要切除[23,39]。

注意 所有乙状结肠近端的增生性病变、直肠乙状结肠内直径＞5 mm 的增生性病变,以及所有锯齿状腺瘤/息肉,应完全切除[23,39,40]。

11.6.1 圈套切除技术

息肉圈套切除术(未进行息肉黏膜下注射)对于有蒂/亚蒂或无蒂息肉(腺瘤-/＋局灶性黏膜癌)是最优的切除技术。EMR 通过在病灶下方黏膜下注射,可以整块去除稍大的边缘无肿瘤细胞侵犯的无蒂或平坦型肿瘤(直径 10～20 mm)。采用冷圈套切除技术(整块或 EPMR)对平坦型病变进行 EMR,可获得更好的组织学标本,并可能降低复发率[40]。

EMR 具有局限性,比如对直径大于 20 mm 的平坦型病变需要分片切除,对位于齿状线或回盲瓣的病灶及不抬举征阳性病灶的切除等。大于 20 mm 病变的分片切除可导致评价组织病理的准确性下降,并可增加局部复发的可能性。此外,可疑存在恶性病灶的 LST 和 0-Ⅱc 型肿瘤需要内镜或手术整块切除[23,39]。

* EMR 的适应证[23,39]:
(1) 平坦型腺瘤 0-Ⅱa/b[PP ⅢL 型、Ⅳ型(Ⅲs 型)],直径≤20 mm
(2) 凹陷型瘤变 0-Ⅱc(PP Ⅲs 型),黏膜下注射后可抬举,直径≤15 mm
(3) 侧向发育型肿瘤颗粒均一型 LST(LST-GH),无黏膜下浸润迹象(分片 EPMR)
* 大块 EMR 的局限性[23,39,41-43]:
(1) 直径＞2 cm 的病变不能整块切除
(2) 黏膜下纤维化(例如慢性炎症性疾病,LST-NG 中也很常见)
(3) 圈套技术本身的限制(如黏膜皱襞、结肠成角部位、较小的直肠神经内分泌肿瘤)
(4) 较大病灶(HGIN 或 T1a 癌,直径＞3 cm)EPMR 切除后,较高比例(达 30％)局部复发率[42]
* EMR 的并发症[39-42]:
(1) 穿孔(4％～5％,好发于黏膜皱襞、结肠成角等影响圈套技术的情况)
(2) 息肉切除术后电凝综合征(0.5％～1.2％),合并迟发性穿孔和严重腹膜炎的风险高
(3) EMR 部位原位复发或迟发性出血(约 5％)

11.6.2 内镜黏膜下剥离术

尽管 ESD 在结肠的操作难度较高,但是在经验丰富的中心,ESD 治疗结肠病变也是常规标准的治疗方式[7,43-45]。在日本,ESD 是早期恶性病变或圈套切除困难的平坦型肿瘤病变(复杂病变)的标准治疗方法(表 11.4)。整块切除平坦型肿瘤的基本原则已被英国指南接受:对可疑存在恶性病灶的肿瘤性病变,或复杂病变有切除不完全或残留风险,或需要复杂圈套操作的病变,必须整块切除。这些患者应转诊至专业的内镜中心[39]。然而,许多西方指南仍接受

EPMR 治疗此类病变。根据国家指南,LST - GM 也可分片切除,先切除较大的结节[33]。ESD 的情况详见第 3 章。

表 11.4　结直肠肿瘤的 ESD 适应证ª(JGES 指南 2015[23])

需要内镜整块切除的病变

1. 难以用圈套器 EMR 方法整块切除的病变
   - ◆ LST - NG,尤其是 LST - NGPD
   - ◆ V_1 型腺管开口形态
   - ◆ 浅表 T1(SM)浸润的肿瘤
   - ◆ 大的凹陷型肿瘤(0 - Ⅱ c)
   - ◆ 疑似肿瘤的较大隆起型病变(0 - Ⅰ s/sp)ᵇ
2. 黏膜下纤维化的肿瘤ᶜ
3. 慢性炎症条件下(如溃疡性结肠炎)的散发性局限性肿瘤
4. 早癌内镜切除后的局部残留或复发

注:ª 根据结直肠 ESD 标准化实施工作组提出的草案进行部分修改。ᵇ 包括 LST - G,结节混合型。ᶜ 由于之前的活检或肠蠕动引起的脱垂。

注意　黏膜或黏膜下(SM1)浸润癌(G1 或 G2,Ly0,V0,无肿瘤细胞出芽)在切缘无肿瘤细胞浸润(R0)时很少复发($<2\%$)。如果黏膜下浸润深度$<1\,000\,\mu m$,则淋巴结转移的风险几乎为零[23,46]。

有下列情况之一者,应在 ESD 后追加手术:

- 垂直(纵)切缘肿瘤阳性(R1)
- 黏膜下层深部浸润(MM 以下$>1\,000\,\mu m$)
- 淋巴/血管肿瘤浸润为阳性(Ly 1 或 V 1)
- 癌症分级为低分化或未分化癌(G3,G4)
- 浸润最深前沿[分化型腺癌(AC)]的肿瘤出芽分级为 Bd 2 或 Bd 3

预先手术切除的指征:

- 已证实癌细胞有黏膜下层深部浸润的迹象[23,47]

11.7 肛管病变

手术肛管从肛门内括约肌的口侧端(收缩肛管的口侧端)向下延伸至肛缘,与肛门外括约肌的末端相对应,长度为 4～5 cm,里侧 3 cm 的肛管环周由肛乳头(平均 8 个[6-11])和被覆柱状上皮的隐窝包绕,继以表面复层鳞状上皮覆盖的肛膜(移行带,距齿线 1.5～2 cm),一直到远端的括约肌间沟。继续向外至痔环水平(约 1 cm)肛门皮肤开始角化。躯体感觉(阴部神经分支)从齿状线开始。

使用标准内镜(M -白光和 M - NBI),大部分肛管和肛门皮肤(注气)可以通过在直肠的后倒镜，得到良好的观察。NBI 下，齿状线显示为棕色柱状直肠上皮和绿白色鳞状上皮之间的锐利分界（图 11.26d 和 11.33a）。

　　肛门病变发生于无角质的肛膜，与食管的鳞状上皮病变表现出一些相似。尖锐湿疣（0-Ⅰ/p 或Ⅱ-a 型疣状病变）是由人乳头状瘤病毒（human papillomavius，HPV）感染引起的，在 M-白光和 M-NBI 下，鳞状上皮（类似于食管乳头状瘤）内见许多细长的口径规则的毛细血管。大多数肛门肿瘤性病变（不典型增生和早期鳞状细胞癌）是由 HPV 亚型感染触发的，尤其是在有肛交或广泛尖锐湿疣的高危人群中[48]。肛门肿瘤表现为毛细血管和表面结构的不规则改变，类似于食管鳞状上皮肿瘤。肛门重度不典型增生（AIN Ⅲ）卢戈液染色不着色[49]（参见第 11.8 病例 10 和图 11.33）。采用高清放大白光或 NBI 内镜进行肛管和肛门倒镜检查，可获得良好的诊断成像。我们建议对此类病变进行多学科的诊断和治疗，包括皮肤科、肛肠外科和胃肠病学[49]。

11.8 病例：腺瘤、异型增生和早期结直肠癌

病例 1：0-Ⅰs+0-Ⅱc 型小病变，位于乙状结肠

　　在乙状结肠皱襞上发现一个直径为 8 mm 的 0-Ⅱc 型伴中央隆起的小病灶。结晶紫染色放大 80 倍显示重度不规则的 V_1 型腺管开口，环扫型高分辨率 EUS（20 MHz），黏膜下层 4 mm 破坏。这两个发现都支持深部浸润性癌，黏膜下注射时不抬举征阳性进一步加强了这一诊断。患者接受了根治性腹腔镜切除术：腺癌（tub2）、pT1bSM（2 000 μm）、Ly1、V0、pPM0、pDM0、pRM0 和 0-Ⅰs+Ⅱc（图 11.25）。

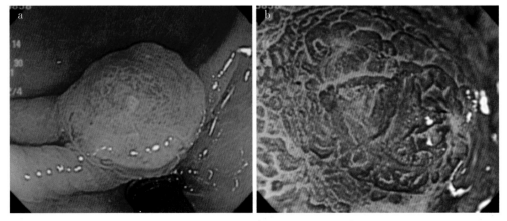

图 11.25　a～d. 乙状结肠结肠袋皱襞上 0-Ⅰs+c 型病变（直径 4 cm，Ⅱc 内隆起）。a. 白光内镜。b. 结晶紫染色白光放大 80 倍，PP $V_{1重度}$

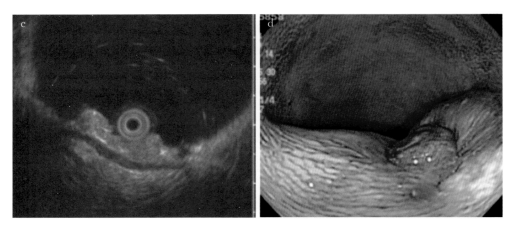

图 11.25(续) c. 环扫型高分辨率 EUS,黏膜下层 4 mm 破坏。d. 黏膜下注射 3 mL×2 mL 液体后,不抬举征阳性。诊断:黏膜下层深浸润性早期结肠癌。手术病理:高分化腺癌,pT1b,浸润至黏膜下层(2 000 μm),Ly 1,V0

注意 黏膜下层浸润的 4 个征象(大体形态/PP/EUS/不抬举征),提高了诊断准确性。

病例 2:LST‐G 混合结节型的大病变,位于直肠且累及肛管

40 多岁的女性患者,诊断为直肠 LST‐G 混合结节型(0‐Ⅱa+Ⅰs 型),由均一颗粒状结构和一处三角形无蒂隆起病变(4 cm×3 cm,隆起 1 cm)构成。靛胭脂染色显示 PP ⅢL 和Ⅳ型(图 11.26),部分无蒂的区域 PP Ⅲs 型,但无溃疡形成、组织脆或其他黏膜下深层浸润的征象。外科手术切除整个直肠壁会影响肛门的排便功能。因而,患者愿意行诊断性 ESD 整块切除病灶。在未翻转内镜下,先环状剥离肛缘和肛管处的病灶,再在翻转内镜下,边切开部分病灶边缘,边剥离黏膜下层,直至整块切除病灶,且保证切缘和黏膜下血管丛切除干净。

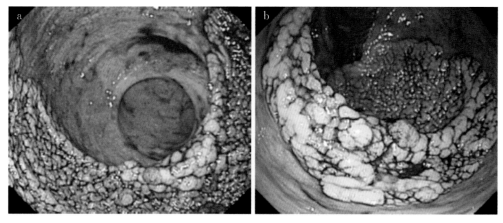

图 11.26 a~d. 巨大结节混合型 LST(0‐Ⅱa+Ⅰs 型),自鳞柱状细胞交界(=齿状线,如图 d 顶部所示)延伸约 9 cm(c、d;70% 环周)。a、b. 白光和靛胭脂染色显示病变在直肠后壁跨越亨氏瓣延伸至直肠

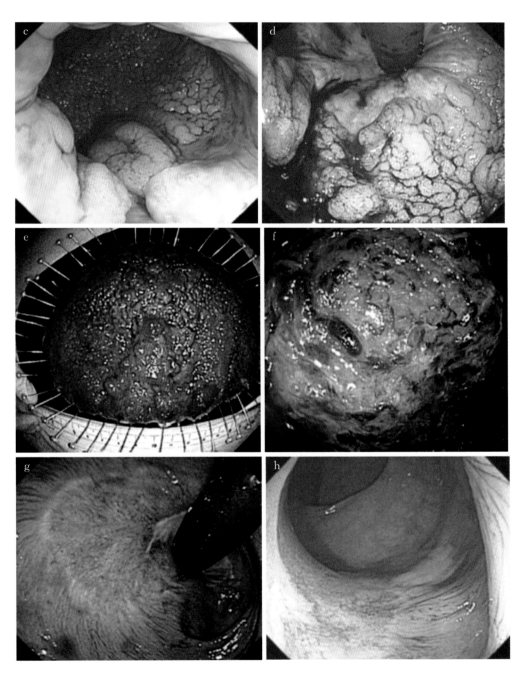

图 11.26(续) e. 标本采用 Dual 刀剥离,带足够宽度的安全切缘。f. 完整的黏膜下血管层(SM1～2);标本黏膜下层切面→组织病理学:管状绒毛状腺瘤(130 mm×103 mm)中局灶性分化型腺癌,深度 M,Ly0,V0,pLM0,pVM0;治愈性切除,R0 切除。g,h. 随访 6 个月,ESD 术后有再生黏膜瘢痕,肛管无狭窄

注意 整块 ESD 切除晚期肛门直肠腺瘤或黏膜癌的可提供治愈性切除,并保留了正常的肛门直肠功能。

病例3：0-Ⅱa+c 型小病变，位于乙状结肠

77 岁女性患者，结肠镜筛查发现直肠乙状结肠弯曲部的内侧，一 0-Ⅱa+c 型小病变（直径 1 cm），PP Ⅲs 型（活检病理示 HGIN）（图 11.27）。简化 ESD 剥离病灶边缘后，圈套整块切除病变，创面或标本都无热凝损伤，病理提示管状腺瘤伴 HGIN，R0 切除。

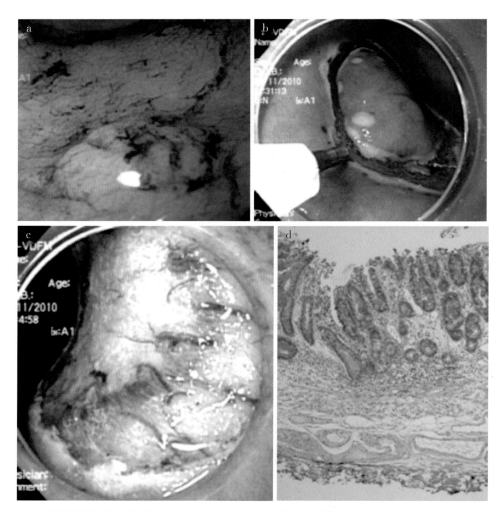

图 11.27　a. 靛胭脂染色放大 40 倍见 0-Ⅱa+c 型小病变，PP Ⅲs。既往病理活检：HGIN。b. 简化 ESD，最终圈套切除。c. 裸露的创面。d. 标本病理切片提示管状腺瘤伴局部 HGIN，标本底部边缘无热凝损伤

注意　简化 ESD(低能量圈套器切除病变处黏膜下层连接的组织)的优势：

- 缩短操作时间（在 ESD 学习曲线内）
- ESD 标本质量高，无热凝损伤影响病理诊断

病例4：LST-G 全结节型(0-Ⅰs+sp 型)，位于乙状结肠

乙状结肠息肉样隆起型病变，LST-GN 全结节型，提示局部有黏膜下浸润的征象（图 11.28），是圈套息肉切除术的禁忌证。

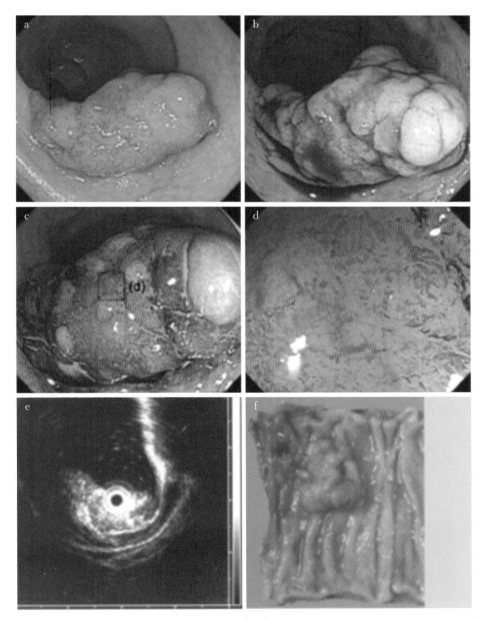

图 11.28 LST-GN 全结节型(0-Ⅰs+sp),直径 20 mm。a. 白光内镜。b. 靛胭脂染色。c. 结晶紫染色。d. 局部放大观察示:PP Ⅴ~I重度~。e. 高分辨率 EUS(20 MHz)示病变底部的黏膜下层破坏。f. 腹腔镜切除标本:腺癌 G1,pT1b-SM2,Ly1,V1,pN0

注意 对瘤变息肉进行精准的内镜诊断可以防止对黏膜下深层浸润癌(0-Ⅰs/p 型)行圈套切除术(R2 切除)。

病例5:LST-G 全结节型(0-Ⅰs 型)较大的病变,位于盲肠

因粪便隐血试验阳性,进行全结肠镜检查,发现盲肠的末端结肠袋皱襞的侧面,一处 0-Ⅰs

型病变,整个表面呈结节状,大小 5 cm×3 cm。内镜精查,行 ESD 诊断性质量,判断是否达到根治性切除的目的(图 11.29)。

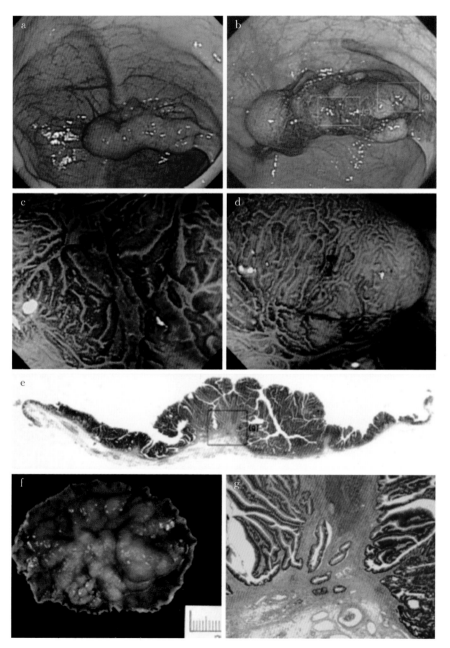

图 11.29　a. 0 - Ⅰ s 型病变,表面呈结节状,大小 5 cm×3 cm,位于盲肠末端结肠袋皱襞的侧面。b. 结晶紫染色显示呈Ⅲ L 和Ⅳ型 PP,小部分凹陷的病灶 M - CE(放大 80 倍)显示 PP Ⅴ型(c, d 显示的区域)c. PP Ⅴ 轻度。d. PP Ⅴ 重度。e. 连标本连续切片的病理显示水平和垂直切缘均为阴性。f. 诊断性 ESD 整块切除标本边缘干净。g. 组织病理:腺癌,tub1,病灶大小 50 mm×35 mm(标本 55 mm×40 mm), SM1(500 μm), Ly0, V1。建议行腹腔镜结肠部分切除伴淋巴结清扫术

病例 6:LST - NG,位于乙状结肠

筛查性结肠镜检查发现直径 4 cm 的 LST - NG,病变延伸跨越结肠袋襞,局部轻度假凹陷(图 11.30)。镜下分析考虑黏膜内癌,行 ESD。

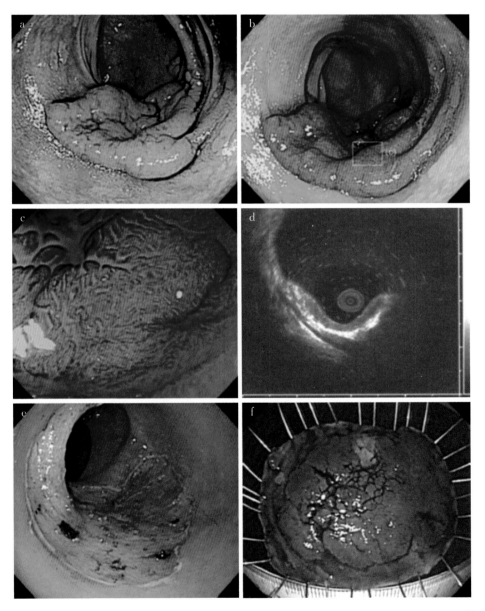

图 11.30 a~f. LST - NGPD(直径 4 cm),位于乙状结肠。a. 靛胭脂染色。b. 结晶紫染色。c.结晶紫染色白光放大 80 倍;PP $V_{I轻度}$。d. 环扫 HR - EUS 显示完整的黏膜下回声层(白色回声带)。e. 创面。f. ESD 样本(靛胭脂染色)。组织病理:腺癌,pT1b SM1(990 μm), tub1, Ly0, V0, HM0, VM0

注意 除非有黏膜下深侵入征象,一般应尝试 ESD 治疗 LST - NGPD。

病例 7：LST‐NG（直径约 5 cm），位于横结肠

76 岁男性患者，接受抗凝治疗，因慢性贫血检查结肠镜，发现横结肠一处黏膜不规则，并进行内镜精查（图 11.31）。

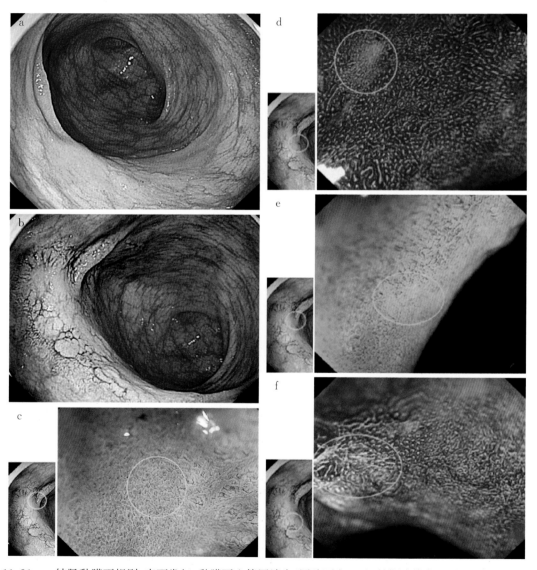

图 11.31 a. 结肠黏膜不规则，表面发红，黏膜下血管网消失（图片下方）。b. 靛胭脂染色显示 0‐Ⅱb 型平坦病变，再使用放大内镜（放大 80 倍）观察。c. NBI 示，VP 2B。d. 结晶紫染色示，PP Ⅴ I轻度。e. M‐NBI 显示 VP 3。f. 结晶紫染色很小一处显示 PP‐Ⅴ I重度。内镜诊断：LST‐NG JNET 2B 型和局灶性 3 型，分化型腺癌，疑似黏膜下层浸润，病灶约 5 cm。建议进行诊断性 ESD

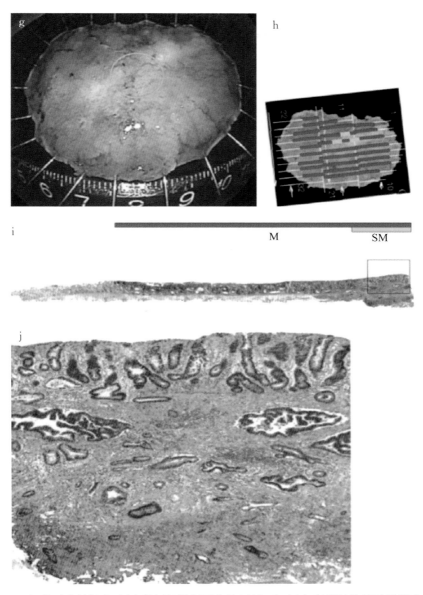

图 11.31(续) g.切缘干净的标本,固定并标记疑似恶变的区域。h.标本病理切片显示黏膜内癌(红色标记)和黏膜下浸润癌(黄色标记)的区域。i.病理切片(HE 染色)显示黏膜下层浸润深度最大的区域。j.HE 染色放大 100 倍观察。组织病理:腺癌,tub1>tub2,48 mm×37 mm,pSM>3 000 μm,Ly0,V0,HM0,VM1。建议再行结肠部分切除术伴淋巴结清扫术

注意

● ESD 标本可提高准确的组织病理信息,特别是重点疑似的区域

● 病理诊断可改变临床治疗的策略

病例8:LST－G(直径约5cm),位于直肠

48岁女性,因粪便隐血试验阳性,进行全结肠镜检查。发现直肠一处大病变(直径约5cm)(图11.32)。

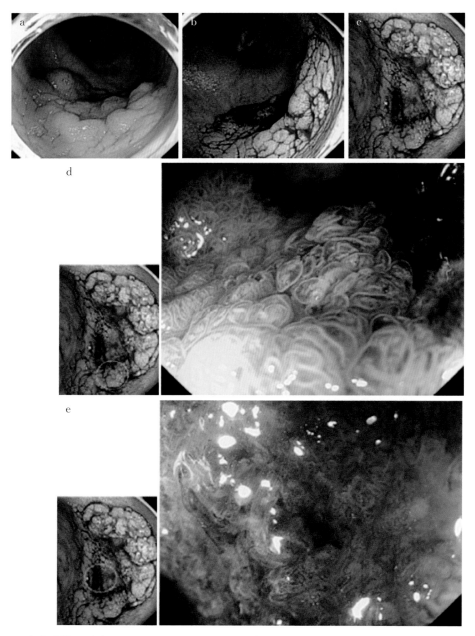

图11.32　a. 白光内镜显示直肠 LST－G(0-Ⅱa＋c 型),直径约 5 cm。b、c. 靛胭脂染色。d. JNET 2 B 型病变,放大 NBI(放大 80 倍),VP 2A(0-Ⅱa 型的区域边缘,左图)。e. VP 2B(0-Ⅱc 型的区域,左图)

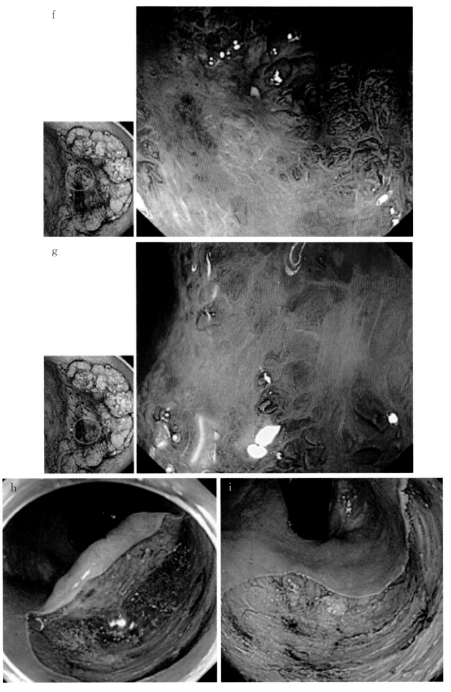

图 11.32(续)　f.结晶紫染色(病灶表面有少量黏性黏液)显示 0Ⅱa 型的区域 PP ⅢL 型。g.0‐Ⅱc 型的区域 PP Ⅴ_N 型。内镜诊断:LST‐G,黏膜下深层浸润癌(局灶性 JNET3 型),直径 5 cm。h、i.尝试行诊断性 ESD

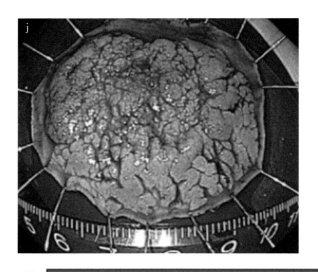

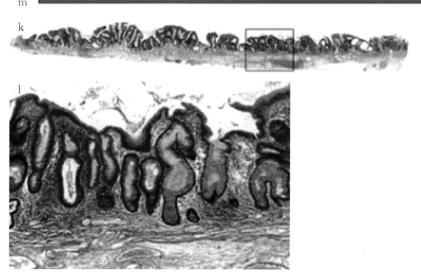

图 11. 32(续) j. ESD 标本(靛胭脂染色):清除表面黏液后,病灶表面结构轻度不规则。组织病理:k. 管状绒毛状腺瘤,无黏膜下浸润(HE 染色);l. 局部重度异型增生(HE 染色,100×)

注意

● ESD 术前内镜诊断也可能出现偏差

● 如果内镜诊断不确定,可考虑诊断性 ESD 提供准确的组织病理诊断,以指导是否应外科手术治疗

病例 9:肛门鳞状细胞 0 - Ⅱ b - G 型病变(直径约 10 mm)

39 岁女性患者,因肛门疼痛伴瘙痒,偶有轻微接触性出血 2 月余,进行肛门/直肠镜检查(放大 60 倍)显示:在后屈位观察到左侧齿状线和肛缘之间的肛门内有一处红色的绒毛状病变 0 - Ⅱ b(10 mm×10 mm)。进行诊断性活检后行治疗性 ESD(图 11.33)。

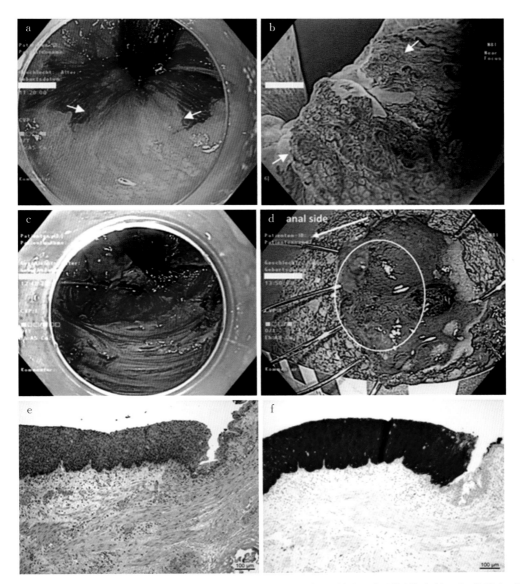

图 11.33 a.白光下见红色 0-Ⅱb 型病变，卢戈液不着色，边界清晰（箭头），与周围染色的肛门黏膜和不着色的柱状黏膜（鳞状柱交界处＝齿状线）形成对比。b.放大 NBI（放大 60 倍）显示棕绿色变色区域（致密不规则 MV），表面起伏不规则，黏膜下血管透见消失，无角化的肛门黏膜边界清晰，疑似肛门上皮内瘤变。活检：高度异型增生（HGD），HPV-16 阳性。c.ESD 整块切除创面。d.ESD 标本（2.5 cm×1.7 cm，边缘标记完整）。e.组织学（HE 染色，放大 100 倍）：高度上皮内异型增生，切缘干净/无肿瘤浸润（AIN Ⅲ，R0 切除）。f.免疫组织化学（IHC）示 p16 蛋白强阳性（证实 AIN Ⅲ）。未显示：AIN 中高风险 HPV-16 的原位杂交＋＋（肛门黏膜内皮层为阴性）。9 个月后随访：HPV-16 诱导的 AIN 完全缓解（参考文献 Wagner[49]，经 Thieme 公司许可）

注意 ESD 当用于治疗肛门黏膜/无角质上皮肛门上皮内肿瘤，最好与皮肤科和直肠外科医生合作。

致谢：感谢日本 Nagano 的 Tsuneo Oyama 博士提供的病例，以及 Daniel Neureiter 博士和 Tobias Kiesslich 博士。

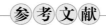

［1］ O'Brien MJ，et al. Flat adenomas in the National Polyp Study：Is there increased risk for high-grade dysplasia initially or during surveillance? Clin Gastroenterol Hepatol. 2004；2：905 - 11.

［2］ The Paris endoscopic classification of superficial neoplastic lesions：esophagus，stomach，and colon：November 30 to December 1，2002. Gastrointest Endosc. 2003；58：S3 - 43.

［3］ Endoscopic Classification Review Group. Update on the Paris classification of superficial neoplastic lesions in the digestive tract. Endoscopy. 2005；37：570 - 8.

［4］ George SM，et al. Classification of advanced colorectal carcinomas by tumor edge morphology：evidence for different pathogenesis and significance of polypoid and nonpolypoid tumors. Cancer. 2000；89：1901 - 9.

［5］ Kudo S，et al. Nonpolypoid neoplastic lesions of the colorectal mucosa. Gastrointest Endosc. 2008；68：S3 - 47.

［6］ Rembacken BJ，et al. Flat and depressed colonic neoplasms：a prospective study of 1000 colonoscopies in the UK. Lancet. 2000；355：1211 - 4.

［7］ Fuccio L，et al. Clinical outcomes after endoscopic submucosal dissection for colorectal neoplasia：a systematic review and meta-analysis. Gastrointest Endosc. 2017；86：74 - 86.

［8］ Kaminski MF，et al. Performance measures for lower gastrointestinal endoscopy：a European Society of Gastrointestinal Endoscopy (ESGE) quality improvement initiative. United European Gastroenterol J. 2017；5：309 - 34.

［9］ Rotondano G，et al. The Cooperative Italian FLIN Study Group：prevalence and clinicopathological features of colorectal laterally spreading tumors. Endoscopy. 2011；43：856 - 61.

［10］ Soetikno RM，et al. Prevalence of nonpolypoid (flat and depressed) colorectal neoplasms in asymptomatic and symptomatic adults. JAMA. 2008；299：1027 - 35.

［11］ Bogie RM，et al. Endoscopic subtypes of colorectal laterally spreading tumors (LSTs) and the risk of submucosal invasion：a meta-analysis. Endoscopy. 2018；50：263 - 82.

［12］ Matsuda T，et al. Our perspective on endoscopic resection for colorectal neoplasms. Gastroenterol Clin Biol. 2010；34：367 - 70.

［13］ Niimi K，et al. Long-term outcomes of endoscopic submucosal dissection for colorectal epithelial neoplasms. Endoscopy. 2010；42：723 - 9.

［14］ Kudo S，et al. Pit pattern in colorectal neoplasia：endoscopic magnifying view. Endoscopy. 2001；33：367 - 73.

［15］ Sano Y，et al. Magnifying observation of microvascular architecture of colorectal lesions using a narrow-band imaging system. Dig Endosc. 2006；18：s44 - 51.

［16］ Hayashi N，et al. Endoscopic prediction of deep submucosal invasive carcinoma：validation of the Narrow-Band Imaging International Colorectal Endoscopic (NICE) classification. Gastrointest Endosc. 2013；78：625 - 32.

［17］ Sano Y，et al. Narrow-band imaging (NBI) magnifying endoscopic classification of colorectal tumors proposed by the Japan NBI Expert Team. Dig Endosc. 2016；28：526 - 33.

［18］ Komeda Y，et al. Magnifying narrow band imaging (NBI) for the diagnosis of localized colorectal lesions using the Japan NBI Expert Team (JNET) Classification. Oncology. 2017；93 (Suppl 1)：49 - 54.

［19］ Wada Y，et al. Diagnostic accuracy of pit pattern and vascular pattern analyses in colorectal lesions. Dig Endosc. 2010；22：192 - 9.

［20］ Matsuda T，et al. Efficacy of the invasive/non-invasive pattern by magnifying chromoendoscopy to estimate the depth of invasion of early colorectal neoplasms. Am J Gastroenterol. 2008；103：2700 - 6.

［21］ Backes Y，et al. Narrow band imaging，magnifying chromoendoscopy，and gross morphological features for the optical diagnosis of T1 colorectal cancer and deep submucosal invasion：a systematic review and meta-analysis. Am J Gastroenterol. 2017；112：54 - 64.

［22］ Zhang QW，et al. Narrow-band imaging in the diagnosis of deep submucosal colorectal cancers：a systematic review and meta-analysis. Endoscopy. 2017；49：564 - 80.

［23］ Tanaka S，et al. JGES guidelines for colorectal endoscopic submucosal dissection/endoscopic mucosal resection. Dig Endosc. 2015；27：417 - 34.

［24］ East JE，et al. Serrated lesions in colorectal cancer screening：detection，resection，pathology and surveillance. Gut. 2015；64：991 - 1000.

［25］ Hazewinkel Y，et al. Endoscopic features of sessile serrated adenomas：validation by international experts using high-resolution white-light endoscopy and narrow-band imaging. Gastrointest Endosc. 2013；77：916 - 24.

［26］ Ijspeert JE，et al. Development and validation of the WASP classification system for optical diagnosis of adenomas，hyperplastic polyps and sessile serrated adenomas/polyps. Gut. 2016；65：963 - 70.

［27］ Ijspeert JE，et al. Detection rate of serrated polyps and serrated polyposis syndrome in colorectal cancer screening cohorts：a European overview. Gut. 2017；66：1225 - 32.

［28］ Kanao H，et al. Narrow-band imaging magnification predicts the histology and invasion depth of colorectal tumors. Gastrointest Endosc. 2009；69：631 - 6.

［29］ Rondagh EJ，et al. Nonpolypoid colorectal neoplasms：a challenge in endoscopic surveillance of patients with Lynch syndrome. Endoscopy. 2013；45：257 - 64.

［30］ De Jong AE，et al. The role of mismatch repair gene defects in the development of adenomas in patients with HNPCC. Gastroenterology. 2004；126：42 - 8.

［31］ Vasen HF，et al. Familial colorectal cancer risk：ESMO clinical recommendations. Ann Oncol. 2009；20 (Suppl 4)：51 - 3.

［32］ Kato H，et al. Lifting of lesions during endoscopic mucosal resection (EMR) of early colorectal cancer：implications for the assessment of resectability. Endoscopy. 2001；33：568 - 73.

[33] Uraoka T，et al. Endoscopic indications for endoscopic mucosal resection of laterally spreading tumours in the colorectum. Gut. 2006;55;1592 - 7.

[34] Kimura T，et al. A novel pit pattern identifies the precursor of colorectal cancer derived from sessile serrated adenoma. Am J Gastroenterol. 2012;107;460 - 9.

[35] Morita T，et al. Evaluation of endoscopic and histopathological features of serrated adenoma of the colon. Endoscopy. 2001; 33;761 - 5.

[36] Uraoka T，et al. Prospective evaluation of endoscopic criteria characteristic of sessile serrated adenomas/polyps. J Gastroenterol. 2015;50;555 - 63.

[37] Yano Y，et al. Clinicopathological and molecular features of colorectal serrated neoplasias with different mucosal crypt patterns. Am J Gastroenterol. 2011;106;1351 - 8.

[38] Miwata T，et al. Clinicopathologic features of hyperplastic/serrated polyposis syndrome in Japan. J Gastroenterol Hepatol. 2013;28;1693 - 8.

[39] Rutter MD，et al. British Society of Gastroenterology/Association of Coloproctologists of Great Britain and Ireland guidelines for the management of large non-pedunculated colorectal polyps. Gut. 2015;64;1847 - 73.

[40] Ferlitsch M，et al. Colorectal polypectomy and endoscopic mucosal resection (EMR): European Society of Gastrointestinal Endoscopy (ESGE) Clinical Guideline. Endoscopy. 2017;49;270 - 97.

[41] Cao Y，et al. Meta-analysis of endoscopic submucosal dissection versus endoscopic mucosal resection for tumors of the gastrointestinal tract. Endoscopy. 2009;41;751 - 7.

[42] Hochdorffer R，et al. Endoscopic resection of "giant" colorectal lesions: long-term outcome and safety. Z Gastroenterol. 2010;48;741 - 7.

[43] Saito Y，et al. Clinical outcome of endoscopic submucosal dissection versus endoscopic mucosal resection of large colorectal tumors as determined by curative resection. Surg Endosc. 2010;24;343 - 52.

[44] Saito Y，et al. A prospective，multicenter study of 1111 colorectal endoscopic submucosal dissections (with video). Gastrointest Endosc. 2010;72;1217 - 25.

[45] Yahagi N，et al. Endoscopic submucosal dissection for the reliable en bloc resection of colorectal mucosal tumors. Dig Endosc. 2004;16; s89 - 92.

[46] Kitajima K，et al. Correlations between lymph node metastasis and depth of submucosal invasion in colorectal carcinoma: J Gastroenterol. 2004;39;534 - 43.

[47] Watanabe T，et al. Japanese Society for Cancer of the Colon and Rectum (JSCCR) guidelines 2016 for the treatment of colorectal cancer. Int J Clin Oncol. 2018;23;1 - 34.

[48] Long KC，et al. Screening，surveillance，and treatment of anal intraepithelial neoplasia. Clin Colon Rectal Surg. 2016;29; 57 - 64.

[49] Wagner A，et al. Endoscopic submucosal dissection (ESD) for anal high-grade intraepithelial dysplasia: a case report. Z Gastroenterol. 2018;56;495 - 8.

12 缓解期慢性炎症性肠病:黏膜肿瘤

Chronic Inflammatory Bowel Disease in Remission: Mucosal Neoplasias

Naohisa Yahagi, Tadateru Maehata, and Atsushi Nakayama

（李逗 译）

溃疡性结肠炎(ulcerative colitis，UC)患者自发病后间隔 10 年、20 年、30 年的结直肠癌(CRC)累积发病风险分别是 2%、9%、18%[1]。克罗恩病(Crohn's disease，CD)和结肠型克罗恩病结直肠癌的发病风险较普通人群分别高出 2.5 倍[2]、5.6 倍[3]，而结肠型克罗恩病和 UC 结直肠癌发病风险相当[4]。

虽然我们知道炎症性肠病(Inflammatory bowel disease，IBD)增加了结直肠癌的发病风险，并加强结肠镜的监测，但是与 IBD 相关的大肠癌 5 年生存率并不比散发大肠癌的高。一项对 28 例 CD 相关结直肠癌和 52 例 UC 相关结直肠癌进行回顾性研究后发现，两者五年生存率仅为 46%、50%，CD 中位癌变时间为 15 年，UC 为 18 年。73% 的 CD 中，结肠黏膜异型增生与大肠癌相关，而在 UC 中占 79%[4]。因此，IBD 患者监测性结肠镜检查必须提高异型增生病变的检出率。在 IBD 患者监测性结肠镜检查中，通过使用放大 HD 内镜(>50 倍)和色素内镜(靛胭脂)或电子染色内镜(NBI)，加强肿瘤性病变的检测和分析(与第 1 章比较)。

12.1 IBD 患者结肠瘤变升高的危险因素

病程长达 8~10 年的 IBD 患者结直肠癌发病风险显著提高，所以此时需要进行结肠镜筛查，而对于病变仅累及左半结肠的 UC 患者结肠镜筛查可以从病程 15 年开始[1,2,5,6]。最近的一项回顾性研究显示，如果没有按上述时间进行结肠镜筛查，9%~15% 的结直肠癌可能提前发生[7]。

IBD 发病的年龄越年轻，结直肠癌发病风险就越大[5,8]。一级亲属或二级亲属患结直肠癌

N. Yahagi (⊠) · T. Maehata · A. Nakayama
Division of Research and Development for Minimally Invasive Treatment, Cancer Center,
Keio University School of Medicine, Shinjuku-ku, Tokyo, Japan
e-mail: yahagi-tky@umin. ac. jp
© Springer International Publishing 2019
F. Berr et al. (eds.), *Atlas of Early Neoplasias of the Gastrointestinal Tract*,
https://doi. org/10. 1007/978-3-030-01114-7_12

的 UC 患者结直肠癌发病风险增 2 倍[8],同时伴有原发性硬化性胆管炎(primary sclerosing cholangitis,PSC)的 IBD 患者结直肠癌发病风险增加 4 倍[8,9](表 12.1)。故同时有 IBD 和 PSC 的患者应该在从确诊 PSC 时开始每年进行结肠镜筛查,甚至持续到肝移植以后[9,10]。

表 12.1　IBD 患者结直肠癌发生的风险因素

危险因素	绝对风险	RR[a]	参考文献
疾病持续时间	10 年:2%～3%	2.4	[1,5]
	20 年:8%	2.8	
	30 年:18%		
范围			
溃疡性全结肠炎		14.8	[3]
左侧溃疡性结肠炎		2.8	
溃疡性直肠炎		1.7	
出现原发性硬化性胆管炎(PSC)[b]	10 年:9%	4.8	
	20 年:31%		[9,10]
	25 年:50%		
一级亲属结直肠癌(FDR)			
>50 岁 FDR		2.5	
<50 岁 FDR		9.2	[9,10]
疾病发生时间			
年龄<15 岁	40%		[8]
年龄 15～39 岁	25%		

注:修订自 Farraye 等[4]。
[a] 相对风险度。[b] 即使不合并 UC,PSC 中 CRC 风险也增加[9,10]。

12.2　对 IBD 患者进行结肠镜监测结直肠癌

12.2.1　监测方案

结肠镜监测(使用普通白光结肠镜)最好在疾病缓解期(Truelove 活动指数≤2)进行[11],必要时可结合靛胭脂(或亚甲基蓝)染色内镜进行靶向活检[4]。对有 8 年病程的 UC 患者推荐进行结肠镜筛查及进一步监测,建议对每个解剖部位的可疑区域进行靶向活检或者对所累及的结肠每隔 10 cm 分别从四个象限进行活检(如假性息肉或炎症后狭窄)。对于至少有 30% 结肠累及的结肠型 CD 的患者进行结肠镜监测时同样适合上述建议[4,12,13]。按照上述要求至少要取 28～32 块组织标本。然而,最近的一项随机多中心前瞻性研究表明,靶向活检在监测肿瘤病变方面与随机活检等效[14]。UC 或克罗恩结肠炎的检查报告应用数字标明从平坦的黏膜、任何 0-Ⅱ型浅表病变(图像记录)或任何取样或切除的可疑息肉样病变的所有位置。

12.2.2 染色内镜和放大窄带成像

在肠道准备很好时,无黏液残留的大肠,应该采用图像增强内镜(IEE)技术结合全大肠靛胭脂(或亚甲蓝)染色,进行靶向活检。全大肠染色内镜检查结合靶向活检比染色内镜系统的四个象限活检有更高的结肠黏膜异型增生检出率[14-16]。染色内镜检查和使用 NBI 的电子染色内镜检查在发现结肠炎相关肿瘤方面并无显著性差异。考虑到操作时间较短且简单适用,NBI 未来可能会取代传统的染色内镜检查[17]。

注意 IBD 相关结直肠癌的监测建议[12,18]:

(1) 全结肠炎症状发病后 8 年开始。

(2) 结肠疾病缓解时检查。

(3) 监测开始后每 1～2 年进行一次图像增强结肠镜检查或两次结肠镜检查均阴性(无异型增生/CRC)后每 2～3 年进行一次图像增强结肠镜检查。

(4) 使用高分辨率(HD)内镜在＞50 倍放大结合 NBI 和靛胭脂染色内镜的条件下,分析病变和黏膜形态。

(5) 对受累结肠的每个解剖切片(或每隔 10 cm 进行活检)采集有代表性的靶向活检标本。

(6) 伴有 PSC 患者的 IBD 患者从确诊开始就需要结肠镜监测,且每年进行结肠镜检查。一个例外是溃疡性直肠炎/直肠乙状结肠炎癌变风险不大,可按常规方法进行监测。

12.3 结肠镜监测过程中异型增生的诊断

12.3.1 IBD 中的异型增生

为了从再生的慢性炎症性黏膜中发现瘤变黏膜的区域,我们需要仔细观察黏膜表面结构和血管形态的细微改变,因为可见的黏膜表面变化可能隐藏着癌前病变或癌组织[6,14,19,20]。既往黏膜炎症活动强度与高级别上皮内瘤变(HGIN)或结直肠癌的发生有明确关系。目前认为在 UC 炎性后假息肉可增加 2 倍的 HGIN 或结直肠癌发病风险[4,6]。伴有结肠狭窄或缩短的长期活动的 UC 进展期结直肠癌的发病风险增高[19]。

之前的术语"异型增生相关病变或肿块"(dysplasia-associated lesion or mass,DALM)通常用来表述内镜不可切除、隆起的异型增生病变(0-Ⅱa 或 0-Ⅰs),伴有周围平坦黏膜的异型增生。此外,"腺瘤样病变或肿块"(adenoma-like lesion or mass,ALM)通常用于表述内镜下可切除的隆起病变,边缘清晰,表面光滑。然而,这些病变的内镜诊断是主观的,有时难以区分[21]。因此,SCENIC(炎症性肠病患者的结直肠内镜肿瘤检测和管理的监测:国际共识建议[12,20])和欧洲克罗恩病和结肠炎组织(European Crohn's and Colitis Organisation,ECCO)的指南提出了可见的息肉样异型增生(病变高度≥2.5 mm)和非息肉样异型增生(病变高度<2.5 mm)的新标准[13]。

注意　一定要注意观察 IBD 中的主要的癌前病变/恶性病变:

(1) 散发性腺瘤/异型增生(IBD 以外的肠道)。

(2) 可见的息肉样异型增生(病变高度≥2.5 mm,0-Ⅰs/sp/p)。

(3) 可见的非息肉样异型增生(病变高度<2.5 mm,0-Ⅱa/b/c)。

(4) 隐形异型增生的风险部位:假息肉病、炎症后/炎性变窄、可见病变的周围,在这些部位进行随机活检。

Sugimoto 等根据 SCENIC 提出的巴黎分类法,在 62 名慢性 UC 伴高度异型增生(HGD)或 CRC 患者中首次应用巴黎分类法对其中具有可见性 HGD($n=39$)的患者进行了很好地记录[22]。与缓解期的背景黏膜相比,HGD 病变通常呈淡红色(80%)或变色(20%),多为隆起、平坦或无蒂型,主要位于直肠乙状结肠(表 12.2)。通常,大多数无蒂/高位病变散布在平坦区域(Ⅰs+Ⅱb/Ⅱa+Ⅱb),但未被归类为混合型。两处凹陷型病变紧邻病变。所有平坦(Ⅱb)或凹陷 HGD(Ⅱc)显示为(Ⅱa)为红色、无蒂(0-Ⅰs),而隆起(0-Ⅱa)为红色或变色(各 1/3)。均经靶向活检确诊。HGD 病变边界在 57% 的 CE 时边界模糊,但在 M-NBI 上边界清晰(100%)[22]。根据非放大 CE 中静止图像的 4 个标准评估,新近提出一种对可见异型增生的光学诊断分类(FACILE),专家诊断的准确率可达到 76%[23]。但目前还没有关于 IBD 结肠炎相关 HGD 或早癌的大体分类及其患病率的前瞻性临床数据。

表 12.2　慢性 UC 中可见的高度异型增生的形态学类型[22]

巴黎分型	0-Ⅰp	0-Ⅰs	0-Ⅱa	0-Ⅱb	0-Ⅱc
百分比($n=39$)	0	15%	49%	31%	5%

注意　当在 M-NBI 上识别出平坦型 0-Ⅱb 病变伴分界线形成时,一定要对平坦的Ⅱb 部分进行分类,因为混合病变(0-Ⅰs+Ⅱb;0-Ⅱa+b)是内镜下切除术的良好指征。但由于癌症风险高且不可控,此类病变附近的隐形异型增生建议行结肠切除术。

即使对专家来说,内镜下诊断 IBD 相关病变的表面结构(S)和血管(V)形态通常是非常困难的。IBD 患者的病变形态因长期炎症和组织再生而表现出多种形式。目前,尚未就 IBD 患者的腺管开口形态诊断或 NBI 放大结果达成共识。有时很难通过病变的大体外观、表面结构和血管形态来区分散发性异型增生和 UC 相关性异型增生。只有在完全切除病变后,必须通过 p53 免疫组化(IHC)染色进行鉴别(图 12.1 和 12.2)。然而,放大色素内镜和放大 NBI(M-NBI)对于鉴别 IBD 患者病变的异常表面结构和血管形态非常有用,但这些异常发现尚无确切的解释(图 12.3 和 12.4)。

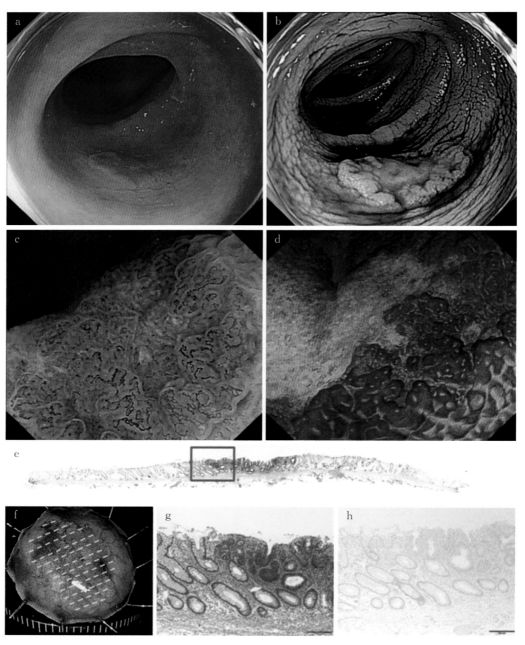

图 12.1　一例散发性黏膜癌。a. 63 岁男性溃疡性结肠炎患者，慢性持续型，缓解期，白光内镜下发现一个位于乙状结肠的直径约 25 mm 的侧向发育型肿瘤（LST）- NG（PD）。b. 靛胭脂喷洒后，边界线和表面结构变得明显。c. 放大 NBI 可见不规则和不均匀的微血管及不规则的表面形态。d. 结晶紫染色和放大观察到病灶周围致密、不均匀的小型腺管开口和中央疏松不清晰的小型腺管开口。f. 通过 ESD 实现包含安全切缘的完整切除。e、g. 组织病理学结果为Ⅰs＋Ⅱc，28 mm×18 mm，管状腺癌（tub1）伴管状腺瘤，pM，int，INFα，Ly0，V0，pHM0，pVM0。h. p53 免疫组织化学染色为阴性，判定为散发性黏膜癌

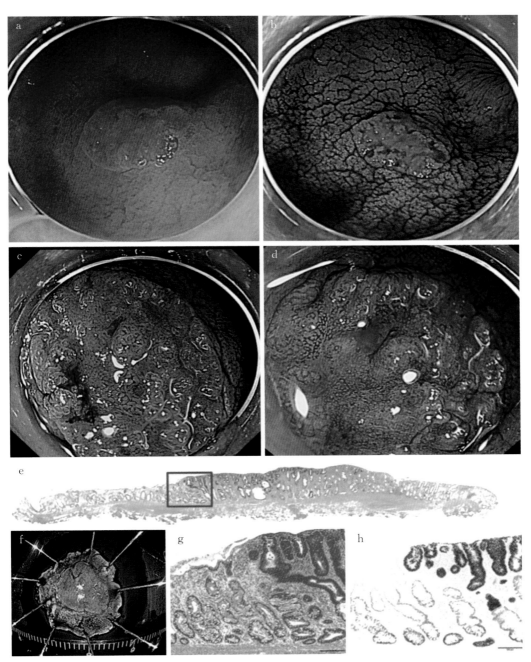

图 12. 2 一例 UC 相关黏膜癌。a. 65 岁男性 UC 患者,病史 15 年,缓解期。WLI 在直肠上部发现一处约 10 mm 大小的轻微红色 Ⅱa 病变。b. 靛胭脂喷洒后,分界线和表面结构变得更加明显。c. M - NBI 内镜见轻度不规则的微血管和表面结构。d. 结晶紫染色及放大观察,病灶中央可见密集、不均匀的小型腺管开口。f. ESD 实现包含安全切缘的完整切除。e、g. 组织病理学结果为 Ⅱa,9 mm×9 mm,管状腺癌(tub1),pM,int,INFα,Ly0,V0,pHM0,pVM0。h. 组织化学染色判断为癌组织中 p53 蛋白过度表达,判定为 UC 相关黏膜癌

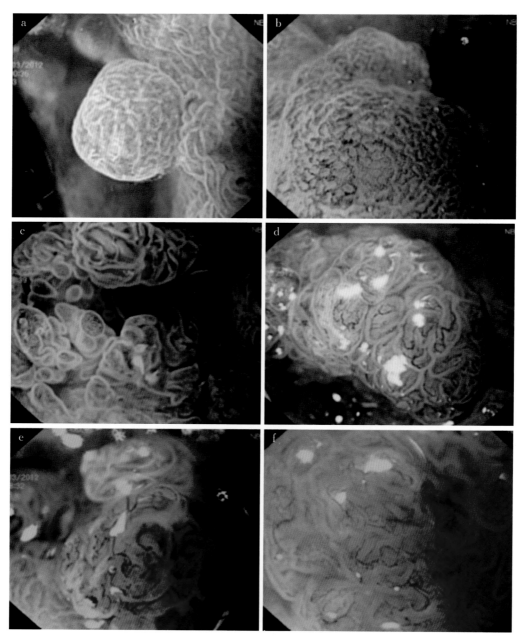

图 12.3 慢性持续型溃疡性全结肠炎有假性息肉(a、b)及隆起性异型增生(c~f，M - NBI，100×)的 0 - Ⅰ s 型病变。a、b. 规则排列的网格状毛细血管和表面结构，为再生性假息肉。c. 直肠 LST - GM(0 - Ⅱ a + Ⅰ s)毛细血管网致密，表面结构轻度不规则：管状绒毛状腺瘤。d. 乙状结肠 0 - Ⅰ s 病变，不规则网格状毛细血管，不规则的表面结构增大。组织学：管状绒毛状腺瘤，低级别上皮内瘤变(LGIN)。e、f. 直肠 0 - Ⅰ s 病变，毛细血管和表面结构高度不规则。组织学：HGIN(分化型黏膜癌 T0 M1)

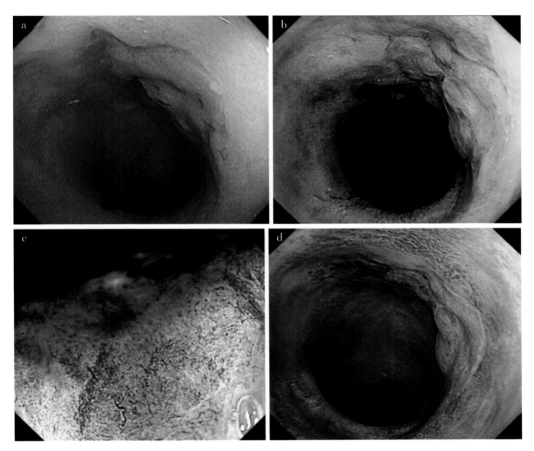

图 12.4　平坦型异型增生(0-Ⅱc样进展期癌)。a. 63 岁男性,溃疡性全结肠炎 16 年。降结肠发现大小约 2 cm 的不规则凹陷型病变。b. 结肠壁僵硬,结节紧张。c. NBI 放大见表面结构缺失/消失,稀疏血管网。d. 凹陷区内结晶紫可染色性/着色较差。由于活检显示腺癌,患者接受了全结肠切除术。尽管病变大小仅为 2 cm,但已为进展期癌。最终组织病理学诊断:管状腺癌(tub2＋Por2),0-Ⅱa＋c,20 mm,pT2(MP),sci,INFc,Ly0,V0,pPM0,pDM0,pRM0

　　有时,在结肠镜监测过程中偶然发现隐形异型增生或平坦型异型增生(类似于 0-Ⅱb 型或Ⅱc 型病变)。在 HGD 病例中,42％～67％的患者可能已经存在癌变[18,24]。与之相反,低度异型增生(LGD)只有 3％的初始合并结肠癌的风险,且 10 年内进展至结直肠癌的病例占 10％[25]。

12.3.2　多发与偶单发低度异型增生

　　一篇对 10 个前瞻性研究的综述报道,当首次结肠镜监测发现 LGD(多发 LGD),再进一步随访的某段时间里有 29％(16/55)的患者发展成 HGD 或 CRC,13％(7 例患者)发现为结直肠癌[26]。但是当以后的内镜监测 LGD(偶发性 LGD)发现,仅仅 16％(33/204)的患者进展成

HGD 或 CRC，8％（17 例患者）发展为 CRC[5]。当初次结肠镜检查无异型增生时，每年发生结直肠癌的可能为 1％～3％[4,27]。

12.3.3 异型增生病灶

平坦型 LGD5 年 HGD 和 CRC 进展率为 53％。这个发生率在 39 例单灶性 LGD 患者和 7 例多灶性 LGD 患者中基本一致[4,28]。

12.4 IBD 患者肿瘤病变的治疗

UC（或克罗恩结肠炎）炎症未受累的肠道出现散发性腺瘤发生相关异型增生或大肠癌的风险较低（5％），同样 IBD 炎症涉及的肠道内非异型增生黏膜区出现的隆起型的癌变风险亦较低[26]。这两种瘤性病变都是内镜下完整切除的适应证。异型增生性病变完全内镜切除后，UC 相关病变的临床过程可以进行严格随访[27]。因此，建议在技术可行的情况下，对息肉样异型增生病变和非息肉样异型增生病变都推荐进行内镜切除，后者要求病变周围或远处无隐匿性异型增生[12,13]。由熟练的内镜医师进行 ESD 治疗 UC 患者的肿瘤是可行的，可以避免不必要的手术[29]。然而，内镜下不可切除的非息肉样异型增生患者应进行全结肠切除术。一项包含 477 例患者的 meta 分析显示平坦 LGD 有 22％同时伴随有大肠癌，5 年后有 36％进展为 HGD 或 CRC[4]。

注意 根据 SCENIC 和 ECCO 指南[4,12,13]：

- 内镜切除（整块）的适应证：
  - 散发性病变
  - 息肉样异型增生和非息肉样异型增生，病变周围或一定距离内无隐匿性异型增生
- IBD 全结肠切除术的适应证：
  - 内镜下不可切除的非息肉样异型增生
  - 随机活检发现的隐匿性 HGD

12.5 病例：IBD 的肿瘤病变

病例 1：发生于慢性溃疡性结肠炎的平坦型腺瘤

一名慢性持续型 UC 患者，监测结肠镜检查发现乙状结肠可见一处黏膜发红区域，背景黏膜为缓解期溃疡性结肠炎黏膜（图 12.5）。NBI 放大内镜下见不规则的表面结构，血管网稀疏。结晶紫染色放大可见不均匀、不规则的腺管开口。ESD 整块切除病灶，组织学证实为管状腺瘤，R0 切除，46 mm×33 mm。

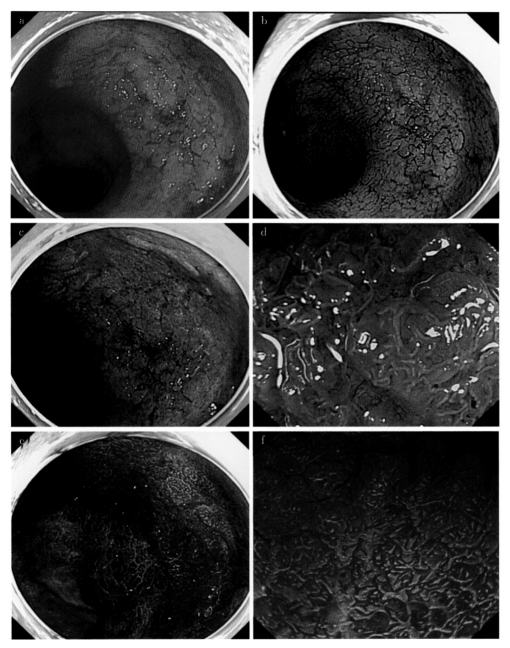

图 12.5 UC 病例 1：a. 在一名长期 UC 缓解期患者中观察到轻微不规则的变色黏膜。b. 靛胭脂喷洒后，不规则的黏膜表面和肿瘤边界变得更加清晰。c. NBI 下可以清晰地看到肿瘤边界。d. NBI 放大可见不规则的表面结构，血管网稀疏。e. 结晶紫染色。f. 结晶紫染色放大可见不均匀、不规则的腺管开口。ESD 切除病变，组织学证实管状腺瘤，46 mm×33 mm

注意 内镜诊断平坦型肿瘤及肿瘤边界有时很困难，但色素内镜和放大功能有助于识别不规则黏膜结构和分界线。

病例2：慢性持续型溃疡性结肠炎中的平坦型癌

63岁男性，溃疡性全结肠炎18年，缓解期。结肠镜监测发现一个小结节和轻微的红色区域（图12.6）。靛胭脂色素内镜检查，平坦的病变变得明显，NBI放大内镜观察到高度扩张的肿瘤血管。结晶紫染色显示结节区呈几乎无结构的腺管开口，活检显示高分化腺癌。患者接受了全结肠切除术。

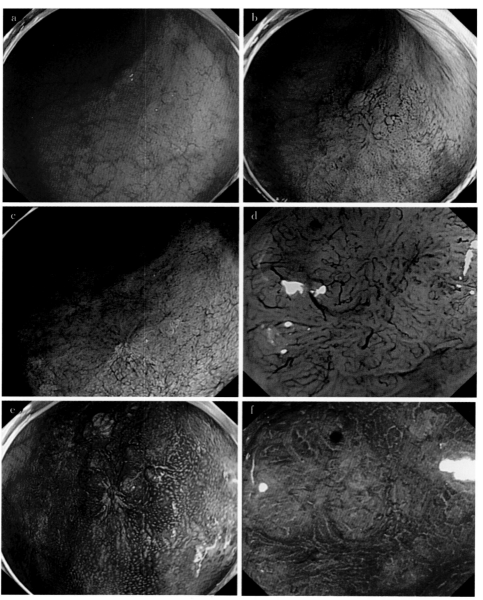

图12.6 UC病例2：a.监测结肠镜发现小结节和轻微红区。b.靛胭脂喷洒后，清晰显示黏膜表面不规则且病变非常平坦。c、d.NBI放大内镜观察到高度扩张的肿瘤性血管，提示浸润性癌。e、f.结晶紫染色放大可见结节区几乎无结构的腺管开口形态，同样提示浸润性癌，活检标本证实高分化腺癌。患者接受了全结肠切除术，最终病理结果为分化良好的管状腺癌（tub1），pSM(200 μm)，11 mm×5 mm，int，INFb，Ly(＋)，V(－)

注意 在溃疡性结肠炎缓解期患者中进行监测结肠镜检查时,一定要密切观察黏膜颜色或平坦型肿瘤形态的细微差异。

病例3:隆起性异型增生

一位 51 岁其他方面健康的男性患者,因直肠直径约 4 cm 结节混合型侧向发育型肿瘤(LST-GM)伴局灶 HGD 行内镜下切除术。该患者有慢性溃疡性全结肠炎 18 年,缓解 3 年。发现直肠 LST 非常大(直径 7 cm),伴多种可疑颜色改变的病灶。因此重新用放大内镜(放大100 倍)做到肝曲以评估额外的异型增生性病灶。结果发现多个不同的隆起性病灶,都具有可疑的隐窝形态及血管形态,内镜下鉴别是再生性改变还是肿瘤性病变比较困难,通过靶向活检明确了诊断(图 12.7)。

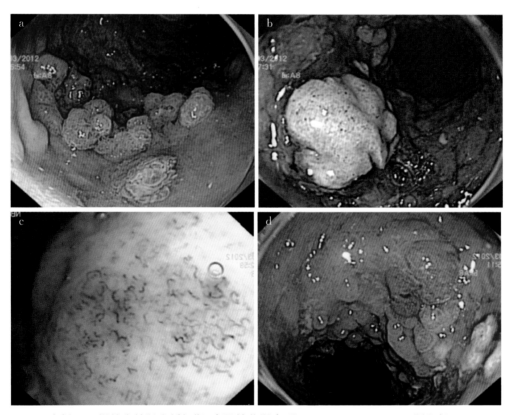

图 12.7 UC 病例 3:a. 慢性全结肠炎缓解期,直肠结节混合型 LST(75 mm×35 mm;距肛门 0~7.5 cm)。组织学:息肉样异型增生伴局灶 HGIN(两个区域)。隆起型病变 LGIN+局灶 HGIN。b. 降结肠(距肛门 60 cm)无蒂白色病变(0-Ⅰs,15 mm),慢性溃疡性全结肠炎。c. 表面结构缺失,但非常光滑,血管形态迂曲(NBI 80×;与 b 病变相同)。组织学:非肿瘤性纤维性黏膜和黏膜下层黏液吞噬/纤维变性的假息肉。d. 降结肠(距肛门 60 cm)红色隆起性病变(0-Ⅱa+Ⅰs,20 mm)。与图 12.3e、f(NBI 80×)中的病变 0-Ⅰ相同。靶向活检:息肉样异型增生伴局灶性 HGIN

诊断:慢性溃疡性全结肠炎中多发性隆起性异型增生(三处远段的病变伴 HGIN)。患者转诊后行保留括约肌的全结肠并回盲袋切除术。

注意 在慢性持续型(轻度活动)IBD 相关结肠炎中广泛再生黏膜和多个内镜病变的背景下：

- 即使是内镜专家，镜下诊断肿瘤和恶性肿瘤也极其困难
- 内镜下切除病变时，晚期结直肠癌的风险非常高。要尝试进行随访
- 首选结肠联合回盲袋切除术

致谢 感谢德国 Aalen 的 Dr. Gerhard Kleber 和奥地利 Salzburg 的 Dr. Daniel Neureiter 提供病例。

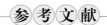

参考文献

[1] Eaden JA, et al. The risk of colorectal cancer in ulcerative colitis: a meta-analysis. Gut. 2001;48:526-35.

[2] Jess T, et al. Increased risk of intestinal cancer in Crohn's disease: a meta-analysis of population-based cohort studies. Am J Gastroenterol. 2005;100:2724-9.

[3] Ekbom A, et al. Increased risk of large-bowel cancer in Crohn's disease with colonic involvement. Lancet. 1990;336:357-9.

[4] Farraye FA, et al. AGA technical review on the diagnosis and management of colorectal neoplasia in inflammatory bowel disease. Gastroenterology. 2010;138:746-74.

[5] Bernstein CN, et al. Cancer risk in patients with inflammatory bowel disease: a population-based study. Cancer. 2001;91:854-62.

[6] Rutter MD, et al. Thirty-year analysis of a colonoscopic surveillance program for neoplasia in ulcerative colitis. Gastroenterology. 2006;130:1030-8.

[7] Lutgens MW, et al. High frequency of early colorectal cancer in inflammatory bowel disease. Gut. 2008;57:1246-51.

[8] Beaugerie L, et al. Cancers complicating inflammatory bowel disease. N Engl J Med. 2015;372:1441-52.

[9] Soetikno RM, et al. Increased risk of colorectal neoplasia in patients with primary sclerosing cholangitis and ulcerative colitis: a meta-analysis. Gastrointest Endosc. 2002;56:48-54.

[10] Broome U, et al. Primary sclerosing cholangitis and ulcerative colitis: evidence for increased neoplastic potential. Hepatology. 1995;22:1404-8.

[11] Lichtiger S, et al. Cyclosporine in severe ulcerative colitis refractory to steroid therapy. N Engl J Med. 1994;330:1841-5.

[12] Laine L, et al. SCENIC international consensus statement on surveillance and management of dysplasia in inflammatory bowel disease. Gastrointest Endosc. 2015;81:489-501.

[13] Magro F, et al. Third European evidence-based consensus on diagnosis and management of ulcerative colitis. Part 1: definitions, diagnosis, extra-intestinal manifestations, pregnancy, cancer surveillance, surgery, and ileo-anal pouch disorders. J Crohns Colitis. 2017;11:649-70.

[14] Watanabe T, et al. Comparison of targeted vs random biopsies for surveillance of ulcerative colitis-associated colorectal cancer. Gastroenterology. 2016;151:1122-30.

[15] Kiesslich R, et al. Methylene blue-aided chromoendoscopy for the detection of intraepithelial neoplasia and colon cancer in ulcerative colitis. Gastroenterology. 2003;124:880-8.

[16] Marion JF, et al. Chromoendoscopy-targeted biopsies are superior to standard colonoscopic surveillance for detecting dysplasia in inflammatory bowel disease patients: a prospective endoscopic trial. Am J Gastroenterol. 2008;103:2342-9.

[17] Bisschops R, et al. Chromoendoscopy versus narrow band imaging in UC: a prospective randomised controlled trial. Gut. 2018;67:1087-94.

[18] Farraye FA, et al. AGA medical position statement on the diagnosis and management of colorectal neoplasia in inflammatory bowel disease. Gastroenterology. 2010;138:738-45.

[19] Gumaste V, et al. Benign and malignant colorectal strictures in ulcerative colitis. Gut. 1992;33:938-41.

[20] Soetikno R, et al. Paradigm shift in the surveillance and management of dysplasia in inflammatory bowel disease (West). Dig Endosc. 2016;28:266-73.

[21] Chiu K, et al. DALM, rest in peace: a pathologist's perspective on dysplasia in inflammatory bowel disease in the post-DALM era. Mod Pathol. 2018;31:1180-90.

[22] Sugimoto S, et al. Endoscopic morphologic features of ulcerative colitis-associated dysplasia classified according to the SCENIC consensus statement. Gastrointest Endosc. 2017;85:639-46.

[23] Iacucci M, et al. A multimodal (FACILE) classification for optical diagnosis of inflammatory bowel disease associated neoplasia. Endosc 2019;51:133-41.

[24] Rubio CA, et al. Villous and serrated adenomatous growth bordering carcinomas in inflammatory bowel disease. Anticancer Res. 2000;20:4761-4.

[25] Lim CH, et al. Ten year follow up of ulcerative colitis patients with and without low grade dysplasia. Gut. 2003;52:1127-32.

[26] Odze RD. Adenomas and adenoma-like DALMs in chronic ulcerative colitis: a clinical, pathological, and molecular review. Am J Gastroenterol. 1999;94:1746-50.

[27] Odze RD, et al. Long-term follow-up after polypectomy treatment for adenoma-like dysplastic lesions in ulcerative colitis. Clin Gastroenterol Hepatol. 2004;2:534-41.

[28] Ullman TA, et al. The fate of low grade dysplasia in ulcerative colitis. Am J Gastroenterol. 2002;97:922-7.

[29] Kinoshita S, et al. The role of colorectal endoscopic submucosal dissection in patients with ulcerative colitis. Gastrointest Endosc. 2018;87:1079-84.

附录 本书涉及的部分术语

观察方法

（a）白光内镜（WLI）

（b）染色内镜（CE）

- 卢戈液染色（鳞状上皮的食管）
- 靛胭脂（胃、小肠、结肠）
- 结晶紫（结肠、不规则或无定形开口）

3. 窄带成像（NBI）：见下
- 非放大 NBI
- 放大 NBI（M - NBI）

4. 放大内镜（ME）

内镜表现

一、大体表现

（a）浅表病变：0 型
- 息肉样隆起：0 - Ⅰ
  - 有蒂：0 - Ⅰ p
  - 无蒂：0 - Ⅰ s
- 扁平（非息肉样、非凹陷）：0 - Ⅱ
  - 轻度隆起（隆起）：0 - Ⅱ a
  - 完全平坦（平坦）：0 - Ⅱ b
  - 轻度凹陷（凹陷）：0 - Ⅱ c
- 凹陷
  - 溃疡型：0 - Ⅲ
  - 凹陷型：0 - Ⅱ c + Ⅲ，0 - Ⅲ + Ⅱ c

（b）上消化道（GIT）进展期癌
- 息肉样癌，1 型
- 溃疡型癌，边界清晰，边缘隆起，2 型
- 溃疡型，浸润癌，无明确的限制，3 型
- 非溃疡型，弥漫浸润型癌，4 型

（c）下消化道的大体表现（腺瘤、癌）

侧向发育型肿瘤（LST，d＞10 mm），亚型
- 颗粒型
  - 均一型（LST - GH）：0 - Ⅱ a
  - 混合结节（LST - GM）：0 - Ⅱ a + Ⅰ s
  - 全结节（LST - GN）：0 - Ⅰ s
- 非颗粒型（LST - NG）
  - 非颗粒扁平型（LST - NGF）
  - 假凹陷型（LST - NGPD）

二、染色内镜

- 卢戈液未染色区域（鳞状细胞的食管）
- 多处卢戈液未染色区域

三、NBI

- 褐色区域

四、放大内镜、放大窄带成像

（a）分界线

（b）微血管模式/构筑（MVP）
- 规则的、不规则的、消失
- 鳞状上皮
  - 上皮内乳头状毛细血管襻
    扩张

扭曲

口径改变

形状改变

- 黏膜下分叉状静脉

● 柱状上皮

- 集合微静脉,黏膜下层

- 上皮下毛细血管网

- 不规则微血管结构

细网格状结构

无网络结构(螺旋结构)

(c) 黏膜(微)表面结构

● 规则的、不规则的、缺失

● 柱状上皮

- 隐窝开口,小凹

- 隐窝形态(结直肠)

- 管状结构(管状、绒毛状或嵴型)

- 隐窝边缘上皮,白区

- 不规则微表面结构

- 微表面结构缺失

- 白色不透明物质

- 亮蓝嵴(肠化生的典型表现)

上皮下病变

● 高分辨率超声内镜(hr-EUS,12~30 MHz),回声层

- EP,黏膜层回声(第1层,高回声)

- LPM,黏膜固有层(第2层,低回声)

- SM,黏膜下层(第3层,高回声,有时带有黏膜肌层前回声)

- PM,固有肌层(第4层,低回声)

- AD/SS,外膜/浆膜下层

- 与解剖/组织病理学壁层相关

● 层的起源

- EP、LPM:腺瘤(异型增生)和 HGIN (癌症)

- LPM:MALT 淋巴瘤、NET

- MM:(很少)GIST、平滑肌瘤

- SM:GCT、NET、脂肪瘤、淋巴瘤、纤维瘤、淋巴管瘤、其他

- PM:GIST、平滑肌瘤